新编医学检验与应用分析

主编◎孔凡翠 李 杰 周长明

于秀梅 郑 清 张宪军

U0253687

黑龙江科学技术出版社
HEILONGJIANG SCIENCE AND TECHNOLOGY PRESS

图书在版编目（CIP）数据

新编医学检验与应用分析 / 孔凡翠等主编. -- 哈尔滨：黑龙江科学技术出版社，2023.10（2024.3 重印）
ISBN 978-7-5719-2158-3

Ⅰ. ①新… Ⅱ. ①孔… Ⅲ. ①临床医学-医学检验 Ⅳ. ①R446.1

中国国家版本馆CIP数据核字(2023)第188462号

新编医学检验与应用分析
XINBIAN YIXUE JIANYAN YU YINGYONG FENXI

作　　者	孔凡翠　李　杰　周长明　于秀梅　郑　清　张宪军
责任编辑	蔡红伟
封面设计	张顺霞
出　　版	黑龙江科学技术出版社
	地址：哈尔滨市南岗区公安街70-2号　邮编：150007
	电话：（0451）53642106　传真：（0451）53642143
	网址：www.lkcbs.cn
发　　行	全国新华书店
印　　刷	三河市金兆印刷装订有限公司
开　　本	787mm×1092mm　1/16
印　　张	15.75
字　　数	368千字
版　　次	2023年10月第1版
印　　次	2024年3月第2次印刷
书　　号	ISBN 978-7-5719-2158-3
定　　价	68.00元

《新编医学检验与应用分析》
编委会

主　编

孔凡翠	济南市中西医结合医院
李　杰	枣庄市市中区人民医院
周长明	高唐县人民医院
于秀梅	烟台毓璜顶医院
郑　清	烟台毓璜顶医院
张宪军	临清市人民医院

副主编

武学红	新泰市中医医院
陈玫君	烟台市牟平区中医医院
周芮西	重庆市永川区精神卫生中心
郭　威	晋城大医院
赵妮妮	晋城大医院
耿春晖	潍坊市中医院
谭　芳	平邑县白彦镇卫生院
刘盛亮	烟台市蓬莱区村里集中心卫生院
唐丽丽	济宁市中医院
解田燕	日照市岚山区岚山头街道社区卫生服务中心
袁新梅	章丘区人民医院
张　晓	聊城市人民医院
樊　宇	赤峰学院附属医院

编　委

申亚男	联勤保障部队第967医院
张园园	阳谷中医院
尹伟凤	莱州市人民医院
郭　宏	滕州市中心人民医院

前　言

　　近年来，由于科学技术的飞速发展，实验医学取得了长足的进步。医院的检验科室不再是传统意义上的辅助科室，已成为临床医学的重要组成部分。在基于循证医学的今天，各种临床检验结果在疾病的诊断、治疗和预防方面发挥着重要作用；检验科室的水平也是衡量一所现代化医院整体医疗水平的重要指标之一。为了便于临床科室与检验科室的沟通协作，同时方便临床医师正确选择检验项目和判定检验结果，特组织临床一线的检验工作者编写了本书。

　　本书在遵循科学性、实用性、启发性和先进性原则基础上，密切以临床实际工作为导向，系统、全面地介绍了临床检验技术，重点介绍临床体液检验，如尿液检验、粪便检验；血液检验，如红细胞检验、白细胞检验；生物化学检验，如蛋白质检验、肾功能检验；微生物检验，如细菌检验、真菌检验；免疫学检验，如免疫球蛋白、循环免疫复合物与补体检测、细胞免疫相关指标检测等。本书内容全面丰富，条理清晰，具有科学性与先进性，并且坚持基础理论与实际应用相结合，力求反映检验医学的现状和趋势，体现医学检验学的基础知识和临床应用。

编　者

目　　录

第一篇 临床体液检验

第一章 尿液检验

第一节 尿液标本采集及保存

一、尿液标本采集

为保证尿液检查结果的准确性,必须正确留取标本:①避免阴道分泌物、月经血、粪便等污染。②无干扰化学物质(如表面活性剂、消毒剂)混入。③尿标本收集后及时送检及检查(2h内),以免发生细菌繁殖、蛋白变性、细胞溶解等。④尿标本采集后应避免强光照射,以免尿胆原等物质因光照分解或氧化而减少。

二、尿标本的种类

(一)晨尿

晨尿即清晨起床后的第1次尿标本,未经浓缩和酸化的标本,血细胞、上皮细胞及管型等有形成分相对集中且保存得较好,适用于可疑或已知泌尿系统疾病的形态观察及早期妊娠试验等。但由于晨尿在膀胱内停留时间过长易发生变化,门诊患者携带不方便已采用清晨第2次尿标本来取代晨尿。

(二)随机尿(随意1次尿)

随机尿即留取任何时间的尿液,适用于门诊、急诊患者。本法留取方便,但易受饮食、运动、用药等影响,可致使低浓度或病理临界浓度的物质和有形成分漏检,也可能出现饮食性糖尿或药物如维生素 C 等的干扰。

(三)餐后尿

通常于午餐后 2h 收集患者尿液,此标本对病理性糖尿和蛋白尿的检出更为敏感,用餐后增加了负载,使已降低阈值的肾不能承受。此外由于餐后肝分泌旺盛,促进尿胆原的肠肝循环,而餐后机体出现的"减潮"状态也有利于尿胆原的排出。因此,餐后尿适用于尿糖、尿蛋白、尿胆原等检查。

(四)3h 尿

收集上午 3h 尿液,测定尿液有形成分,如白细胞排出率等。

(五)12h 尿

晚 8 时排空膀胱并弃去此次的尿液后,留取次日晨 8 时夜尿,作为 12h 尿有形成分计数,如 Addis 计数。

(六)24h 尿

尿液中的一些溶质(肌酐、总蛋白质、糖、尿素,电解质及激素等)在一天的不同时间内其排泄浓度不同,为了准确定量,必须收集 24h 尿液。于第 1 天晨 8 时排空膀胱弃去此次尿液,再收集至次日晨 8 时全部尿液,用于化学成分的定量。

(七)其他

其他包括中段尿、导尿、耻骨上膀胱穿刺尿等。

三、尿液标本的保存

(一)4℃冷藏

尿液放入 4℃冰箱中冷藏可防止一般细菌生长及维持较恒定的弱酸性。但有些标本冷藏后,由于磷酸盐及尿酸盐析出与沉淀,妨碍对有形成分的观察。

(二)加入化学防腐剂

大多数防腐剂的作用是抑制细菌生长和维持酸性,常用的有以下几种。

1.甲醛(福尔马林 400g/L)

每升尿液中加入 5mL(或按 1 滴/30mL 尿液比例加入)甲醛,用于尿管型、细胞防腐,适用于 Addis 计数。注意甲醛具有还原性,可致班氏尿糖定性检查出现假阳性。当甲醛过量时可与尿素产生沉淀物,干扰显微镜检查。

2.甲苯

每升尿液中加入 5mL 甲苯,用于尿糖、尿蛋白等的定量检查。

3.麝香草酚

每升尿液中加入不超过 1g 麝香香芬,既能抑制细菌生长,又能较好地保存尿液的有形成分,可用于化学成分检查及防腐,但如过量可使尿蛋白定性试验(加热乙酸法)出现假阳性,还能干扰尿胆色素的检出。

4.浓盐酸

每升尿液中加入 10mL 浓盐酸,用于检查尿液中的 17-酮、17-羟类固醇、儿茶酚胺、钙离子、肾上腺素、去甲肾上腺素、香草扁桃酸(VMA)等。

5.冰乙酸

每升尿液中加入 10mL 冰乙酸,用于检查尿液中的醛固酮。每升尿液中加入 25mL 冰乙酸,可用于 5-羟色胺的测定。

6.碳酸钠

每升尿液中加入 10g 碳酸钠,用于检查尿液中的卟啉。

第二节　尿液的一般检验

一、尿量

尿量主要取决于肾小球的滤过率、肾小管重吸收和浓缩与稀释功能。此外,尿量变化还与外界因素如每日饮水量、食物种类、周围环境(气温、湿度)、排汗量,年龄、精神因素、活动量等相关。正常成人 24h 内排尿为 1~1.5L。

24h 尿量＞2.5L 为多尿,可由饮水过多,特别是饮用咖啡、茶、失眠及使用利尿药或静脉输液过多时引起。病理性多尿常因肾小管重吸收和浓缩功能减退引起,如尿崩症、糖尿病、肾功能不全、慢性肾盂肾炎等。

24h 尿量＜0.4L 为少尿，可因机体缺水或出汗引起。病理性少尿主要见于脱水、血浓缩、急性肾小球肾炎、各种慢性肾衰竭、肾移植术后急性排异反应、休克、心功能不全、尿路结石、损伤、肿瘤、尿路先天畸形等。尿量不增多而仅排尿次数增加为尿频，见于膀胱炎、前列腺炎、尿道炎、肾盂肾炎、体质性神经衰弱、泌尿生殖系统处于激惹状态、磷酸盐尿症、碳酸盐尿症等。

二、外观

尿液外观包括颜色及透明度。正常人新鲜的尿液呈淡黄色至橘黄色，透明，影响尿液颜色的主要物质为尿色素、尿胆原、尿胆素、卟啉等。此外，尿色还受酸碱度、摄入食物或药物的影响。混浊度可分为清晰、雾状、云雾状混浊、明显混浊几个等级。混浊的程度根据尿中含混悬物质种类及量而定。正常尿混浊的主要原因是因含有结晶和上皮细胞所致。病理性混浊可因尿中含有白细胞、红细胞及细菌所致。放置过久而有轻度混浊可因尿液酸碱度变化、尿内黏蛋白和核蛋白析出所致。淋巴管破裂产生的乳糜尿也可引起混浊。在流行性出血热低血压期，尿中可出现蛋白、红细胞、上皮细胞等混合的凝固物，称"膜状物"。常见的外观改变有以下几种：

(一)血尿

尿内含有一定量的红细胞时称为血尿。由于出血量的不同可呈淡红色云雾状，淡洗肉水样或鲜血样，甚至混有凝血块。每升尿液内含血量超过 1mL 可出现淡红色，称为肉眼血尿。主要见于各种原因所致的泌尿系统出血，如肾结石或泌尿系统结石，肾结核、肾肿瘤及某些菌株所致的泌尿系统感染等。洗肉水样外观常见于急性肾小球肾炎。血尿还可由出血性疾病引起，见于血友病和特发性血小板减少性紫癜。镜下血尿指尿液外观变化不明显，而离心沉淀后进行镜检时能看到超过正常数量的红细胞者称镜下血尿。

(二)血红蛋白尿

当发生血管内溶血，血浆中血红蛋白含量升高，超过肝珠蛋白所能结合的量时，未结合的游离血红蛋白便可通过肾小球滤膜而形成血红蛋白尿。在酸性尿中血红蛋白可氧化成为正铁血红蛋白而呈棕色，如含量甚多则呈棕黑色酱油样外观。隐血试验呈强阳性反应，但离心沉淀后上清液颜色不变，镜检时不见红细胞或偶见溶解红细胞之碎屑，可与血尿相区别。卟啉尿症患者，尿液呈红葡萄酒色；碱性尿液中如存在酚红、番茄汁、芦荟等物质，酸性尿液中如存在氨基比林、磺胺等药物也可有不同程度的红色。血红蛋白尿见于蚕豆黄、血型不合的输血反应、严重烧伤、阵发性睡眠性血红蛋白尿症等。

(三)胆红素尿

当尿中含有大量的结合胆红素，外观呈深黄色，振荡后泡沫亦呈黄色，若在空气中久置可因胆红素被氧化为胆绿素而使尿液外观呈棕绿色。胆红素见于阻塞性黄疸和肝细胞性黄疸。服用呋喃唑酮、核黄素、呋喃唑酮后尿液亦可呈黄色，但胆红素定性为阴性。服用大剂量熊胆粉、牛黄类药物时尿液可呈深黄色。

(四)乳糜尿

外观：呈不同程度的乳白色，严重者似乳汁。因淋巴循环受阻，从肠道吸收的乳糜液未能经淋巴管引流入血而逆流进入肾，使肾盂、输尿管处的淋巴管破裂，淋巴液进入尿液中所致。其主要成分为脂肪微粒及卵磷脂、胆固醇、少许纤维蛋白原、清蛋白等。乳糜尿多见于丝虫病，少数可由结核、肿瘤、腹部创伤或手术引起。乳糜尿离心沉淀后外观不变,沉渣中可见少量红细胞和淋巴细胞,丝虫病者偶可于沉渣中查出微丝蚴。乳糜尿需与脓尿、结晶尿等混浊尿相鉴别,后两者经离心后上清转为澄清,而镜检可见多数的白细胞或盐类结晶,结晶尿加热加酸后混浊消失。为确诊乳糜尿还可于尿中加少量乙醚振荡提取,因尿中脂性成分溶于乙醚而使水层混浊程度比原尿减轻。

(五)脓尿

尿液中含有大量白细胞而使外观呈不同程度的黄色混浊或含脓丝状悬浮物,见于泌尿系统感染及前列腺炎、精囊炎,脓尿蛋白定性常为阳性,镜检可见大量脓细胞。还可通过尿三杯试验初步了解炎症部位,协助临床鉴别诊断。

(六)盐类结晶尿

外观呈白色或淡粉红色颗粒状混浊,尤其是在气温寒冷时常很快析出沉淀物。这类混浊尿可通过在试管中加热、加乙酸进行鉴别。尿酸盐加热后混浊消失,磷酸盐、碳酸盐则更加混浊,但加乙酸后两者均变清,碳酸盐尿同时产生气泡。

除肉眼观察颜色与浊度外,还可以通过尿三杯试验进一步对病理尿的来源进行初步定位。尿三杯试验是在一次排尿中,人为地把尿液分成三段排出,分别盛于 3 个容器内,第 1 杯及第 3 杯每杯约 10mL,其余大部分排于第 2 杯中。分别观察各杯尿的颜色、混浊度,并做显微镜检查。多用于男性泌尿生殖系统疾病定位的初步诊断。

尿三杯试验还可鉴别泌尿道出斑部位。

1.全程血尿(3 杯尿液均有血液)

血液多来自膀胱颈以上部位。

2.终末血尿(即第 3 杯有血液)

病变多在膀胱三角区、颈部或后尿道(但膀胱肿瘤患者大量出血时,也可见全程血尿)。

3.初期血尿(即第 1 杯有血液)

病变多在尿道或膀胱颈。

三、气味

正常新鲜尿液的气味来自尿内的挥发性酸,尿液久置后,因尿素分解而出现氨臭味。如新排出的尿液即有氨味提示有慢性膀胱炎及慢性尿潴留。糖尿病酮症时,尿液呈苹果样气味。此外,还有药物和食物,特别是进食蒜、葱、咖喱等,尿液可出现特殊气味。

四、比密

尿比密是指在 4℃时尿液与同体积纯水重量之比。尿比密高低随尿中水分、盐类及有机物含量而有差异,在病理情况下还受尿蛋白、尿糖、细胞成分等影响。如无水代谢失调、尿比密测定可粗略反映肾小管的浓缩稀释功能。

(一)参考值(浮标法)

晨尿或通常饮食条件下为 1.015～1.025。

随机尿为 1.003～1.035。

(二)临床意义

1.高比密尿

高比密尿可见于高热、脱水、心功能不全、周围循环衰竭等尿液少时,也可见于尿液中含葡萄糖和碘造影剂时。

2.低比密尿

低比密尿可见于慢性肾小球肾炎、肾功能不全、肾盂肾炎、尿崩症、高血压等。慢性肾功能不全者,由于肾单位数目大量减少,尤其伴有远端肾单位浓缩功能障碍时,经常排出比密近于1.010(与肾小球滤液比密接近)的尿液称为等渗尿。

五、血清(浆)和尿渗量的测定

渗量代表溶液中一种或多种溶质中具有渗透活性微粒的总数量,与微粒的大小、种类及性质无关。只要溶液的渗量相同,就具有相同的渗透压。测定尿渗量可了解尿内全部溶质的微粒总数量,可反映尿内溶质和水的相对排泄速度,以判断肾的浓缩稀释功能。

(一)参考值

血清平均为 290mOsm/(kg·H$_2$O),范围为 280~300mOsm/(kg·H$_2$O)。成人尿液24h 内为40~1400mOsm/(kg·H$_2$O),常见数值为 600~1000mOsm/(kg·H$_2$O)。尿/血清比值应>3。

(二)临床意义

(1)当血清<280mmol/kgH$_2$O 时为低渗性脱水,当血清>300mmol/(kg·H$_2$O)时为高渗性脱水。

(2)禁饮 12h,尿渗量<800mmol/(kg·H$_2$O)表示肾浓缩功能不全。

(3)当急性肾小管功能障碍时,尿渗量减少,尿/血清渗量比值≤1。由于尿渗量仅受溶质微粒数量的影响而改变,很少受蛋白质、葡萄糖等大分子影响。

六、自由水清除率测定

自由水清除率是指单位时间内(每小时或每分钟)尿液中排出的游离水量,可通过血清渗量、尿渗量及单位时间尿量求得。

(一)参考值

参考值为 25~100mL/h 或 0.4~1.7mL/min。

(二)临床意义

(1)自由水清除率为正值代表尿液被稀释;反之为负值时代表尿液被浓缩,其负值越大代表肾浓缩功能越佳。

(2)尿/血清渗量比值常因少尿而影响结果。

(3)急性肾衰竭早期,自由水清除率趋于零值,而且先于临床症状出现之前2~3d,常作为判断急性肾衰竭的早期诊断指标。在治疗期间,自由水清除率呈现负值,大小还可反映肾功能恢复程度。

(4)自由水清除率可用于观察严重创伤、大手术后低血压、少尿或休克患者髓质功能损害的指标。

(5)肾移植时自由水清除率有助于早期发现急性排异反应,此时可近于零。

（6）自由水清除率可鉴别非少尿性肾功能不全和肾外性氮质血症,后者往往正常。

第三节　尿液的沉渣检验

尿沉渣检查是用显微镜对尿沉淀物进行检查,识别尿液中细胞、管型、结晶、细菌、寄生虫等各种病理成分,辅助对泌尿系统疾病做出诊断、定位、鉴别诊断及预后判断的重要试验项目。

一、尿细胞成分检查

(一)红细胞

正常人尿沉渣镜检红细胞为 $0\sim3$ 个/HP。若红细胞>3 个/HP 上,尿液外观无血色者,称为镜下血尿,应考虑为异常。

新鲜尿中红细胞形态对鉴别肾小球源性和非肾小球源性血尿有重要价值,因此,除注意红细胞数量外还要注意其形态,正常红细胞直径为 $7.5\mu m$;异常红细胞中:小红细胞直径<6μm,大细胞直径>9μm,巨红细胞直径>10μm。用显微镜观察,可将尿中红细胞分成四种。

1.均一形红细胞

均一形红细胞外形及大小正常,以正常红细胞为主,在少数情况下也可见到丢失血红蛋白的影细胞或外形轻微改变的棘细胞,整个尿沉渣中不存在两种以上的类型。一般通称为 O 型细胞。

2.多变形红细胞

多变形红细胞大小不等,外形呈两种以上的多形性变化,常见以下形态:胞质从胞膜向外突出呈相对致密小泡,胞膜破裂,部分胞质丢失;胞质呈颗粒状,沿细胞膜内侧间断沉着;细胞的一侧向外展,类似葫芦状或发芽的酵母状;胞质内有散在的相对致密物,成细颗粒状;胞质向四周集中,形似炸面包圈样、破碎的红细胞等。此类多变形红细胞称为 I 型。

3.变形红细胞

变形红细胞多为皱缩红细胞,主要为膜皱缩、血红蛋白浓缩,呈高色素性,体积小,胞膜可见棘状突起,棘突之间看不到膜间隔,有时呈桑葚状、星状、多角形,是在皱缩基础上产生的,称为 II 型。

4.小形红细胞

小形红细胞直径约在 $6\mu m$ 以下,细胞膜完整,血红蛋白浓缩,呈高色素性。体积小,细胞大小基本一致,称为 III 型。

肾小球源性血尿多为 I、II、III 型红细胞形态,通过显微镜诊断,与肾活检的诊断符合率可达 96.7%。非肾小球疾病血尿,多为均一性血尿,与肾活检诊断符合率达 92.6%。

肾小球性血尿红细胞形态学变化的机制目前认为可能是由于红细胞通过有病理改变的肾小球滤膜时受到了挤压损伤,以后在通过各段肾小管的过程中又受到不同的 pH 值和不断变化着的渗透压的影响,加上介质的张力,各种代谢产物(脂肪酸、溶血、卵磷脂、胆酸等)的作用,造成红细胞的大小、形态、血红蛋白含量等变化。非肾小球性血尿主要是肾小球以下部位和泌尿通路上毛细血管破裂的出血,不存在通过肾小球滤膜所造成的挤压损伤,因而红细胞形态正常。来自肾小管的红细胞虽可受 pH 值及渗透压变化的作用,但因时间短暂,变化轻微,多呈均一性血尿。

临床意义:正常人特别是青少年在剧烈运动、急行军、冷水浴、久站或重体力劳动后可出现暂时性镜下血尿,这种一过性血尿属生理性变化范围。女性患者应注意月经污染问题,需通过动态观察加以区别。引起血尿的疾病很多,可归纳为三类。

泌尿系统自身疾病:泌尿系统各部位的炎症、肿瘤、结核、结石、创伤、肾移植排异、先天性畸形等均可引起不同程度的血尿,如急、慢性肾小球肾炎,肾盂肾炎,泌尿系统感染等都是引起血尿的常见原因。

全身其他系统疾病:主要见于各种原因引起的出血性疾病,如特发性血小板减少性紫癜、血友病、DIC、再生障碍性贫血和白血病合并血小板减少时;某些免疫性疾病如系统性红斑狼疮等也可发生血尿。

泌尿系统附近器官的疾病:如前列腺炎、精囊炎、盆腔炎等患者尿液中也偶尔见到红细胞。

(二)白细胞、脓细胞、闪光细胞

正常人尿沉渣镜检白细胞<5 个/HP,若白细胞超过 5 个/HP 即为增多,称为镜下脓尿。白细胞系指无明显退变的完整细胞,尿中以中性粒细胞较为多见,也可见到淋巴细胞及单核细胞。其细胞质清晰整齐,加 1% 醋酸处理后细胞核可见到,中性粒细胞常分散存在。脓细胞系指在炎症过程中破坏或死亡的中性粒细胞,外形不规则,胞质内充满颗粒,细胞核不清,易聚集成团,细胞界限不明显,此种细胞称为脓细胞。急性肾小球肾炎时,尿内白细胞可轻度增多。若发现多量白细胞,提示泌尿系统感染如肾盂肾炎、膀胱炎、尿道炎、肾结核等。肾移植手术后 1 周内尿中可出现较多的中性粒细胞,随后可逐渐减少直至恢复正常。成年女性生殖系统有炎症时,常有阴道分泌物混入尿液内。除有成团脓细胞外,还伴有多量扁平上皮细胞及一些细长的大肠埃希菌。闪光细胞是一种在炎症感染过程中发生脂肪变性的多形核白细胞,其胞质中充满了活动的闪光颗粒,这种颗粒用 Sternheimer-Malbin 法染色时结晶紫不着色而闪闪发光。故称为闪光细胞,有时胞质内可有空泡。

临床意义如下:

(1)泌尿系统有炎症时均可见到尿液中白细胞增多,尤其在细菌感染时多见,如急、慢性肾盂肾炎,膀胱炎,尿道炎,前列腺炎,肾结核等。

(2)女性患阴道炎或宫颈炎、附件炎时可因分泌物进入尿中,而见白细胞增多,常伴大量扁平上皮细胞。

(3)肾移植后如发生排异反应,尿液中可出现大量淋巴及单核细胞。

(4)肾盂肾炎活动期或慢性肾盂肾炎急性发作期可见闪光细胞,膀胱炎、前列腺炎、阴道炎时偶尔也可见到。

(5)尿液白细胞中单核细胞增多,可见于药物性急性间质性肾炎及新月形肾小球肾炎,急性肾小管坏死时单核细胞减少或消失。

(6)尿液中出现多量嗜酸性粒细胞时称为嗜酸性粒细胞尿,见于某些急性间质性肾炎患者,药物所致变态反应,在尿道炎等泌尿系其他部位的非特异性炎症时,也可出现嗜酸性粒细胞。

(三)混合细胞群

混合细胞群是一种泌尿系上尿路感染后多种细胞黏附聚集成团的细胞群体,在上尿路感染过程的特殊条件下多种细胞的组合,多为淋巴细胞、浆细胞、移行上皮细胞及单核细胞紧密黏附聚集在一起,经瑞氏吉姆萨染色各类细胞形态完整。荧光染色各类细胞出现较强的橘黄色荧光,机械振荡不易解离,我们命名为混合细胞群(MCG)。这种混合细胞群多出现在上尿路感染的尿液中,尤其在慢性肾盂肾炎患者的尿液中,阳性正确检出率达99.8%。

(四)巨噬细胞

巨噬细胞比白细胞大,形态呈卵圆形、圆形或不规则形,有一个较大不明显的核,核常为卵圆形偏于一侧,胞质内有较多的颗粒和吞噬物,常有空泡。在泌尿系急性炎症时出现,如急性肾盂肾炎、膀胱炎、尿道炎等,并伴有脓细胞,其出现的多少,取决于炎症的程度。

(五)上皮细胞

由于新陈代谢、炎症等原因,泌尿生殖道的上皮细胞脱落后可混入尿液中排出。从组织学上讲,有来自肾小管的立方上皮,有来自肾、肾盂、输尿管、膀胱和部分尿道的移行上皮,也有来自尿道中段的假复层柱状上皮,以及尿道口和阴道的复层鳞状上皮,其形态特点及组织来源如下。

1.小圆上皮细胞

小圆上皮细胞来自肾小管立方上皮或移行上皮深层,在正常尿液中不出现,此类细胞形态特点为:较白细胞略大,呈圆形或多边形,内含一个大而明显的核,核膜清楚,胞质中可见脂肪滴及小空泡。因来自肾小管,故亦称肾小管上皮细胞或肾细胞。肾小管上皮细胞,分为曲管上皮与集合管上皮,两者在形态上有所不同,曲管上皮为肾单位中代谢旺盛的细胞,肾小管损伤时,最早出现于尿液中,其特征为曲管上皮胞体(20~60μm),含大量线粒体,呈现多数粗颗粒,结构疏松如网状,核偏心易识别。集合管上皮胞体小,8~12μm,核致密呈团块,着色深,单个居中央,界膜清楚,浆内有细颗粒。这种细胞在尿液中出现,常表示肾小管有病变,急性肾小球肾炎时最多见。若成堆出现,表示肾小管有坏死性病变。细胞内有时充满脂肪颗粒,此时称为脂肪颗粒细胞或称复粒细胞。当肾脏慢性充血、梗死或血红蛋白沉着时,肾小管细胞内含有棕色颗粒,亦即含铁血黄素颗粒,也可称为复粒细胞,此种颗粒呈普鲁士蓝反应阳性。肾移植后1周内,尿中可发现较多的肾小管上皮细胞,随后可逐渐减少而恢复正常。当发生排异反应时,尿液中可再度出现成片的肾上皮细胞,并可见到上皮细胞管型。

2.变性肾上皮细胞

变性肾上皮细胞常见于肾上皮细胞内充满粗颗粒或脂肪滴的圆形细胞,胞体较大,核清楚的称为脂肪颗粒变性细胞。苏丹Ⅲ染色后胞质中充满橙红色脂肪晶体和脂肪滴,姬瑞染色后胞质中充满不着色似空泡样脂肪滴。这种细胞多出现于肾病综合征、肾炎型肾病综合征及某些慢性肾脏疾病。

3.尿液肾小管上皮计数

参考值如下:

正常人尿液<0;

肾小管轻度损伤,曲管上皮>10个/10HP;

肾小管中度损伤，曲管上皮>50个/10HP；

肾小管严重损伤，曲管上皮>100个/10HP；

肾小管急性坏死，曲管上皮>200个/10HP。

临床意义：正常人尿液一般见不到肾上皮细胞，肾小管上皮的脱落，其数量与肾小管的损伤程度有关。感染、炎症、肿瘤、肾移植或药物中毒累及肾实质，都会导致肾小管上皮细胞脱落。

4.移行上皮细胞

移行上皮细胞在正常时少见，由肾盂、输尿管、近膀胱段及尿道等处的移行上皮组织脱落而来。此类细胞由于部位的不同和脱落时器官的缩张状态的差异，其大小和形态有很大的差别。

(1)表层移行上皮细胞：在器官充盈时脱落，胞体大，为正常白细胞的4～5倍，多呈不规则的圆形，核较小常居中央；有人称此为大圆形上皮细胞。如在器官收缩时脱落，形成的细胞体积较小，为正常白细胞的2～3倍，多呈圆形，自膀胱上皮表层及阴道上皮外底层皆为此类形态的细胞。这类细胞可偶见于正常尿液中，膀胱炎时可呈片脱落。

(2)中层移行上皮细胞：体积大小不一，呈梨形、纺锤形，又称尾形上皮细胞，核稍大，呈圆形或椭圆形。多来自肾盂，也称肾盂上皮细胞，有时也可来自输尿管及膀胱颈部，此类细胞在正常尿液中不易见到，在肾盂、输尿管及膀胱颈部炎症时，可成片脱落。

(3)底层移行上皮细胞体积较小，反光性强，因与肾小管上皮细胞相似，有人也称此细胞为小圆上皮细胞，为输尿管、膀胱、尿道上皮深层的细胞。此细胞核较小，但整个胞体又较肾上皮细胞为大，以此加以区别。

5.复层鳞状上皮细胞

复层鳞状上皮细胞又称扁平上皮细胞，来自尿道口和阴道上皮表层，细胞扁平而大，似鱼鳞样，不规则，细胞核较小，呈圆形或卵圆形。成年女性尿液中易见，少量出现的无临床意义，尿道炎时可大量出现，常见片状脱落且伴有较多的白细胞。

6.多核巨细胞及人巨细胞病毒包涵体

多核巨细胞及人巨细胞病毒包涵体为 $20～25\mu m$，呈多角形、椭圆形，有数个椭圆形的核，可见嗜酸性包涵体。一般认为是由尿道而来的移形上皮细胞。多见于麻疹、水痘、腮腺炎、流行性出血热等病毒性感染者的尿液中。巨细胞病毒是一种疱疹病毒，含双股 DNA，可通过输血、器官移植等感染，婴儿可经胎盘、乳汁等感染，尿液中可见含此病毒包涵体的上皮细胞。

二、尿管型检查

管型是蛋白质在肾小管、集合管中凝固而成的圆柱形蛋白聚体。原尿中少量的清蛋白和由肾小管分泌的 Tamm-Horsfall 黏蛋白(T-H 黏蛋白)是构成管型的基质。1962 年，Mcqueen 用免疫方法证实透明管型是由 T-H 黏蛋白和少量清蛋白为主的血浆蛋白沉淀而构成管型的基质。T-H 黏蛋白是由肾单位髓襻的上行支及远端的肾小管所分泌，仅见于尿液中。正常人分泌很少(每日 40mg)。在病理情况下，因肾小球病变，血浆蛋白滤出增多或肾小管回吸收蛋白质的功能减退等，肾小管内的蛋白质增高，肾小管有使尿液浓缩(水分吸收)和酸化(酸性物增加)的能力；由于软骨素硫酸酯的存在，蛋白在肾小管腔内凝聚、沉淀，形成管型。

(一)透明管型

透明管型主要由 T-H 蛋白构成,也有清蛋白及氯化钠参与。健康人参考值为 $0\sim1/HP$,为半透明,圆柱形,大小、长短很不一致,通常两端平行,钝圆,平直或略弯曲,甚至扭曲。在弱光下易见。正常人在剧烈运动后或老年人的尿液中可少量出现。发热、麻醉、心功能不全、肾受到刺激后尿液中也可出现。一般无临床意义,如持续多量出现于尿液中,同时可见异常粗大的透明管型,红细胞及肾小管上皮细胞有剥落现象,说明肾有严重损害。见于急、慢性肾小球肾炎、肾病、肾盂肾炎、肾淤血、恶性高血压、肾动脉硬化等。此管型在碱性尿液中或稀释时,可溶解后消失。近年来,有人将透明管型分单纯性和复合性两种,前者不含颗粒和细胞,后者可含少量颗粒、细胞(如红细胞、白细胞和肾上皮细胞)、脂肪体等,但其量应低于管型总体的一半。复合性透明管型的临床意义较单纯性透明管型为大。透明红细胞管型是肾出血的主要标志,透明白细胞管型是肾炎的重要标志,透明脂肪管型是肾病综合征的特有标志。

(二)颗粒管型

管型基质内含有颗粒,其量超过 1/3 面积时称为颗粒管型,这是因肾实质性病变之变性细胞的分解产物或由血浆蛋白及其他物质直接聚集于 T-H 糖蛋白管型基质中形成。颗粒管型可分为粗颗粒管型和细颗粒管型两种。开始是多数颗粒大而粗,由于在肾停留时间较长,粗颗粒碎化为细颗粒。

1.粗颗粒管型

在管型基质中含有多数粗大而浓密的颗粒,外形较宽,易吸收色素而呈淡黄褐色的为粗颗粒管型。近来也有人认为,粗颗粒管型是由白细胞变性而成的,因粗颗粒过氧化物酶染色一般为阳性;而细颗粒管型是由上皮细胞衍化而成的,因粒细胞脂酶染色阳性而过氧化物酶染色一般为阴性。多见于慢性肾小球肾炎、肾病综合征、肾动脉硬化、药物中毒损伤肾小管及肾移植术发生急性排异反应时。

2.细颗粒管型

在管型基质内含有较多细小而稀疏的颗粒的为细颗粒管型,多见于慢性肾小球肾炎、急性肾小球肾炎后期,偶尔也出现于剧烈运动后、发热及脱水正常人尿液中。如数量增多,提示可能肾实质损伤及肾单位内瘀滞。

(三)细胞管型

管型基质内含有多量细胞,其数量超过管型体积的 1/3 时称为细胞管型。这类管型的出现,常提示肾病变在急性期。

1.红细胞管型

管型基质内含有较多的红细胞,称为细胞管型,通常细胞多已残损,此种管型是由于肾小球或肾小管出血,或血液流入肾小管所致。常见于急性肾小球肾炎、慢性肾小球肾炎急性发作期、急性肾小管坏死、肾出血、肾移植后急性排异反应、肾梗死、肾静脉血栓形成等。

2.白细胞管型

管型基质内充满白细胞,称为白细胞管型由退化变性坏死的白细胞聚集而成,过氧化酶染色呈阳性,此种管型提示肾中有中性粒细胞的渗出和间质性炎症,常见于急性肾盂肾炎、间质性肾炎、多发性动脉炎、红斑狼疮肾炎、急性肾小球肾炎、肾病综合征等。

3.肾上皮细胞管型

管型基质内含有多数肾小管上皮细胞,称为肾上皮细胞管型。此细胞大小不一,呈瓦片状排列。此种管型出现,多为肾小管病变,提示肾小管上皮细胞有脱落性病变。脂酶染色呈阳性,过氧化物酶染色呈阴性,常见于急性肾小管坏死、急性肾小球肾炎、间质性肾炎、肾病综合征、子痫、重金属、化学物质、药物中毒、肾移植后排异反应、肾淀粉样变性等。

4.混合细胞管型

管型基质内含有白细胞、红细胞、肾上皮细胞和颗粒等,称为混合型管型。此管型出现提示肾小球肾炎反复发作,出血和缺血性肾坏死,常见于肾小球肾炎、肾病综合征进行期、结节性动脉周围炎、狼疮性肾炎及恶性高血压。在肾移植后急性排异反应时,可见到肾小管上皮细胞与淋巴细胞的混合管型。

5.血小板管型

管型基质内含有血小板,称为血小板管型。由于在高倍镜下难以鉴别,需用4.4%的清蛋白液洗渣,以4%的甲醛液固定涂片后瑞的吉姆萨染色液染色。此管型是当弥散性血管内凝血(DIC)发生时,大量血小板在促使管型形成的因素下,组成血小板管型,随尿液排出。对确诊 DIC 有重要临床意义,尤其在早期更有价值。

(四)变形管型

变形管型分为脂肪管型、蜡样管型及血红蛋白管型。

1.脂肪管型

管型基质内含有多量脂肪滴,称为脂肪管型。脂肪滴大小不等,圆形,折光性强,可用脂肪染色鉴别。此脂肪滴为肾上皮细胞脂肪变性的产物,见于类脂性肾病、肾病综合征、慢性肾炎急性发作型、中毒性肾病等,常为病情严重的指征。

2.蜡样管型

蜡样管型常呈浅灰色或淡黄色,折光性强,质地厚,外形宽大,易断裂,边缘常有缺口,有时呈扭曲状。常与肾小管炎症有关,其形成与肾单位慢性损害、阻塞、长期少尿、无尿有关,由透明管型、颗粒管型或细胞管型长期滞留于肾小管中演变而来,是细胞崩解的最后产物;也可由发生淀粉样变性的上皮细胞溶解后形成。见于慢性肾小球肾炎晚期、肾功能不全及肾淀粉样变性时,亦可在肾小管炎症和变性、肾移植慢性排异反应时见到。

3.血红蛋白管型

管型基质中含有破裂的红细胞及血红蛋白,称为血红蛋白管型,多为褐色,呈不整形,常见于急性出血性肾炎、血红蛋白尿、骨折及溶血反应引起的肝胆系统疾病等患者的尿液中,肾出血、肾移植术后产生排异反应时,罕见于血管内溶血患者。

(五)肾功能不全管型

肾功能不全管型又称宽幅管型或肾衰竭管型。其宽度可为一般管型的2~6倍,也有较长者,形似蜡样管型,但较薄,由损坏的肾小管上皮细胞碎屑在明显扩大的集合管内凝聚而成;或因尿液长期淤积使肾小管扩张,形成粗大管型,可见于肾功能不全患者尿中。急性肾功能不全者在多尿早期这类管型可大量出现,随着肾功能的改善而逐渐减少、消失。在异型输血后由溶血反应导致急性肾衰竭时,尿液中可见褐色宽大的血红蛋白管型。挤压伤或大面积烧伤后急性肾功能不全时,尿液中可见带色素的肌红蛋白管型。对于慢性肾功能不全患者,此管型出现提示预后不良。

(六)微生物管型

常见的微生物管型有细菌管型和真菌管型。

1.细菌管型

细菌管型指管型的透明基质中含大量细菌。在普通光镜下呈颗粒管型状,此管型出现提示肾有感染,多见于肾脓毒性疾病。

2.真菌管型

真菌管型指管型的透明基质中含大量真菌孢子及菌丝,需经染色后形态易辨认。此管型可见于累及肾的真菌感染时,对早期诊断原发性及播散性真菌感染和抗真菌药物的药效监测有重要意义。

(七)结晶管型

结晶管型指管型透明基质中含尿酸盐或草酸盐等结晶,1930年Fuller Albright首先描述甲状旁腺功能亢进患者的尿中可有结晶管型,常见于代谢性疾病、中毒或药物所致的肾小管内结晶沉淀伴急性肾衰竭,还可见于隐匿性肾小球肾炎、肾病综合征等。

(八)难以分类管型(不规则管型)

难以分类管型外形似长方形透明管型样物体,边缘呈锯齿样凸起,凸起间隔距离规律似木梳,极少数还可见到未衍变完全的细胞及上皮,免疫荧光染色后,形态清晰,多见于尿路感染或肾受到刺激时,有时也可在肾小球肾炎患者的尿液沉渣中发现。

(九)易被认为管型的物质

1.黏液丝

黏液丝形为长线条状,边缘不清,末端尖细卷曲。其在正常尿液中可见,尤其妇女尿液中可多量存在,如大量存在时提示尿道受刺激或有炎症反应。

2.类圆柱体

类圆柱体外形似透明管型,尾端尖细,有一条尖细螺旋状尾巴。可能是肾小管分泌的物体,其凝固性发生改变,而未能形成形态完整的管型,常和透明管型同时存在,多见于肾血循环障碍或肾受到刺激时,偶见于急性肾炎患者的尿液中。

3.假管型

黏液状纤维状物黏附于非晶形尿酸盐或磷酸盐圆柱形物体上,形态似颗粒管型,但两端不圆、粗细不均、边缘不整齐,若加温或加酸可立即消失,此为假管型。

三、尿结晶检查

尿液中出现结晶称尿结晶。尿液中是否析出结晶,取决于这些物质在尿液中的溶解度、浓度、pH、温度、胶体状况等因素。当种种促进与抑制结晶析出的因子和使尿液过饱和状态维持稳定动态平衡的因素失衡时,则可见结晶析出。尿结晶可分成两种,一种为代谢性的盐类结晶,多来自饮食,一般无临床意义。但如经常出现在尿液中,并伴有较多的新鲜红细胞,应考虑有结石的可能,另一种为病理性的结晶,如亮氨酸、酪氨酸、胱氨酸、胆红素和药物结晶等,具有一定的临床意义。

(一)酸性尿液结晶

1.尿酸结晶

尿酸为机体核蛋白中嘌呤代谢的终末产物,常以尿酸、尿酸钙、尿酸铵、尿酸钠的盐类即尿酸结晶形式随尿液排出体外。光镜下可见呈黄色或暗棕红色的菱形、三棱形、长方形、斜方形、蔷薇花瓣形的结晶体,可溶于氢氧化钠溶液。正常情况下,如多食含高嘌呤的动物内脏可使尿中尿酸增加。在急性痛风症、小儿急性发热、慢性间质性肾炎、白血病时,因细胞核大量分解,也可排出大量尿酸盐。如伴有红细胞出现时,提示有膀胱或肾结石的可能,或肾小管对尿酸的重吸收发生障碍等。

2.草酸钙结晶

草酸是植物性食物中的有害成分,正常情况下与钙结合,形成草酸钙即草酸钙结晶经尿液排出体外。其形态为哑铃形、无色方形、闪烁发光的八面体,有两条对角线互相交叉等。其可溶于盐酸,但不溶于乙酸,属正常代谢成分,如草酸盐排出增多,患者有尿路刺激症状或有肾绞痛合并血尿,应考虑尿路结石症的可能性。

3.硫酸钙结晶

硫酸钙结晶为无色针状或晶体状结晶,呈放射状排列,无临床意义。

4.马尿酸结晶

马尿酸结晶为无色针状、斜方柱状或三棱状,在尿沉渣中常有色泽,为人类和草食动物尿液中的正常成分,由苯甲酸与甘氨酸结合而成,一般无临床意义。

5.亮氨酸和酪氨酸结晶

尿液中出现的亮氨酸和酪氨酸结晶为蛋白分解产物,亮氨酸结晶为淡黄色小球形油滴状,折光性强,并有辐射及同心纹,溶于乙酸,不溶于盐酸。酪氨酸结晶为略带黑色的细针状结晶,常成束成团,可溶于氢氧化铵而不溶于乙酸。正常尿液中很少出现这两种结晶,可见于急性磷、氯仿、四氯化碳中毒、急性重型肝炎、肝硬化、糖尿病性昏迷、白血病或伤寒的尿液中。

6.胱氨酸结晶

胱氨酸结晶为无色六角形片状结晶,折光性很强,系蛋白质分解产物,可溶于盐酸不溶于乙酸,迅速溶解于氨水中。其在正常尿液中少见;在先天性氨基酸代谢异常,如胱氨酸病时,可大量出现,有形成结石的可能性。

7.胆红素结晶

胆红素结晶为黄红色成束的小针状或小片状结晶,可溶于氢氧化钠溶液,遇硝酸可显绿色,见于阻塞性黄疸、急性重型肝炎、肝硬化、肝癌、急性磷中毒等。有时在白细胞及上皮细胞内可见到此种结晶。

8.胆固醇结晶

胆固醇结晶为无色缺角的方形薄片状结晶,大小不一,单个或叠层,浮于尿液表面,可溶于乙醚、氯仿及乙醇,见于乳糜尿内、肾淀粉样变、肾盂肾炎、膀胱炎、脓尿等。

(二)碱性尿液结晶

1.磷酸盐类结晶

磷酸盐类结晶,一部分来自食物,一部分来自含磷的有机化合物(磷蛋白类、核蛋白类),在组织分解时生成,属正常代谢产物,包括无定形磷酸盐、磷酸镁铵、磷酸钙等。其形状为无色透明闪光,呈屋顶形或棱柱形,有时呈羊齿草叶形,可溶于乙酸。如长期在尿液中见到大量磷酸钙结晶,则应与临床资料结合考虑甲状旁腺功能亢进、肾小管性酸中毒,因长期卧床骨质脱钙等。

如患者长期出现磷酸盐结晶,应考虑有磷酸盐结石的可能。有些草酸钙与磷酸钙的混合结石,与碱性尿易析出磷酸盐结晶及尿中黏蛋白变化因素有关。感染而引起结石,尿液中常出现磷酸镁铵结晶。

2.碳酸钙结晶

碳酸钙结晶为无色哑铃状或小针状结晶,也可呈无晶形颗粒状沉淀。其在正常尿液内少见,可溶于乙酸并产生气泡,无临床意义。

3.尿酸铵结晶

尿酸铵结晶为黄褐色,不透明,常呈刺球形或树根形,是尿酸和游离铵结合的产物,又称重尿酸铵结晶,见于腐败分解的尿液中,无临床意义。若在新鲜尿液中出现此种结晶,表示膀胱有细菌感染。

4.尿酸钙结晶

尿酸钙结晶为球形,周围附有突起或呈菱形,可溶于乙酸及盐酸,多见于新生儿尿液或碱性尿液中,无临床意义。

(三)药物结晶

随着化学治疗的发展,尿中可见药物结晶日益增多,列举如下。

1.放射造影剂

使用放射造影剂患者如合并静脉损伤,可在尿中发现束状、球状、多形性结晶,其可溶于氢氧化钠,不溶于乙醚、氯仿。尿的比密度可明显升高(>1.050)。

2.磺胺类药物结晶

磺胺类药物的溶解度小,在体内乙酰化率较高,服用后可在泌尿道内以结晶形式排出,即磺胺类药物结晶。如在新鲜尿液内出现大量结晶体伴有红细胞时,有发生泌尿道结石和导致尿闭的可能。应即时停药予以积极处理。

在出现结晶体的同时除伴有红细胞外可见到管型,表示有肾损害,应立即停药,大量饮水,服用碱性药物使尿液碱化。现仅将《2000年中国药典》记载的允许使用的几种磺胺药物的结晶形态介绍如下。

(1)磺胺嘧啶(SD):结晶形状为棕黄不对称的麦秆束状或球状,内部结构呈紧密的辐射状,可溶于丙酮。

(2)磺胺甲基异噁唑:结晶形状为无色透明、长方形的六面体结晶,似厚玻璃块,边缘有折光阴影,散在或集束成"+""X"形排列,可溶于丙酮。

(3)磺胺多辛:因在体内乙酰化率较低,不易在酸性尿液中析出结晶。

3.解热镇痛药

退热药如阿司匹林、磺基水杨酸也可在尿液中出现双折射性斜方形或放射状结晶。由于新药日益增多,也有一些可能在尿液中出现结晶,如诺氟沙星等,应识别其性质及来源。

四、其他有机沉淀物

(一)寄生虫

尿液检查可发现丝虫微丝蚴、血吸虫卵、刚地弓形虫滋养体、溶组织阿米巴滋养体、并殖吸虫幼虫、蛔虫(成虫、幼虫)、棘颚口线虫、幼虫、蛲虫(成虫、幼虫)、肾膨结线虫(卵、成虫)、裂头蚴、棘头蚴、某蝇类幼虫及螨。常在妇女尿液中见到阴道毛滴虫,有时在男性尿液中也可见到。

(二)细菌

在新鲜尿液中发现多量细菌,表示泌尿道有感染。在陈旧性尿液中出现细菌或真菌时应考虑容器不洁及尿液排出时间过久又未加防腐剂,致细菌大量繁殖所致,无临床意义。

(三)脂肪细胞

尿液中混有脂肪小滴时称为脂肪尿,脂肪小滴在显微镜下可见大小不一圆形小油滴,用苏丹Ⅲ染成橙红色者为脂肪细胞。用瑞氏吉姆萨染色法脂肪不着色,呈空泡样。脂肪细胞出现常见于糖尿病高脂血症、类脂性肾病综合征、脂蛋白肾病、肾盂肾炎、腹内结核、肿瘤棘球蚴病、疟疾、长骨骨折骨髓脂肪栓塞、先天性淋巴管畸形等。

五、尿液沉渣计数

尿液沉渣计数是尿液中有机有形沉淀物计数,计算在一定时间内尿液各种有机有形成分的数量,借以了解肾损伤情况。正常人尿液也含有少数的透明管型、红细胞、白细胞等有形成分。在肾疾患时,其数量可有不同程度的增加,增加的幅度与肾损伤程度相关。因此,通过定量计数尿中的有机有形成分,为肾疾病的诊断提供依据。

(一)12h 尿沉渣计数(Addis 计数)

是测定夜间 12h 浓缩尿液中的红细胞、白细胞及管型的数量为 12h 尿沉渣计数(Addis 计数)。为防止沉淀物的变性需加入一定量防腐剂,患者在晚 8 时排尿弃去,取以后 12h 内全部尿液,特别是至次晨 8 时,必须将尿液全部排空。

1.参考值

红细胞<50 万/12h,白细胞及肾上皮细胞<100 万/12h,透明管型<5000/12h。

2.临床意义

(1)肾炎患者可轻度增加或显著增加。

(2)肾盂肾炎患者尿液中的白细胞数量显著增多,尿路感染、前列腺炎等尿中白细胞数量也明显增多。

(二)1h 细胞排泄率检查

准确留取 3h 全部尿液,将沉渣中红细胞、白细胞分别计数,再换算成 1h 的排泄率,即为1h 细胞排泄率检查。检查时患者可照常生活,不限制饮食,但不给利尿药、不可过量饮水。

1.参考值

男性:红细胞<3 万/h,白细胞<7 万/h。女性:红细胞<4 万/h,白细胞<14 万/h。

2.临床意义

(1)肾炎患者红细胞排泄率明显升高。

(2)肾盂肾炎患者白细胞排泄率升高,可达 40 万/h。

第四节　尿液的化学检验

一、尿液蛋白质检查

正常人的肾小球滤液中存在小分子量的蛋白质,在通过近曲小管时绝大部分又被重吸收,因此,终尿中的蛋白质含量仅为 $30\sim130mg/24h$。随机 1 次尿液中蛋白质为 $0\sim80mg/L$。尿蛋白定性试验为阴性反应。当尿液中蛋白质超过正常范围时称为蛋白尿。含量 $>0.1g/L$ 时定性试验可阳性。正常时分子量 7 万以上的蛋白质不能通过肾小球滤过膜。而分子量 1 万～3 万的低分子蛋白质虽大多可通过滤过膜,但又为近曲小管重吸收。由肾小管细胞分泌的蛋白如 Tamm-Horsfall 蛋白(T-H 蛋白)、SIgA 等和下尿路分泌的黏液蛋白可进入尿液中。尿蛋白质 2/3 来自血浆蛋白,其中清蛋白约占 40%,其余为小分子量的酶如溶菌酶等、肽类、激素等。

可按蛋白质的分子量大小分成 3 组。①高分子量蛋白质:分子量 >9 万,含量极微,包括由肾髓襻升支及远曲小管上皮细胞分泌的 T-H 糖蛋白及分泌型 IgG 等。②中分子量蛋白质:分子量为 4 万～9 万,是以清蛋白为主的血浆蛋白,可占尿蛋白总数的 1/2～2/3。③低分子量蛋白质:分子量 <4 万,绝大多数已在肾小管重吸收,因此,尿液中含量极少,如免疫球蛋白 Fc 片段,游离轻链、α_1 微球蛋白、β_2 微球蛋白等。

蛋白尿形成的机制如下:

(一)肾小球性蛋白尿

肾小球因受炎症、毒素等的损害,引起肾小球毛细血管壁通透性增加,滤出较多的血浆蛋白,超过了肾小管重吸收能力所形成的蛋白尿,称为肾小球性蛋白尿。其机制除因肾小球滤过膜的物理性空间构型改变导致"孔径"增大外,还与肾小球滤过膜的各层,特别是足突细胞层的唾液酸减少或消失所致的静电屏障作用减弱有关。

(二)肾小管性蛋白尿

由于炎症或中毒引起近曲小管对低分子量蛋白质的重吸收功能减退而出现以低分子量蛋白质为主的蛋白尿,称为肾小管性蛋白尿。尿中以 β_2 微球蛋白、溶菌酶等增多为主,清蛋白正常或轻度增多。单纯性肾小管性蛋白尿,尿蛋白含量较低,一般低于 $1g/24h$,常见于肾盂肾炎、间质性肾炎、肾小管性酸中毒、重金属(汞、镉、铋)中毒,应用庆大霉素、多黏菌素 B、肾移植术后等。

(三)混合性蛋白尿

肾脏病变如同时累及肾小球、肾小管,产生的蛋白尿称混合性蛋白尿。在尿蛋白电泳的图谱中显示低分子量的 β_2MG 及中分子量的清蛋白同时增多,而大分子量的蛋白质较少。

(四)溢出性蛋白尿

血液循环中出现大量低分子量(分子量 <4.5 万)的蛋白质如本周蛋白,称为溢出性蛋白尿。血浆肌红蛋白(分子量为 1.4 万)增多超过肾小管回吸收的极限,于尿中大量出现时称为肌红蛋白尿,也属于溢出性蛋白尿,见于骨骼肌严重创伤及大面积心肌梗死。

(五)偶然性蛋白尿

当尿液中混有多量血、脓、黏液等成分而导致蛋白定性试验阳性时称为偶然性蛋白尿,主要见于泌尿道的炎症、药物、出血,以及在尿中混入阴道分泌物、男性精液等,一般并不伴有肾本身的损害。

(六)生理性蛋白尿或无症状性蛋白尿

由于各种体外环境因素对机体的影响而导致尿蛋白含量增多,可分为功能性蛋白尿及体位性(直立性)蛋白尿。

功能性蛋白尿:机体在剧烈运动、发热、低温刺激、精神紧张、交感神经兴奋等所致的暂时性、轻度的蛋白尿。形成机制可能由上述原因造成肾血管痉挛或充血而使肾小球毛细血管壁的通透性增加所致。当诱发因素消失后,尿蛋白也迅速消失。生理性蛋白尿定性一般不超过"＋",定量＜0.5g/24h,多见于青少年期。

体位性蛋白尿:又称直立性蛋白尿,由于直立体位或腰部前突时引起的蛋白尿。其特点为卧床时尿蛋白定性为阴性,起床活动若干时间后即可出现蛋白尿,尿蛋白定性可达"＋＋"甚至"＋＋＋",而平卧后又转成阴性,常见于青少年,可随年龄增长而消失。其机制可能与直立时前突的脊柱压迫肾静脉,或直立时肾的位置向下移动,使肾静脉扭曲而致肾脏处于瘀血状态,与淋巴、血流受阻有关。

1.参考值

阴性尿蛋白定量试验:＜0.1g/L 或≤0.15g/24h(考马斯亮蓝法)。

2.临床意义

因器质性变,尿内持续性地出现蛋白,尿蛋白含量的多少,可作为判断病情的参考,但蛋白量的多少不能反映肾脏病变的程度和预后。

(1)急性肾小球肾炎:多数由链球菌感染后引起免疫反应。持续性蛋白尿为其特征。蛋白定性检查常为"＋"～"＋＋",定量检查大都不超过 3g/24h,但也有超过 10g/24h 者。一般于病后 2～3 周蛋白定性转为少量或微量,2～3 个月后多消失,也可呈间歇性阳性。成人患者消失较慢,若蛋白长期不消退,应疑及体内有感染灶或转为慢性的趋势。

(2)急进性肾小球肾炎:起病急、进展快。如未能有效控制,患者大多在半年至 1 年内死于尿毒症,以少尿、甚至无尿、蛋白尿、血尿和管型尿为特征。

(3)隐匿性肾小球肾炎:临床常无明显症状,但有持续性轻度的蛋白尿。蛋白定性检查多为"±"～"＋",定量检查常在 0.2g/24h 左右,一般不超过 1g/24h,可称为"无症状性蛋白尿"。在呼吸系统感染或过劳后,蛋白可有明显增多,过后可恢复到原有水平。

(4)慢性肾小球肾炎:病变累及肾小球和肾小管,多属于混合性蛋白尿。慢性肾炎普通型,尿蛋白定性检查常为"＋"～"＋＋＋",定量检查多在 3.5g/24h 左右;肾病型则以大量蛋白尿为特征,定性检查为"＋＋"～"＋＋＋＋",定量检查为 3.5～5g/24h 或以上,但晚期,由于肾小球大部毁坏,蛋白排出量反而减少。

(5)肾病综合征:由多种原因引起的一组临床症候群,包括慢性肾炎肾病型、类脂性肾病、膜性肾小球肾炎、狼疮性肾炎肾病型、糖尿病型肾病综合征、一些原因不明确的肾病综合征等。临床表现以水肿、大量蛋白尿、低蛋白血症、高脂血症为特征,尿蛋白含量较高,且易起泡沫,定量试验常为 3.5～10g/24h,最多达 20g。

(6)肾盂肾炎:为泌尿系统最常见的感染性疾病,临床上分为急性和慢性两期。急性期尿液的改变为脓尿,尿蛋白多为"＋"～"＋＋"。每日排出量不超过 1g。如出现大量蛋白尿应考虑患肾炎、肾病综合征或肾结核并发感染的可能。慢性期尿蛋白可呈间歇性阳性,常为"＋"～"＋＋",并可见混合细胞群和白细胞管型。

(7)肾内毒性物质引起的损害:由金属盐类(如汞、镉、铀、铬、砷和铋等)或有机溶剂(如甲醇、甲苯、四氧化碳)等和抗菌药类(如磺胺、新霉素、卡那霉素、庆大霉素、多黏菌素 B、甲氧苯青霉素等)引起肾小管上皮细胞肿胀、退行性变和坏死等改变,故又称坏死性肾病。因肾小管对低分子蛋白质重吸收障碍而形成轻度或中等量蛋白尿,一般不超过 1.5g/24h,并有明显的管型尿。

(8)系统性红斑狼疮的肾脏损害:本病在组织学上显示有肾脏病变者高达 90%～100%,但以肾脏病而发病者仅为 3%～5%。其病理改变以肾小球毛细血管丛为主,有免疫复合物沉淀和基底膜增厚。轻度损害型尿蛋白常为"＋"～"＋＋",定量检查为 0.5～1g/24h。肾病综合征型则尿蛋白大量增多。

(9)肾移植:肾移植后,因缺血而造成的肾小管功能损害,有明显的蛋白尿,可持续数周,当循环改善后尿蛋白减少或消失,如再度出现蛋白尿或尿蛋白含量较前增加,并伴有尿沉渣的改变,常提示有排异反应发生。

(10)妊娠和妊娠中毒症:正常孕妇尿中蛋白可轻微增加,属于生理性蛋白尿,此与肾小球滤过率和有效肾血流量较妊娠前增加 30%～50%妊娠所致的体位性蛋白尿(约占 20%)有关。妊娠中毒症因肾小球的小动脉痉挛,血管腔变窄,肾血流量减少,组织缺氧使其通透性增强,血浆蛋白从肾小球漏出之故。尿蛋白多为"＋"～"＋＋",病情严重时可增至"＋＋＋"～"＋＋＋＋",如定量超过 5g/24h,提示为重度妊娠中毒症。

二、本周蛋白尿检查

本周蛋白是免疫球蛋白的轻链单体或二聚体,属于不完全抗体球蛋白,分为 K 型和 X 型,其分子量分别为 22 000 和 44 000,蛋白电泳时可在 α_2 至 γ 球蛋白区带间的某个部位出现 M 区带,多位于 γ 区带及 $\beta-\gamma$ 区,易从肾脏排出的称轻链尿。可通过肾小球滤过膜滤出,若其量超过近曲小管所能吸收的极限,则从尿中排出,在尿中排出率多于清蛋白。肾小管对本周蛋白具有重吸收及异化作用,通过肾排泄时,可抑制肾小管对其他蛋白成分的重吸收,并可损害近曲、远曲小管,因而导致肾功能障碍及形成蛋白尿,同时有清蛋白及其他蛋白成分排出。本周蛋白在加热至 40～60℃时可发生凝固,温度升至 90～100℃时可再溶解,故又称凝溶蛋白。

(一)原理

尿内本周蛋白在加热 40～60℃时,出现凝固沉淀,继续加热至 90～100℃时又可再溶解,故利用此凝溶特性可将此蛋白与其他蛋白区分。

(二)参考值

尿本周蛋白定性试验:阴性(加热凝固法或甲苯磺酸法)。

(三)临床意义

1.多发性骨髓瘤

多发性骨髓瘤是浆细胞恶性增生所致的肿瘤性疾病,其异常浆细胞(骨髓瘤细胞)在制作免疫球蛋白的过程中产生过多的轻链,且在未与重链装配前即从细胞内分泌排出,经血液循环由肾脏排至尿中,有 $35\%\sim65\%$ 的病例本周蛋白尿呈阳性反应,但每日排出量有很大差别,可从 1g 至数十克,最高达 90g,有时定性试验呈间歇阳性,故一次检查阴性不能排除本病。

2.华氏巨球蛋白血症

华氏巨球蛋白血症属浆细胞恶性增生性疾病,血清内 IgM 显著增高为本病的重要特征,约有 20% 的患者尿内可出现本周蛋白。

3.其他疾病

其他疾病如淀粉样变性、恶性淋巴瘤、慢淋白血病、转移瘤、慢性肾炎、肾盂肾炎、肾癌等患者尿中也偶见本周蛋白,可能与尿中存在免疫球蛋白碎片有关。

三、尿液血红蛋白、肌红蛋白及其代谢产物的检查

(一)血红蛋白尿的检查

当血红蛋白内有大量红细胞破坏,血浆中游离血红蛋白超过 1.5g/L(正常情况下肝珠蛋白最大结合力为 1.5g/L 血浆)时,血红蛋白随尿液排出,尿液中血红蛋白检查为阳性,称血红蛋白尿。血红蛋白尿的外观呈浓茶色或透明的酱油色,镜检时无红细胞,但隐血呈阳性反应。

1.原理

血红蛋白中的亚铁血红素与过氧化物酶的结合相似,而且具有弱的过氧化物酶活性,能催化过氧化氢放出新生态的氧,氧化受体氨基比林使之呈色,借以识别血红蛋白的存在。

2.参考值

正常人尿中血红蛋白定性试验:阴性(氨基比林法)。

3.临床意义

(1)阳性可见于各种原因引起血管内溶血的疾病,如6-磷酸葡萄糖脱氢酶缺乏在食蚕豆或使用药物伯氨喹、碘胺、菲那西丁时引起的溶血。

(2)血型不合输血引起的急性溶血、广泛性烧伤、恶性疟疾、某些传染病(猩红热、伤寒、丹毒)、毒蕈中毒、毒蛇咬伤等大都有变性的血红蛋白出现。

(3)遗传性或继发性溶血性贫血,如阵发性寒冷性血红蛋白尿症、行军性血红蛋白尿症及阵发性睡眠性血红蛋白尿症。

(4)自身免疫性溶血性贫血、系统性红斑狼疮等。

(二)肌红蛋白尿的检查

肌红蛋白是横纹肌、心肌细胞内的一种含亚铁血红素的蛋白质,其结构及特性与血红蛋白相似,但仅有一条肽链,分子量为 1.6 万~1.75 万。当肌肉组织受损伤时,肌红蛋白可大量释放到细胞外入血流,因分子量小,可由肾排出。尿中肌红蛋白检查阳性,称肌红蛋白尿。

1.原理

肌红蛋白和血红蛋白一样,分子中含有血红素基团,具有过氧化物酶活性,能用邻甲苯胺或氨基比林与过氧化氢呈色来鉴定,肌红蛋白在浓度为 80% 的饱和硫酸铵下溶解,而血红蛋白和其他蛋白质则发生沉淀,可资区别。

2.参考值

肌红蛋白定性反应:阴性(硫酸铵法)。肌红蛋白定量试验:<4mg/L(酶联免疫吸附法)。

3.临床意义

(1)阵发性肌红蛋白尿:肌肉疼痛性痉挛发作 72h 后出现肌红蛋白尿。

(2)行军性肌红蛋白尿:非习惯性过度运动。

(3)创伤:挤压综合征、子弹伤、烧伤、电击伤、手术创伤。

(4)原发性肌疾病:肌肉萎缩、皮肌炎及多发性肌炎、肌肉营养不良等。

(5)组织局部缺血性肌红蛋白尿:心肌梗死早期、动脉粥样梗死。

(6)代谢性肌红蛋白尿:乙醇中毒、砷化氢中毒、一氧化碳中毒、巴比妥中毒、肌糖原积累等。

(三)含铁血黄素尿的检查

含铁血黄素尿为尿中含有暗黄色不稳定的铁蛋白聚合体,是含铁的棕色色素。血管内溶血时肾在清除游离血红蛋白的过程中,血红蛋白大部分随尿液排出,产生血红蛋白尿。其中的一部分血红蛋白被肾小管上皮细胞重吸收,并在细胞内分解成含铁血黄素,当这些细胞脱落至尿液中时,可用铁染色法检出,细胞解体时,含铁血黄素颗粒释放于尿液中,也可用普鲁士蓝反应予以鉴别。

1.原理

含铁血黄素中的高铁离子,在酸性环境下与亚铁氰化物作用,产生蓝色的亚铁氰化铁,又称普鲁士蓝反应。

2.参考值

含铁血黄素定性试验:阴性(普鲁士蓝法)。

3.临床意义

尿内含铁血红素检查,对诊断慢性血管内溶血有一定价值,主要见于阵发性睡眠性血红蛋白尿症、行军性肌红蛋白尿、自身免疫溶血性贫血、严重肌肉疾病等。但急性溶血初期,血红蛋白检查呈阳性,因血红蛋白尚未被肾上皮细胞摄取,未形成含铁血黄素,本试验可呈阴性。

(四)尿中卟啉及其衍生物检查

卟啉是血红素生物合成的中间体,为构成动物血红蛋白、肌红蛋白、过氧化氢酶、细胞色素等的重要成分,是由 4 个吡咯环连接而成的环状化合物。血红素的合成过程十分复杂,其基本原料是琥珀酰辅酶 A 和甘氨酸,B 族维生素也参与作用。正常人血和尿液中含有少量的卟啉类化合物。卟啉病是一种先天性或获得性卟啉代谢紊乱的疾病,其产物大量由尿液和粪便排出,并出现皮肤、内脏、精神和神经症状。

1.卟啉定性检查

(1)原理:尿中卟啉类化合物(属卟啉、粪卟啉、原卟啉)在酸性条件下用乙酸乙酯提取,经紫外线照射下显红色荧光。

(2)参考值:

尿卟啉定性试验:阴性(Haining 法)。

2.卟胆原定性检查

(1)原理:尿中卟胆原是血红素合成的前身物质,它与对二甲氨基苯甲醛在酸性溶液中作用,生成红色缩合物。尿胆原及吲哚类化合物亦可与试剂作用,形成红色。但前者可用氯仿将红色提取,后者可用正丁醇将红色抽提并除去,残留的尿液如仍呈红色,提示有卟胆原。

（2）参考值:

尿卟胆原定性试验:阴性(Watson-Schwartz法)。

（3）临床意义:卟啉病引起卟啉代谢紊乱,导致其合成异常和卟啉及其前身物与氨基-γ-酮戊酸及卟胆原的排泄异常,在这种异常代谢过程中产生的尿卟啉、粪卟啉大量排出。其临床应用主要为肝性卟啉病呈阳性和鉴别急性间歇性卟啉病。因患者出现腹痛、胃肠道症状、精神症状等,易与急性阑尾炎、肠梗阻、神经精神疾病混淆,检查卟胆原可作为鉴别诊断参考。

四、尿糖检查

临床上出现在尿液中的糖类,主要是葡萄糖尿,偶见乳糖尿、戊糖尿、半乳糖尿等。正常人尿液中可有微量葡萄糖,尿液内排出 $<2.8mmol/24h$,用定性方法检查为阴性。糖定性试验呈阳性的尿液称为糖尿,糖尿形成的原因为:当血中葡萄糖浓度 $>8.8mmol/L$ 时,肾小球滤过的葡萄糖量超过肾小管重吸收能力("肾糖阈")即可出现糖尿。

尿液中出现葡萄糖取决于 3 个因素:①动脉血中葡萄糖浓度。②每分钟流经肾小球中的血浆量。③近端肾小管上皮细胞重吸收葡萄糖的能力即肾糖阈。肾糖阈可随肾小球滤过率和肾小管葡萄糖重吸收率的变化而改变。当肾小球滤过率降低时可导致"肾糖阈"提高,而肾小管重吸收减少时则可引起肾糖阈降低。葡萄糖尿除因血糖浓度过高引起外,也可因肾小管重吸收能力下降引起,后者血糖可正常。

（一）参考值

尿糖定性试验。阴性(葡萄糖氧化酶试带法)尿糖定量试验: $<2.8mmol/24h(<0.5g/24h)$,浓度为 0.1~0.8mmol/L。

（二）临床意义

1.血糖增高性糖尿

（1）饮食性糖尿:因短时间摄入大量糖类($>200g$)而引起。确诊须检查清晨空腹的尿液。

（2）持续性糖尿:清晨空腹尿中呈持续阳性,常见于因胰岛素绝对或相对不足所致糖尿病,此时空腹血糖水平常已超过肾阈,24h 尿中排糖近于 100g 或更多,每日尿糖总量与病情轻重相平行。如并发肾小球动脉硬化症,则肾小球滤过率降低,肾糖阈升高,此时血糖虽已超常,尿糖亦呈阴性,进食后 2h 由于负载增加则可见血糖升高,尿糖阳性,对于此型糖尿病患者,不仅需要检查空腹血糖及尿糖定量,还须进一步进行糖耐量试验。

（3）其他疾病血糖增高性糖尿:①甲状腺功能亢进。由于肠壁的血流加速和糖的吸收增快,因而在饭后血糖增高而出现糖尿。②肢端肥大症。可因生长激素分泌旺盛而致血糖升高,出现糖尿。③嗜铬细胞瘤。可因肾上腺素及去甲肾上腺素大量分泌,致使磷酸化酶活性增强,促使肝糖原降解为葡萄糖,引起血糖升高而出现糖尿。④库欣综合征。因皮质醇分泌增多,使糖原异生旺盛,抑制己糖磷酸激酶和对抗胰岛素作用,因而出现糖尿。

（4）一过性糖尿:又称应激性糖尿,见于颅脑外伤、脑血管意外、情绪激动等情况下,脑中枢受到刺激,导致肾上腺素、胰高血糖素大量释放,而出现暂时性高血糖和糖尿。

2.血糖正常性糖尿

肾性糖尿属血糖正常性糖尿,因近曲小管对葡萄糖的重吸收功能低下所致。其中先天性者为家族性肾性糖尿,见于范可尼综合征,患者出现糖尿而空腹血糖、糖耐量试验均正常;新生儿糖尿是因肾小管功能还不完善;后天获得性肾性糖尿可见于慢性肾炎和肾病综合征。妊娠后期及哺乳期妇女,出现糖尿可能与肾小球滤过率增加有关。

3.尿中其他糖类

尿中除葡萄糖外还可出现乳糖、半乳糖、果糖、戊糖等,除受进食种类不同影响外,可能与遗传代谢紊乱有关。

(1)乳糖尿:有生理性和病理性两种,前者出现在妊娠末期或产后2～5d,后者见于消化不良的患儿尿中,当乳糖摄取量在150g以上时因缺乏乳糖酶1,则发生乳糖尿。

(2)半乳糖尿:先天性半乳糖血症是一种常染色体隐性遗传性疾病。由于缺乏半乳糖-1-磷酸尿苷转化酶或半乳糖激酶,不能将食物内半乳糖转化为葡萄糖所致,患儿可出现肝大、肝功损害、生长发育停滞、智力减退、哺乳后不安、拒食、呕吐、腹泻、肾小管功能障碍等,此外,还可查出氨基酸尿(精氨酸、丝氨酸、甘氨酸等)。由半乳糖激酶缺乏所致白内障患者也可出现半乳糖尿。

(3)果糖尿:正常人尿液中偶见果糖,摄取大量果糖后尿液中可出现暂时性果糖阳性。在肝脏功能障碍时,肝脏对果糖的利用下降,导致血液中果糖升高而出现果糖尿。

(4)戊糖尿:尿液中出现的主要是L-阿拉伯糖和L-木糖。在食用枣、李子、樱桃、其他果汁等含戊糖多的食品后,一过性地出现在尿液中;后天性戊糖增多症,是因为缺乏从L-木酮糖向木糖醇的转移酶,尿中每日排出木酮糖4～5g。

五、尿酮体检查

酮体是乙酰乙酸、β-羟丁酸及丙酮的总称,为体内脂肪酸代谢的中间产物。正常人血液中丙酮浓度较低,为2～4mg/L,其中乙酰乙酸、β-羟丁酸、丙酮分别约占20%、78%和2%。一般检查方法为阴性。在饥饿,各种原因引起糖代谢发生障碍脂肪分解增加和糖尿病酸中毒时,因产生酮体速度大于组织利用速度,可出现酮血症,继而产生酮尿。

(一)原理

尿中丙酮和乙酰乙酸在碱性溶液中与硝普钠作用产生紫红色化合物。

(二)参考值

尿酮体定性试验:阴性(Rothera法)。

(三)临床意义

1.糖尿病酮症酸中毒

糖尿病酮症酸中毒时由于糖利用减少、分解脂肪产生酮体增加而引起酮症,尿内酮体呈强阳性反应。当肾功能严重损伤而肾阈值升高时,尿酮体可减少,甚至完全消失。

2.非糖尿病性酮症

非糖尿病性酮症者如在感染性疾病发热期、严重腹泻、呕吐、饥饿、禁食过久、全身麻醉后等均可出现酮尿。妊娠妇女常因妊娠反应,呕吐、进食少,以致体脂降解代谢明显增多,发生酮病而致酮尿。

3.其他中毒

其他中毒,如氯仿、乙醚麻醉后、磷中毒等。

4.服用双胍类降糖药

服用双胍类降糖药,如苯乙双胍等,由于药物有抑制细胞呼吸的作用,可出现血糖降低,酮尿阳性的现象。

六、脂肪尿和乳糜尿检查

尿液中混有脂肪小滴时称为脂肪尿。尿液中含有淋巴液、外观呈乳糜状称为乳糜尿。其由呈胶体状的乳糜微粒和蛋白质组成,形成原因是经肠道吸收的脂肪皂化后成乳糜液,由于种种原因致淋巴引流不畅而未能进入血液循环,以至逆流在泌尿系统淋巴管中时,可致淋巴管内压力升高、曲张破裂、乳糜液流入尿中呈乳汁样。乳糜尿中混有血液,则称为乳糜血尿。乳糜尿中主要含卵磷脂、胆固醇、脂酸盐、少量纤维蛋白原、清蛋白等。如合并尿道感染,则可出现乳糜脓尿。

(一)原理

乳糜由脂肪微粒组成,较大的脂粒在镜下呈球形,用苏丹Ⅲ染成红色者为乳糜阳性。过小的脂粒,不易在镜下观察,可利用其溶解乙醚的特性,加乙醚后使乳白色混浊尿变清,即为乳糜阳性。

(二)参考值

乳糜定性试验:阴性。

(三)临床意义

1.淋巴管阻塞

淋巴管阻塞常见于丝虫病,乳糜尿是慢性期丝虫病的主要临床表现之一,这是由丝虫在淋巴系统中引起炎症反复发作,大量纤维组织增生,使腹部淋巴管或胸导管广泛阻塞所致。

2.过度疲劳、妊娠、分娩等

过度疲劳、妊娠、分娩等因素诱发出现间歇性乳糜尿,偶尔也见少数病例呈持续阳性。

3.其他

先天性淋巴管畸形、腹内结核、肿瘤、胸腹部创伤、手术伤、糖尿病、高脂血症、肾盂肾炎、棘球蚴病、疟疾等也可引起乳糜尿。

七、尿液胆色素检查

尿液胆色素包括胆红素、尿胆原及尿胆素。由于送检多为新鲜尿液,尿胆原尚未氧化成尿胆素,故临床多查尿胆红素及尿胆原。

(一)胆红素检查

胆红素是血红蛋白分解代谢的中间产物,是胆汁中的主要成分,可分为未经肝处理的未结合胆红素和经肝与葡萄糖醛酸结合形成的结合胆红素。未结合胆红素不溶于水,在血液中与蛋白质结合不能通过肾小球滤膜。结合胆红素分子量小,溶解度高,可通过肾小球滤膜,由尿中排出。由于正常人血液中结合胆红素含量很低($<4\mu mol/L$),滤过量极少,因此尿液中检不出胆红素;如血液中结合胆红素增加可通过肾小球滤膜使尿液中结合胆红量增加,则尿胆红素试验呈阳性反应。

1.原理

尿液中的胆红素与重氮试剂作用,生成红色的偶氮化合物。红色的深浅大体能反应胆红素含量的多少。

2.参考值

胆红素试验:阴性(试带法)。

(二)尿胆原检查

1.原理

尿胆原在酸性溶液中与对二甲氨基苯甲醛作用,生成樱红色化合物。

2.参考值

尿胆原定性试验:正常人为弱阳性,其稀释度在 1∶20 以下(改良 Ehrlich 法)。

(三)尿胆素检查

1.原理

在无胆红素的尿液中加入碘液,使尿液中尿胆原氧化成尿胆素,其与试剂中的锌离子作用,形成带绿色荧光的尿胆素-锌复合物。

2.参考值

尿胆素定性试验:阴性。

3.临床意义

临床上根据黄疸产生的机制可分为溶血性黄疸、肝细胞性和阻塞性黄疸 3 型。尿三胆检验在诊断鉴别 3 型黄疸上有重要意义。

(1)溶血性黄疸:见于体内大量溶血时,如溶血性贫血、疟疾、大面积烧伤等。由于红细胞破坏时未结合胆红素增加,使血液中含量升高,未结合胆红素不能通过肾,尿液中胆红素检查为阴性。未结合胆红素增加,导致肝细胞代偿性产生更多的结合胆红素。当将其排入肠道后转变为粪胆原的量增多,尿胆原的形成也增加,而肝脏重新利用尿胆原的能力有限(肝功能也可能同时受损),所以尿胆原的含量增加,可呈阳性或强阳性。

(2)肝细胞性黄疸:肝细胞损伤时其对胆红素的摄取、结合、排除功能均可能发生障碍。由于肝细胞坏死、肝细胞肿胀、毛细胆管受压,而在肿胀与坏死的肝细胞间弥散,经血窦使胆红素进入血液循环,导致血液中结合胆红素升高,因其可溶于水并经肾排出,使尿胆红素试验呈阳性。但由于肝细胞处理未结合胆红素及尿胆原的能力下降,故血液中未结合胆红素及尿胆原均可增加,此外,经肠道吸收的粪胆原也因肝细胞受损不能将其转变为胆红素,而以尿胆原形式由尿中排出,因此,在肝细胞黄疸时尿中胆红素与尿胆原均呈明显阳性,而粪便中尿胆原则往往减少。在急性病毒性肝炎时,尿胆红素阳性可早于临床黄疸。其他原因引起的肝细胞黄疸,如药物、毒物引起的中毒性肝炎也可出现类似结果。

(3)阻塞性黄疸:胆汁淤积使肝胆管内压升高,导致毛细胆管破裂,结合胆红素不能排入肠道而逆流入血液由尿液中排出,尿胆红素检查呈阳性。由于胆汁排入肠道受阻,故尿胆原、粪胆原均显著减少。此病可见于各种原因引起的肝内外完全或不完全梗阻,如胆石症、胆管癌、胰头癌、原发性胆汁性肝硬化等。

八、尿液氨基酸检查

尿液中有一种或数种氨基酸增多称为氨基酸尿。随着对遗传病的认识,氨基酸尿的检查已受到重视。由于血浆氨基酸的肾阈较高,正常尿液中只能出现少量氨基酸。即使被肾小球滤出,也很易被肾小管重吸收。尿液中氨基酸分为游离和结合两型,其中游离型排出量约为1.1g/24h,结合型约为2g/24h。结合型是氨基酸在体内转化的产物,如甘氨酸与苯甲酸结合生成马尿酸;N-2-酰谷氨酸与苯甲酸结合生成苯乙酰谷氨酸。正常尿液中氨基酸含量与血浆中明显不同,尿液中氨基酸以甘氨酸、组氨酸、赖氨酸、丝氨酸及氨基乙磺酸为主。排泄量在年龄组上有较大差异,儿童的某些氨基酸排出量高于成人,可能由于儿童肾小管发育未成熟,重吸收减少之故。但成人的β-氨基异丁酸、甘氨酸、门冬氨酸等明显高于儿童。尿氨基酸除与年龄有关外,也因饮食、遗传和生理变化而有明显差别,如妊娠期尿中组氨酸、苏氨酸可明显增加。检查尿液中氨基酸及其代谢产物,可作为遗传性疾病氨基酸异常的筛选试验。血液中氨基酸浓度增加,可溢出进入尿液中,见于某些先天性疾病。如因肾受毒物或药物的损伤、肾小管重吸收障碍、肾阈值降低导致肾型氨基酸尿时,患者血液中氨基酸浓度则不高。

(一)胱氨酸尿检查

胱氨酸尿是先天性代谢病,主要原因是肾小管对胱氨酸、赖氨酸、精氨酸和鸟氨酸的重吸收障碍导致尿液中这些氨基酸排出量增加。由于胱氨酸难溶解,易达到饱和,易析出而形成结晶,反复发生结石,尿路梗阻合并尿路感染;严重者可形成肾盂积水、梗阻性肾病,最后导致肾衰竭。

1.原理

胱氨酸经氰化钠作用后,与亚硝基氰化钠产生紫红色反应。

2.参考值

胱氨酸定性试验。阴性或弱阳性胱氨酸定量试验:正常尿中胱氨酸、半胱氨酸为83~830μmol(10~100mg)/24h尿(硝普钠法)。

3.临床意义

定性如呈明显阳性为病理变化,见于胱氨酸尿症。

(二)酪氨酸尿检查

酪氨酸代谢病是一种罕见的遗传性疾病。由于缺乏对羟基苯丙酮酸氧化酶和酪氨酸转氨酶,尿液中对羟基苯丙酮酸和酪氨酸显著增加,临床表现为结节性肝硬化、腹部膨大、脾大、多发性肾小管功能障碍等。

1.原理

酪氨酸与硝酸亚汞和硝酸汞反应生成一种红色沉淀物。

2.参考值

尿酪氨酸定性试验:阴性(亚硝基苯酚法)。

3.临床意义

临床见于急性磷、氯仿或四氯化碳中毒、急性重型肝炎或肝硬化、白血病、糖尿病性昏迷或伤寒等。

(三)苯丙酮尿检查

苯丙酮尿症是由于患者肝脏中缺乏苯丙氨酸羟化酶,使苯丙氨酸不能氧化成酪氨酸,只能变成苯丙酮酸。大量苯丙氨酸和苯丙酮酸累积在血液和脑脊液中,并随尿液排出。

1.原理

尿液中的苯丙酮酸在酸性条件下,与三氯化铁作用,生成蓝绿色。

2.参考值

尿液苯丙酮酸定性试验:阴性(三氯化铁法)。

3.临床意义

苯丙酮酸尿见于先天性苯丙酮酸尿症。大量的苯丙酮酸在体内蓄积,对患者的神经系统造成损害并影响体内色素的代谢。此病多在小儿中发现,患者的智力发育不全,皮肤和毛发颜色较淡。

(四)尿黑酸检查

尿黑酸是一种罕见的常染色体隐性遗传病,是由于患者体内缺乏使黑酸转化为乙酰乙酸的尿黑酸氧化酶,而使酪氨酸和苯丙氨酸代谢终止在尿黑阶段。尿黑酸由尿液排出后,暴露在空气中逐渐氧化成黑色素。其早期临床症状为尿液呈黑色,皮肤色素沉着,在儿童期和青年期往往被忽视,但在中老年期常发生脊柱、大关节炎等严重情况。

1.原理

尿液中的尿黑酸与硝酸银作用,遇上氨产生黑色沉淀,借以识别尿黑酸的存在。

2.参考值

尿黑酸定性试验:阴性(硝酸银法)。

3.临床意义

黑酸尿在婴儿期易观察,因其尿布上常有黑色污斑。患者一般无临床症状,至老年时可产生褐黄病(即双颊、鼻、巩膜及耳郭呈灰黑色或褐色),由尿黑酸长期在组织中储积导致。

(五)Hartnup 病的检查

Hartnup 病是一种先天性常染色体隐性遗传病。由于尼克酰胺缺乏,患者常表现为糙皮病性皮疹及小脑共济失调,由肾小管对色氨酸重吸收发生障碍所致。

1.原理

2,4-二硝基苯肼与尿液中存在的 α-酮酸(由异常出现的单氨基单羧基中性氨基酸经代谢所致)作用生成一种白色沉淀物。

2.参考值

Hartnup 病的检查:阴性(2,4-二硝基苯肼法)。

3.临床意义

当发生先天性或获得性代谢缺陷时,尿中一种或数种氨基酸量比正常增多,称为氨基酸尿。

(1)肾性氨基酸尿:这是由肾小管对某些氨基酸的重吸收发生障碍所致。非特异性:Fanconi 综合征(多发性肾近曲小管功能不全)、胱氨酸病、Wilson 病(进行性肝豆状核变性)、半乳糖血症。特异性:胱氨酸尿、甘氨酸尿。

(2)溢出性氨基酸尿:由于氨基酸中间代谢的缺陷,导致血浆中某些氨基酸水平的升高,超过正常肾小管重吸收能力,使氨基酸溢入尿液中。非特异性:肝病、早产儿和新生儿、巨幼细胞性贫血、铅中毒、肌肉营养不良、Wilson 病及白血病等。槭糖尿病、Hartnup 病(遗传性尼克酰胺缺乏)、苯丙酮尿。

(3)由氨基酸衍生物的异常排泄所致:黑酸尿、草酸盐沉积症、苯丙酮尿及吡哆醇缺乏。

九、尿酸碱度检查

尿液酸碱度即尿的 pH 值,可反映肾脏调节体液酸碱平衡的能力。尿液 pH 值主要由肾小管泌 H^+、分泌可滴定酸、铵的形成重碳酸盐的重吸收等因素决定,其中最重要的是酸性磷酸盐及碱性磷酸盐的相对含量,如前者多于后者,尿液呈酸性反应,反之呈中性或碱性反应。尿液 pH 值受饮食种类影响很大,如进食蛋白质较多,则由尿液排出的磷酸盐及硫酸盐增多,尿液 pH 值较低;而进食蔬菜多时尿液 pH 值常大于 6。当每次进食后,由于胃黏膜要分泌多量盐酸以助消化,为保证有足够的 H^+ 和 Cl^- 进入消化液,则尿液泌 H^+ 减少和 Cl^- 的重吸收增加,而使尿液 pH 值呈一过性升高,称之为碱潮。其他如运动、饥饿、出汗等生理活动,夜间入睡后呼吸变慢,体内酸性代谢产物均可使尿液 pH 值降低。药物、不同疾病等多种因素也影响尿液 pH 值。

(一)原理

甲基红和溴麝香草酚蓝指示剂适当配合可反映 pH 值 4.5～9.0 的变异范围。

(二)参考值

尿液的 pH 值:正常人在普通膳食条件下尿液 pH 值为 4.6～8.0(平均 6.0)(试带法)。

(三)临床意义

1.尿液 pH 值降低

酸中毒、慢性肾小球肾炎、痛风、糖尿病等排酸增加,呼吸性酸中毒,因 CO_2 潴留等,尿多呈酸性。

2.尿液 pH 值升高

频繁呕吐丢失胃酸、服用重碳酸盐、尿路感染、换氧过度及丢失 CO_2 过多的呼吸性碱中毒,尿液呈碱性。

3.尿液 pH 值一般与细胞外液 pH 值变化平行

但应注意:①低钾血症性碱中毒时:由于肾小管分泌 H^+ 增加,尿酸性增强;反之,高钾性酸中毒时,排 K^+ 增加,肾小管分泌 H^+ 减少,可呈碱性尿。②变形杆菌性尿路感染时:由于尿素分解成氨,呈碱性尿。③肾小管性酸中毒时:因肾小管形成 H^+、排出 H^+ 及 H^+-Na^+ 交换能力下降,尽管体内为明显酸中毒,但尿 pH 值呈相对偏碱性。

十、尿路感染的过筛检查

尿路感染的频度仅次于呼吸道感染,其中有 70%～80% 的患者因无症状而忽略不治,成为导致发展成肾病的一个原因。无症状性尿路感染的发生率很高,18% 的女性有潜在性尿路感染。

(一)氯化三苯四氮唑还原试验

此法是利蒙(Limon)在 1962 年提出的一种尿路感染诊断试验。当尿液中细菌在 10^5 个/mL 时,本试验为阳性,肾盂肾炎的阳性为 68%～94%。

原理:无色的氯化三苯四氮唑,可被大肠埃希菌等代谢产物还原成三苯甲,呈桃红色至红色沉淀。

(二)尿内亚硝酸盐试验

本试验又称 Griess 试验。当尿路感染的细菌有还原硝酸盐为亚硝酸盐的能力时,本试验呈阳性反应。大肠埃希菌属枸橼酸杆菌属、变形杆菌属、假单胞菌属等皆有还原能力,肾盂肾炎的阳性率可达 69%～80%。

原理:大肠埃希菌等革兰阴性杆菌能还原尿液中的硝酸盐为亚硝酸盐;使试剂中的对氨基苯磺酸重氮化,成为对重氮苯磺酸,对氨基苯磺酸与 α-萘胺结合成 N-α-萘胺偶氮苯磺酸,呈现红色。

十一、泌尿系结石检查

泌尿系结石是指在泌尿系统内因尿液浓缩沉淀形成颗粒或成块样聚集物,包括肾结石、输尿管结石、膀胱结石和尿路结石,为常见病,好发于青壮年,近年来发病率有上升趋势。尿结石病因较复杂,近年报道的原因有:①原因不明、机制不清的尿路结石称为原发性尿石。②微小细菌引起的尿石:近年由芬兰科学家证明共形成肾结石的原因是由自身能够形成矿物外壳的微小细菌。③代谢性尿石:由体内或肾内代谢紊乱而引起,如甲状腺功能亢进、特发性尿钙症引起尿钙增高、痛风的尿酸排泄增加、肾小管酸中毒时磷酸盐大量增加等,其形成结石多为尿酸盐、碳酸盐、胱氨酸、黄嘌呤结石。④继发性或感染性结石:主要为泌尿系统细菌感染,特别是能分解尿素的细菌如变形杆菌将尿素分解为游离氨使尿液碱化,促使磷酸盐、碳酸盐以菌团或脓块为核心而形成结石。此外,结石的形成与种族(黑种人发病少)、遗传(胱氨酸结石有遗传趋势)、性别、年龄、地理环境、饮食习惯、营养状况,以及尿路本身疾患如尿路狭窄、前列腺增生等均有关系。

结石的成分主要有 6 种,按所占比例高低依次为草酸盐、磷酸盐、尿酸盐、碳酸盐、胱氨酸及黄嘌呤。多数结石混合两种或两种以上成分。因晶体占结石重量常超过 60%,因此,临床常以晶体成分命名。

第二章　粪便检验

第一节　粪便的一般性状检验

粪便的性状检查主要是观察粪便的外观,包括观察粪便的颜色,观察粪便中有无异常成分,如黏液、脓液、血液、结石、寄生虫体、乳凝块、异物和脱落的组织成分。粪便排出后最好能迅速进行检查,若长时间放置,颜色等将发生变化,高温能加速变化,引起发酵或出现腐败现象。

一、临床准备工作

(1)因粪便标本的采集直接影响检验结果的可靠程度,必须细致耐心地向患者交代清楚粪便标本采集、运送过程中的各种注意事项,必要时进行多次复查。

(2)粪便检查应注意患者的饮食和服药情况,以排除非疾病因素的影响。注意一些非病理因素可以影响粪便颜色的改变。①时间:粪便标本未及时检查而久置则色泽加深。②食物:为肉者粪便呈黑褐色,为绿叶者呈暗绿色,为巧克力、咖啡者呈酱色,为西红柿、西瓜者可呈红色,为黑芝麻则呈无光泽的黑色等。③药物:消化道 X 线钡餐造影、服用硅酸铝呈灰白色,服活性炭、铋剂、铁剂、中草药可呈无光泽灰黑色,服番泻叶、大黄等呈黄色等。④婴儿:婴儿的粪便呈金黄色,这是因为婴儿的胆色素代谢功能尚未完善。

(3)通过粪便的性状检查,可初步诊断出消化道疾病。如粪便的颜色为灰白色,多见于各种原因引起的阻塞性黄疸,或钡餐造影所致;粪便为鲜红色带有鲜血,可由结肠癌、痢疾、痔疮出血等所致;粪便为绿色糊状,常见于乳儿消化不良、成人服用中药或绿色蔬菜所致;米泔样便,呈白色淘米水样并带有黏液,见于霍乱;柏油样便,粪便呈暗褐色或黑色,富有光泽如柏油(沥青色),可见于上消化道出血;脓便或脓血便,常出现肠道下段炎症,见于痢疾、溃疡性结肠炎、结肠癌或直肠癌等,但有脓和血应加以鉴别。如阿米巴痢疾出血时,粪便呈暗酱红色并带有腥臭味,脓和黏液中混有新鲜血液,可见于细菌性痢疾;胨样便,常见于过敏性结肠炎。

(4)临床上观察粪便外观,结合其他实验室检查,如显微镜检查、化学检查可对有关疾病做出初步诊断或鉴别,如黑便可做隐血试验,若结果为强阳性,为上消化道出血,结果为阴性,则可能是药物、食物等引起的颜色改变。

二、标本处置

(1)标本采集后最好用有盖容器立即送检。

(2)送检过程中须防止出现标本溢漏情况,不得污染手、容器外壁和周围其他物品。

(3)粪便标本应及时检查,一般在采集后 1h 内检查完毕,如久置可因消化酶作用及 pH 值变化等影响而改变标本性状。

(4)粪便标本容器最好用内层涂蜡的有盖硬纸盒,检查后焚毁消毒。

（5）检验用过的器材应浸入 0.5％为过氧乙酸中过夜消毒,煮沸后方可再用;粪便标本应焚化。

（6）混入尿液、水或其他成分的粪便标本或已经干燥的标本应拒收。

（7）使用容器不当,吸水性材料容器可将粪便标本中的液体成分吸干,影响检查结果,应拒收。

（8）采集 1h 后才送检的标本应拒收。

三、临床意义

（一）量

正常成人大多每日排便一次,其量为 100～300g,随食物种类、食量和消化器官的功能状态而异。摄取细粮及肉食为主者,粪便细腻而量少;进食粗粮,特别是多量蔬菜后,因纤维质多致粪便量增加。当胃、肠、胰腺有炎症或功能紊乱时,因炎性渗出、肠蠕动亢进和消化吸收不良,可使粪便量增加。

（二）外观

粪便的外观包括颜色与性状。正常成人的粪便排出时为黄褐色成形便,质软;婴儿粪便可呈黄色或金黄色糊状。久置后,粪便中的胆色素被氧化可致颜色加深。病理情况下可见如下改变:

1.黏液便

正常粪便中的少量黏液,因与粪便均匀混合不易察见,若有肉眼可见的黏液,说明其量增加。小肠炎时增加的黏液均匀地混于粪便之中;如为大肠病变,由于粪便已逐渐成形,黏液不易与粪便混匀;来自直肠的黏液则附着于粪便的表面。单纯黏液便的黏液无色透明、稍黏稠,脓性黏液则呈黄白色不透明,见于各类肠炎、细菌性痢疾、阿米巴痢疾、急性血吸虫病。

2.溏便

溏便呈粥状且内在粗糙,见于消化不良、慢性胃炎、胃窦潴留。

3.胨状便

肠易激综合征(IBS)患者常于腹部绞痛后排出黏胨状、膜状或纽带状物,现为胨状便,某些慢性菌痢患者也可排出类似的粪便。

4.脓性及脓血便

排出脓性及脓血便,说明肠道下段有病变,常见于痢疾、溃疡性结肠炎、局限性肠炎、结肠或直肠癌患者。脓或血的多少取决于炎症的类型及其程度,在患阿米巴痢疾时,以血为主,血中带脓,呈暗红色稀果酱样,此时要注意与食入大量咖啡、巧克力后的酱色粪便相鉴别。细菌性痢疾则以黏液及脓为主,脓中带血。

5.鲜血便

直肠息肉、结肠癌、肛裂、痔疮等均都可见鲜红色血便。痔疮时常在排便之后有鲜血滴落,而其他疾病多见鲜血附着于粪便的表面。过多地食用西瓜、番茄、红辣椒等红色食物,粪便亦可呈红色,但很易与以上鲜血便鉴别。

6.柏油样黑便

上消化道出血时,红细胞被胃肠液消化、破坏,释放血红蛋白并进一步降解为血红素、卟啉、铁等产物,在肠道细菌的作用下铁与肠内产生的硫化物结合成硫化铁,并刺激小肠分泌过多的黏液。上消化道出血 50～75mL 时,可出现柏油样便,粪便呈褐色或黑色,质软,富有光泽,宛如柏油。如见柏油样便,且持续 2～3d,说明出血量至少为 500mL。当上消化道持续大出血时,排便次数可增加,而且稀薄。因出血量多,血红素铁不能完全与硫化物结合,加之血液在肠腔内推进快,粪便可由柏油样转为暗红色。服用活性炭、铋剂、铁剂等之后可排黑色便,但无光泽,且隐血试验阴性。

7.稀糊状或稀汁样便

排稀糊状或稀汁样便常因肠蠕动亢进或分泌增多所致,见于各种感染性或非感染性腹泻,尤其是急性胃肠炎。小儿肠炎时肠蠕动加速,粪便很快通过肠道,以致胆绿素来不及转变为粪胆素而呈绿色稀糊样便。遇大量黄绿色稀汁样便(3000mL 或更多)并含有膜状物时应考虑假膜性肠炎,艾滋病伴发肠道隐孢子虫感染时也可排出大量稀汁样便。副溶血性弧菌食物中毒可见洗肉水样便,出血性小肠炎可见红豆汤样便。

8.米泔样便

米泔样便呈白色淘米水样,内含黏液片块,量大,见于重症霍乱、副霍乱患者。

9.白陶土样便

由于各种原因引起的胆管梗阻,进入肠内的胆汁减少或阙如,以致粪胆素生成相应减少甚至无粪胆素产生,使粪便呈灰白色,称为白陶土样便,主要见于阻塞性黄疸。行钡餐造影术后可因排出硫酸钡而使粪便呈黄白色。

10.干结便

干结便常由于习惯性便秘,粪便在结肠内停留过久,水分过度吸收而排出羊粪样的硬球或粪球积成的硬条状粪便,于老年排便无力时多见。

11.细条状便

排出细条或扁片状粪便,说明直肠狭窄,常提示有直肠肿物存在。

12.乳凝块

婴儿粪便中见有黄白色乳凝块,亦可见蛋花样便,提示脂肪或酪蛋白消化不完全。常见于消化不良、婴儿腹泻。

(三)气味

正常粪便有臭味,主要因细菌作用的产物如吲哚、粪臭素、硫醇、硫化氢等引起。肉食者臭味重,素食者臭味轻。粪便恶臭且呈碱性反应时,是因未消化的蛋白质发生腐败所致。患慢性肠炎、胰腺疾病、消化道大出血、结肠或直肠癌溃烂时,粪便亦有腐败恶臭味。阿米巴性肠炎粪便呈鱼腥臭味。如脂肪及糖类消化或吸收不良时,由于脂肪酸分解及糖的发酵而使粪便呈酸臭味。

(四)酸碱反应

正常人的粪便为中性、弱酸性或弱碱性(pH 值为 6.9～7.2)。食肉多者呈碱性,食高度腐败食物时为强碱性。食糖类及脂肪多时呈酸性,食异常发酵食物时为强酸性。细菌性痢疾、血吸虫病粪便常呈碱性,阿米巴痢疾粪便常呈酸性。

(五)寄生虫

蛔虫、蛲虫、带绦虫等较大虫体或其片段肉眼即可分辨,钩虫虫体须将粪便冲洗过筛方可看到。服驱虫剂后应查找有无虫体,驱带绦虫后应仔细寻找其头节。

(六)结石

粪便中可见到胆石、胰石、粪石等,最重要且最多见的是胆石,常见于应用排石药物或碎石术之后,较大者肉眼可见,较小者须用铜筛淘洗粪便后仔细查找才可见。

第二节 粪便的化学检验

粪便的化学检查主要包括粪隐血试验、粪胆色素检查、消化吸收功能试验等,其中粪隐血试验临床常用。上消化道出血量较少时,粪便外观可无异常改变,肉眼不能辨认,特别是上消化道少量出血时,红细胞被消化而破坏,在显微镜下亦不能证实是否出血。用肉眼及显微镜均不能证明的微量血液,而能用化学方法测定,称为隐血试验。消化道溃疡性病变的疾患,如溃疡、癌肿结核、痢疾、伤寒等做隐血试验,在诊断、治疗上极为重要。

一、临床准备工作

(1)由于粪便标本的采集直接影响检验结果的可靠程度,必须细致耐心地向患者交代清楚试验前饮食、粪便标本采集、运送的各种注意事项,必要时进行多次复查。

(2)隐血试验方法很多,医生应该了解所用方法的敏感性。主要有两大类:一类是传统的化学触媒法,另一类是较新的免疫法。触媒法按不同的氧化显色剂分为邻联甲苯胺、愈创木酯、还原酚酞、无色孔雀绿等10余种。按检测灵敏度,还原酚酞法最高,无色孔雀绿最低,邻联甲苯胺中等。临床应用宜选中等度敏感的方法,敏感性太高或太低易造成假阳性或假阴性。现代隐血试验筛检用于化学试带法,一般多以邻联甲苯胺为显色基质,使用方便。各种触媒法原理类似,缺乏特异性。用免疫法特异性较好,也较敏感,是一种用抗人血红蛋白抗体检测,其与食物中动物血、非血红蛋白过氧化物复合物或药物均无反应,不需控制饮食,特异性优于触媒法。

(3)影响触酶法隐血试验的因素很多,造成假阳性的物质如新鲜动物食品(如鱼、牛乳、鸡蛋、贝类、动物肉等)、菜果类食品(如大量绿叶菜、萝卜、香蕉、葡萄等);某些药物,如铁剂、铋剂、阿司匹林、吲哚美辛、糖皮质激素等,故受检者须在检查前至少3d内禁食肉类等。造成假阴性的情况有:触媒法试剂失效,以及有大量维生素C、铁、铜、铋、动物炭、碘化钾等触酶激活或抑制物存在,这些均须加以排除。

(4)月经血,或其他部位如鼻、痔疮出血混入粪便标本中,可引起假阳性。

(5)血液在肠道停留过久或粪便标本久置,可使血红蛋白被肠道细菌分解,造成隐血试验假阴性。

(6)隐血试验中,由于检验人员取材部位不同、标本反应时间不同、检验员对显色的判断不同,使同一方法也可产生误差,必要时应多次复查。

(7)隐血试验阳性可作为消化道溃疡性病变的诊疗指标,但隐血试验阴性并不能排除这些疾病的存在。胃、十二指肠溃疡病的出血虽是大量的但不是持续性的,胃癌的出血则是微量的且为持续性。因而对于这些消化道的疾病,需要追踪做隐血试验。

(8)患者必须清楚标本采集前严格控制饮食,标本采集和运送是保证实验结果准确的前提,应认真与医生合作。

(9)免疫法实验前无须控制饮食,化学触酶法实验前 3 天严格禁食动物性食物,根据病情酌情禁食维生素 C 等还原性药物。

二、标本处置

(1)标本采集后最好用有盖容器立即送检。

(2)送检过程中须防止出现标本溢漏情况,不得污染手、容器外壁和周围其他物品。

(3)粪便标本应及时检查,一般在采集后 1h 内检查完毕,如久置血红蛋白被肠道细菌分解,会使隐血试验呈假阴性。

(4)试验中所用的试管、玻片及其他器具,必须清洗干净,且勿含有铜、铁等离子,防止试验出现假阳性。

(5)粪便标本容器最好用内层涂蜡的有盖硬纸盒,检查后焚毁消毒。

(6)检验中用过的器材应浸入 0.5% 的过氧乙酸中过夜消毒,煮沸后方可再用;粪便标本应焚化。

(7)混入尿液、水或其他成分的粪便标本或已经干燥的标本应拒收。

(8)使用容器不当(如吸水性材料容器),可将粪便标本中的液体成分吸干,影响检查结果,应拒收。

(9)采集后久置超过 1h 才送检的标本,血红蛋白被肠道细菌分解,会影响检验结果,应拒收。

三、隐血试验

隐血是针对消化道出血量很少,肉眼不见血色,而且少量红细胞又被消化分解以致显微镜下也无从发现的出血状况而言的。

隐血试验目前主要采用化学法,如邻联甲苯胺法、还原酚酞法、联苯胺法、氨基比林法、无色孔雀绿法、愈创木酯法等。其实验设计原理基本相同,都基于血红蛋白中的含铁血红素部分有催化过氧化物分解的作用,能催化试剂中的过氧化氢,分解释放新生态氧,氧化上述色原物质而呈色。呈色的深浅反映了血红蛋白的多少,亦即出血量的大小。以上试验方法虽原理相同,但在实际应用中却由于粪便的成分差别很大,各实验室具体操作细节如粪便取材多少、试剂配方、观察时间等不同,而使结果存在较大差异。多数文献的研究表明,应用不同稀释度的血红蛋白液对这些方法的灵敏度,如邻联甲苯胺法、邻甲苯胺法、还原酚酞法最灵敏,可检测出 0.2~1mg/L 的血红蛋白,只要消化道有 1~5mL 的出血就可检出。还原酚酞法由于试剂极不稳定,放置可自发氧化变红而被摒弃。高度灵敏的邻联甲苯胺法常容易出现假阳性结果。

中度灵敏的试验包括联苯胺法、氨基比林法、无色孔雀绿法,可检出 1~5mg/L 的血红蛋白,消化道有 5~10mL 出血即为阳性。联苯胺法由于有致癌作用而被淘汰,无色孔雀绿法在未加入异喹啉时灵敏度较差(20mg/L 血红蛋白),试剂的配制和来源均不如匹拉米洞方便。

愈创木酯法灵敏度差,需 6～10mg/L 血红蛋白才能检出,此时消化道出血可达 20mL,但假阳性很少。如此法为阳性,基本可确诊消化道出血。目前国内外生产应用四甲基联苯胺和愈创木酯为显色基质的隐血试带,使隐血试验更为方便,但未根本解决隐血试验方法学中的问题。

为解决隐血试验的特异性问题及鉴别消化道出血部位,当前发展最快的是免疫学方法,如免疫单扩法、对流免疫电泳、酶联免疫吸附试验、免疫斑点法、胶乳免疫化学凝聚法、放射免疫扩散法(SRID)、反向间接血凝法(RPHA)、胶体金标记夹心免疫检验法等。此类试验所用抗体分为两类,一种为抗人血红蛋白抗体,另一种为抗人红细胞基质抗体。免疫学方法具有很好的灵敏度,一般血红蛋白为 0.2mg/L 或 0.03mg/g 粪便就可得到阳性结果,且有很高的特异性。由于免疫学方法的高度敏感性,又由于有正常的生理性失血,如此高的灵敏度,在某些正常人特别是服用刺激胃肠道的药物后可造成假阳性。但免疫学方法具有快速、方便、特异的优点,目前被认为是对大肠癌普查最适用的试验。免疫法隐血试验主要检测下消化道出血,有40%～50%的上消化道出血不能检出。原因有以下几点:

(1)血红蛋白或红细胞经过消化酶降解变性或消化殆尽已不具有原来的免疫原性;

(2)过量大出血而致反应体系中抗原过剩出现前带现象;

(3)患者血红蛋白的抗原与单克隆抗体不匹配。

因此,有时外观为柏油样便而免疫法检查却呈阴性或弱阳性,此时须将原已稀释的粪便再稀释 50～100 倍重做或用化学法复检。近年来,某些实验室还采用卟啉荧光法血红蛋白定量试验(HQT),用热草酸试剂使血红素变为原卟啉进行荧光检测,这样除可测粪便中未降解的血红蛋白外,还可测血红素衍化物卟啉(ICF),从而克服了化学法和免疫法受血红蛋白降解影响的缺点,可对上、下消化道出血同样敏感。但外源性血红素、卟啉类物质具有干扰性,且方法较复杂,故不易推广使用。此外,免疫学的方法也从检测血红蛋白与人红细胞基质扩展到测定粪便中其他随出血而出现的带有良好抗原性而又不易迅速降解的蛋白质,如清蛋白、转铁蛋白等,灵敏度达 2mg/L。

粪便隐血检查对消化道出血的诊断有重要价值。消化性溃疡、药物致胃黏膜损伤(如服用阿司匹林、吲哚美辛、糖皮质激素等)、肠结核、克罗恩(Crohn)病、溃疡性结肠炎、结肠息肉、钩虫病及胃癌、结肠癌等消化道肿瘤时,粪便隐血试验常为阳性,故须结合临床其他资料进行鉴别诊断。在消化性溃疡中,阳性率为 40%～70%,呈间断性阳性。消化性溃疡治疗后当粪便外观正常时,隐血试验阳性仍可持续 5～7d,此后如出血完全停止,隐血试验即可转阴。消化道癌症时,阳性率可达 95%,呈持续性阳性,故粪便隐血试验常作为消化道恶性肿瘤诊断的一个筛选指标,尤其对中老年人早期发现消化道恶性肿瘤有重要价值。此外,在流行性出血热患者的粪便中隐血试验也有 84% 的阳性率,可作为该病的重要佐证。

四、粪胆色素检查

正常粪便中无胆红素而有粪(尿)胆原及粪(尿)胆素。粪胆色素检查包括胆红素、粪胆原、粪胆素检验。

(一)粪胆红素检查

婴幼儿因正常肠道菌群尚未建立、成人因腹泻等肠蠕动加速,使胆红素来不及被肠道菌还原时,粪便可呈金黄色或深黄色,胆红素定性试验为阳性,如部分被氧化成胆绿素则粪便呈黄绿色。为快速检测粪便中的胆红素可用 Harrison 法,如呈绿蓝色为阳性。

(二)粪胆原定性或定量

粪便中的粪胆原在溶血性黄疸时,由于大量胆红素排入肠道被细菌还原而明显增加;梗阻性黄疸时由于排向肠道的胆汁减少而粪胆原明显减少;肝细胞性黄疸时粪胆原则可增加,也可减少,视肝内梗阻情况而定。粪胆原定性或定量对于黄疸类型的鉴别具有一定价值。无论定性或定量均采用 Ehrlich 方法,反应后生成红色化合物,呈色深浅与粪胆原的量成正比。正常人每 100g 粪便中粪胆原量为 75～350mg,低于或高于参考值可助诊为梗阻性或溶血性黄疸。

(三)粪胆素检查

粪胆素是由粪胆原在肠道中停留被进一步氧化而成的,粪便由于粪胆素的存在而呈棕黄色,当胆总管结石、肿瘤而致完全阻塞时,粪便中因无胆色素而呈白陶土色。可用 Schmidt 氯化汞试剂联合检测胆红素及粪胆素。如粪便悬液呈砖红色提示粪胆素阳性;如显绿色,提示有胆红素被氧化为胆绿素;如不变色,提示无胆汁入肠道。

五、消化吸收功能试验

消化吸收功能试验是一组用以检查消化道消化吸收功能状态的试验,近年来由于采用了各种放射性核素技术而取得了很大进展。这组试验包括脂肪消化吸收试验、蛋白质消化吸收试验、糖类消化吸收试验等,但操作技术复杂,不便常规使用。因此,更要强调在粪便一般镜检中观察脂肪小滴、肌肉纤维等,以此作为胰腺功能不全的一种筛选指标。

此外,还可做脂肪定量测定,即在普通膳食情况下,正常成人每 24h 粪便中的总脂质量为 2～5g(以测定的总脂肪酸计量),或为干粪便的 7.3%～27.6%。粪便脂质主要来源是食物,小部分系来源于胃肠道分泌、细胞脱落和细菌的代谢产物。在病理情况下,由于脂肪的消化或吸收能力减退,粪便中的总脂量可以大为增加,若 24h 粪便中总脂量超过 6g 时,称为脂肪泻。慢性胰腺炎、胰腺癌、胰腺纤维囊性变等胰腺疾病,梗阻性黄疸,胆汁分泌不足的肝胆疾病,小肠病变如乳糜泻,Whipple 病,蛋白丧失性肠病时均可引起脂肪泻。脂肪定量可协助诊断以上疾病,常用的方法有称量法和滴定法。称量法是将粪便标本经盐酸处理后,使结合脂肪酸变为游离脂肪酸,再用乙醚萃取中性脂肪及游离脂肪酸,经蒸发除去乙醚后在分析天平上精确称重。滴定法也称 Vande kamer 法,其原理是将粪便中脂肪与氢氧化钾-乙醇溶液一起煮沸皂化,冷却后加入过量的盐酸使脂皂变为脂酸,再以石油醚提取脂酸,取两份提取液蒸干,其残渣以中性乙醇溶解,以氢氧化钠滴定,计算总脂肪酸含量。利用脂肪定量也可计算脂肪吸收率,以估计消化吸收功能。具体做法是在测定前 2～3d 给予脂肪含量为 100g 的标准膳食,自测定日起,仍继续给予标准膳食连续 3d,每日收集 24h 粪便做总脂测定。正常人每天摄入脂肪 100g,其吸收率在 95% 以上,脂肪泻时吸收率明显降低。

第三节　粪便的显微镜检验

正常粪便由食物残渣、消化系统分泌物、消化道脱落细胞等组成,其中水分占 3/4,固体成分占 1/4。固体成分中,蛋白质、脂肪、无机盐共占 40%,细菌占 30%,食物残渣、细胞等占 30%。粪便的显微镜检查主要是对有形成分,如细胞、原虫、寄生虫卵等进行观察,以初步了解整个消化道及消化器官的功能状态或病理状态,是粪便常规检查中最重要的手段,有助于消化系统各种疾病的诊断。

一、临床准备工作

(1)因粪便标本的采集直接影响检验结果的准确性,必须细致耐心地向患者交代清楚粪便标本采集、运送的各种注意事项,必要时进行多次复查。

(2)粪便显微镜检查,除了见到寄生虫卵、原虫等可明确诊断,其他检查内容呈阳性主要为临床提供辅助诊断。如镜检阴性,也不能排除肠道寄生虫或原虫感染。为提高虫卵阳性检出率,可进一步做集卵法(漂浮法、沉淀法)检查或寄生虫有关的免疫检查;疑有消化道肿瘤,则可做粪隐血试验;疑致病菌感染,可做微生物学检查;如要明确脂肪痢,可对粪便标本做染色检查(可用苏丹Ⅲ、苏丹Ⅳ、油红 O 等);为了更有效地观察阿米巴原虫,现最常用"色"染色进行识别;可用亚甲蓝染色,对粪便中细胞进行分类。

(3)正常粪便中可有磷酸盐、草酸钙、碳酸钙等少量结晶,与膳食有关,一般无临床意义。但应注意特殊的结晶,如夏秘-雷登结晶,常见于过敏性肠炎、肠道溃疡、寄生虫感染、阿米巴痢疾等。

(4)粪便中出现真菌可见于两种情况:一是容器污染或粪便采集后在室温下久置后污染;二是大量使用抗生素、激素、免疫抑制剂和放射治疗、化学治疗之后引起的真菌二重感染所致。如白色念珠菌有致病菌作用,常见于肠道菌群失调;普通酵母菌大量出现可致轻度腹泻;人体酵母菌主要见于腹泻患者,其临床意义未明。

(5)粪便中常见的寄生虫卵主要有蛔虫、鞭虫、钩虫、蛲虫、绦虫、华支睾吸虫、血吸虫、姜片虫卵等;致病性肠道原虫有痢疾阿米巴滋养体及包囊、兰氏贾第鞭毛虫、人毛滴虫,以及近年特别强调的与艾滋病相关的隐孢子虫。查到寄生虫卵、原虫即可确诊疾病。隐孢子原虫已成为确认腹泻的主要病原,并成为艾滋病的检测项目之一。

(6)检查痢疾阿米巴滋养体,在收集粪便前应要求患者不可用液体石蜡或广谱抗生素,以免影响检查。

二、标本采集要点

(1)通常采用自然排出的粪便,无粪便排出而又必须检查时,可经肛门指诊或采便管拭取标本,灌肠或服油类泻剂的粪便常因过稀且可能有油滴等而不适于做检验标本。

(2)粪便检验应取新鲜的标本,不得混有水、尿液和其他成分,因此,不能采集尿壶或便盆中的粪便,不得将月经血或其他部位如鼻、痔疮出血混入粪便标本中。

(3)要求采集足量的标本,至少应采集指头大小的粪便或稀便 2mL,以供复查用或防止粪便迅速干燥。

(4)采集时要求用干净的竹签选取含有黏液、脓血等异常病变成分的粪便,对外观无异常的粪便须从表面、深处及粪端多处取材。

(5)粪便标本容器最好用内层涂蜡的有盖硬纸盒,或其他干燥、清洁、无吸水性的有盖容器。

(6)标本采集时不得污染容器外壁。

(7)寄生虫体及虫卵计数,应收集 24h 粪便送检。

(8)检查蛲虫卵,需用黏玻璃纸拭子,在清晨便前由肛门四周拭取标本,也可用棉拭子拭取标本,但均须立即镜检。为了提高检出率,应连续多次检查。

(9)检查日本血吸虫卵,应采取新鲜粪便黏液脓血部分送检。孵化日本血吸虫毛蚴,留取粪便至少 30g。如疑为血吸虫病,除收集粪便标本外,也可检查肠黏膜活体组织,即以直肠镜采取直肠黏膜标本少许,夹于两玻片间,镜检其有无虫卵。

(10)检查痢疾阿米巴滋养体,粪便容器不可混有消毒药品,否则会影响滋养体的活动,以至死亡。

(11)细菌学检查的粪便标本,应收集于灭菌封口的容器内,切勿混入消毒剂及其他化学药品。标本收集后及时送检。无粪便而又急需检查时,可用生理盐水浸湿后的棉拭子插入肛门内做环形转动拭取标本。

三、标本处置

(1)标本采集后最好用有盖容器立即送检。

(2)送检过程中须防止出现标本溢漏情况,不得污染手、容器外壁和周围其他物品。

(3)寄生虫体及虫卵计数,应收集 24h 粪便送检。若粪便在短时间内不能检查,可加入 10%甲醛保存标本。用此法保存的粪便标本,虽然放置 1 个月后,所含虫卵的形态仍可识别,但虫卵的比重增加,不适于用浮集法检查。

(4)细菌学检查的粪便标本,为了转运标本,检查霍乱弧菌、沙门及志贺菌属等,可用棉拭子蘸取粪便标本后,接种于柯-勃转运培养基中,在室温下保存或转运。若为检查其他肠道细菌,而不是霍乱弧菌时,可加入甘油保存液,以便保存或转运,只有在不得已的情况下,才用冷冻保存法保存或转运粪便标本。

(5)检查痢疾阿米巴滋养体,应于排便后立即检查。在寒冷季节须特别注意送检过程和检查时保温。粪便容器不可混有消毒药品,否则会影响滋养体的活动,以至死亡。若在室温下,粪便放置超过半小时,滋养体也可失去活动力。

(6)涂片时应注意标本的选择。成形粪便应分别从粪便的深部和表面多部位取材,若粪便含有黏液、血液等病理成分时,则应取异常部分涂片检查。

(7)涂片需厚度适宜,覆以盖玻片后,将全片进行系统镜检,通常先用低倍镜观察,必要时再用高倍镜详细检查。

(8)痢疾阿米巴滋养体应于排便后立即检查,由于标本在室温放置超过半小时,滋养体可失去活动力,寒冷季节须特别注意检查时保温。

(9)粪便标本容器最好用内层涂蜡的有盖硬纸盒,检查后焚毁消毒。

(10)检验用过的器材应浸入 0.5%的过氧乙酸中过夜消毒,煮沸后方可再用,粪便标本应焚化。

四、临床意义

(一)细胞

1.白细胞

正常粪便中不见或偶见白细胞,多在带黏液的标本中见到,主要是中性分叶核粒细胞。肠炎时一般<15个/LHPF,分散存在,具体数量多少与炎症轻重及部位有关。小肠炎症时白细胞数量不多,均匀混于粪便内,且因细胞部分被消化而不易辨认。结肠炎症如细菌性痢疾时,可见大量白细胞或成堆出现的脓细胞,亦可见到吞有异物的小吞噬细胞。在患肠易激综合征、肠道寄生虫病(尤其是钩虫病及阿米巴痢疾)时,粪便涂片染色还可见较多的嗜酸性粒细胞,可伴有夏科-莱登结晶。

2.红细胞

正常粪便中无红细胞。肠道下段炎症或出血时可出现,如痢疾、溃疡性结肠炎、结肠癌、直肠息肉、急性血吸虫病等。粪便中新鲜红细胞为草黄色,呈稍有折光性的圆盘状。患细菌性痢疾时红细胞少于白细胞,多分散存在且形态正常;患阿米巴痢疾者红细胞多于白细胞,多成堆存在,并有残碎现象。

3.巨噬细胞

巨噬细胞为一种吞噬较大异物的单核细胞,在细菌性痢疾和直肠炎症时均可见到。其胞体较中性粒细胞为大,可为其3倍或更大,呈圆形、卵圆形或不规则形,胞核1~2个,大小不等,常偏于一侧。无伪足伸出者,内外质界限不清。常含有吞噬的颗粒及细胞碎屑,有时可见含有红细胞、白细胞、细菌等。此类细胞多有不同程度的退化变性现象。若其胞质有缓慢伸缩,应特别注意与溶组织内阿米巴滋养体区别。

4.肠黏膜上皮细胞

整个小肠、大肠黏膜的上皮细胞均为柱状上皮,只有直肠齿状线处由复层立方上皮及未角化的复层鳞状上皮所被覆。生理情况下,少量脱落的柱状上皮多已破坏,故正常粪便中见不到。结肠炎症时上皮细胞增多,呈卵圆形或短柱状,两端钝圆,细胞较厚,结构模糊,夹杂于白细胞之间。假膜性肠炎的肠黏膜小块中可见到成片存在的上皮细胞,其黏冻状分泌物中亦可大量存在。

5.肿瘤细胞

取乙状结肠癌、直肠癌患者的血性粪便及时涂片染色,可能见到成堆的具有异形性的癌细胞。在进行细胞镜检时,至少要观察10个高倍镜视野,然后就所见对各类细胞的多少给予描述。

(二)食物残渣

正常粪便中的食物残渣均系已充分消化后的无定形细小颗粒,可偶见淀粉颗粒、脂肪小滴等未经充分消化的食物残渣,常见的有以下几种。

1.淀粉颗粒

一般为具有同心性线纹或不规则放射线纹的大小不等的圆形、椭圆形或棱角状颗粒,无色,具有一定折光性。滴加碘液后呈黑蓝色,若部分水解为红糊精者则呈棕红色。腹泻者的粪便中常易见到,在患慢性胰腺炎、胰腺功能不全、糖类消化不良时,可在粪便中大量出现,并常伴有较多的脂肪小滴和肌肉纤维。

2.脂肪

粪便中的脂肪有中性脂肪、游离脂肪酸和结合脂肪酸3种形式。中性脂肪亦即脂肪小滴,呈大小不一圆形折光性强的小球状,用苏丹Ⅲ染色后呈朱红色或橘红色。其大量存在时,提示胰腺功能不全,因缺乏脂肪酶而使脂肪水解不全所致,可见于急慢性胰腺炎、胰头癌、吸收不良综合征、小儿腹泻等。游离脂肪酸为片状、针束状结晶,加热熔化;为片状时苏丹Ⅲ染为橘黄色,而针束者不染色。其增多表示存在脂肪吸收障碍,可见于阻塞性黄疸、肠道中缺乏胆汁时。结合脂肪酸是脂肪酸与钙、镁等结合形成的不溶性物质,呈黄色不规则块状或片状,加热不溶解,不被苏丹Ⅲ染色。正常人食物中的脂肪经胰脂肪酶消化分解后大多被吸收,粪便中很少见到。如镜检脂肪小滴＞6 个/高倍视野,视为脂肪排泄增多,如大量出现称为脂肪泻,常见于腹泻患者。此外,食物中脂肪过多,胆汁分泌失调,胰腺功能障碍也可见到。尤其在慢性胰腺炎时,常排出有特征性的粪便量多,呈泡沫状,灰白色有光泽,恶臭,镜检有较多的脂肪小滴。

3.肌纤维

日常食用的肉类主要是动物的横纹肌,经蛋白酶消化分解后多消失。大量肉食后可见到少量肌纤维,但在一张盖片范围内(18mm×18mm)不应超过 10 个,为淡黄色条状、片状,带纤细的横纹,如加入伊红可染成红色。在肠蠕动亢进、腹泻或蛋白质消化不良时可增多。当胰腺外分泌功能下降时,不但肌肉纤维增多,且其纵横纹均易见,甚至可见到细胞核,是胰腺功能严重不全的佐证。

4.胶原纤维和弹性纤维

胶原纤维和弹性纤维为无色或微黄色束状边缘不清晰的线条状物,正常粪便中很少见到。有胃部疾患而缺乏胃蛋白酶时可较多出现。加入 30％的醋酸后,胶原纤维膨胀呈胶状而弹性纤维的丝状形态更为清晰。

5.植物细胞及植物纤维

正常粪便中仅可见少量植物细胞及植物纤维,形态多样化。植物细胞可呈圆形、长圆形、多角形、花边形等,无色或淡黄色,双层细胞壁,细胞内有多数叶绿体,须注意与虫卵鉴别。植物纤维为螺旋形或网格状结构。植物毛为细长、有强折光、一端呈尖形的管状物,中心有贯通两端的管腔。肠蠕动亢进、腹泻时此类成分增多,严重者肉眼即可观察到粪便中的若干植物纤维成分。

(三)结晶

在正常粪便内,可见到少量磷酸盐、草酸钙、碳酸钙结晶,均无病理意义。夏科－莱登结晶为无色透明的菱形结晶,两端尖长,大小不等,折光性强,常在阿米巴痢疾、钩虫病及过敏性肠炎粪便中出现,同时可见到嗜酸性粒细胞。结晶为棕黄色斜方形结晶,见于胃肠道出血后的粪便内,不溶于氢氧化钾溶液,遇硝酸呈蓝色。

(四)细菌

1.正常菌群与菌群失调

粪便中细菌极多,占干重的 1/3,多属正常菌群。在健康婴幼儿粪便中主要有双歧杆菌、拟杆菌、肠杆菌、肠球菌、少量芽孢菌(如梭状菌属)、葡萄球菌等。成人粪便中以大肠埃希菌、厌氧菌和肠球菌为主要菌群,约占 80％;产气杆菌、变形杆菌、铜绿假单胞菌等多为过路菌,不超过 10％。此外,尚可有少量芽孢菌和酵母菌。正常人粪便中菌量和菌谱处于相对稳定状态,保持着细菌与宿主间的生态平衡。若正常菌群突然消失或比例失调,临床上称为肠道菌群失调症。其确证方法须通过培养及有关细菌学鉴定。亦可做粪便涂片,行革兰染色后油镜观察以初步判断。正常粪便中球菌(革兰阳性)和杆菌(革兰阴性)的比例大致为 1：10。长期使用广谱抗生素、免疫抑制剂及慢性消耗性疾病的患者,粪便中影杆菌比值变大。若比值显著升高,革兰阴性杆菌严重减少,甚至消失,而葡萄球菌或真菌等明显增多,常提示有肠道菌群紊乱或发生二重感染,此种菌群失调症称假膜性肠炎。此时粪便多呈稀汁样,量很大,涂片革兰染色后常见菌群为革兰染色阳性葡萄球菌(培养证明为金黄色溶血性葡萄球菌),其次为假丝酵母菌。由厌氧性难辨芽孢梭菌引起的假膜性肠炎近年来日渐增多,应予以重视。

2.霍乱弧菌初筛

霍乱弧菌肠毒素具有极强的致病力,作用于小肠黏膜引起肠液大量分泌,导致严重水电解质平衡紊乱而死亡。用粪便悬滴检查和涂片染色有助于初筛此菌。取米泔样粪便生理盐水悬滴检查可见呈鱼群穿梭样运动活泼的弧菌,改用霍乱弧菌抗血清做悬滴检查,即做制动试验时呈阳性反应(弧菌不再运动)。粪便黏液部分涂片革兰染色及稀释苯酚复红染色后,油镜观察若见到革兰阴性红色鱼群样排列,呈逗点状或香蕉样形态的弧菌,则须及时报告和进行培养与鉴定。

(五)肠道真菌

1.普通酵母菌

普通酵母菌是一种环境中常见的真菌,可随环境污染而进入肠道,也可见于服用酵母片之后。胞体小,常呈椭圆形,两端略尖,微有折光性,不见其核,于繁殖期可见侧芽,常见于夏季已发酵的粪便中。其形态有时与微小内蜓阿米巴包囊或红细胞相混淆,但加入稀醋酸后不消失,而红细胞则被溶解。患菌群失调症时,须与白色假丝酵母菌相区别,后者须见到假菌丝与厚膜孢子方可诊断,否则只能报告酵母样菌。

2.人体酵母菌

人体酵母菌为一种寄生于人体中的真菌,亦称人体酿母菌。其呈圆形或卵圆形,直径为 $5\sim15\mu m$,大小不一。内含一个大而透明的圆形体,称为液泡。此菌幼稚期液泡很小,分散于胞质之中,成熟时液泡聚合成一个大球体,占细胞的大部分。在液泡周围有狭小的胞质带,内有数颗反光性强的小点。此菌有时易与原虫包囊,特别是人芽囊原虫和白细胞相混淆,可用蒸馏水代替生理盐水进行涂片,此时人体酵母菌迅速破坏消失而原虫包囊及白细胞则不被破坏。亦可用碘染色,液泡部分不着色,胞质内可见 $1\sim2$ 个核,此菌一般无临床意义。大量出现时可致轻微腹泻。

3.假丝酵母菌

假丝酵母菌曾译作念珠菌。正常粪便中极少见,如见到首先应排除由容器污染或粪便在室温放置过久引起的污染。病理粪便中出现的假丝酵母菌以白色假丝酵母菌最为多见,常见于长期应用广谱抗生素、激素、免疫抑制剂和放射治疗、化学治疗之后。粪便中可见卵圆形($2.5\sim4\mu m$)、薄壁、折光性强、可生芽的酵母样菌,革兰染色呈阳性。

(六)寄生虫

从粪便中检查寄生虫卵,是诊断肠道寄生虫感染的最常用的化验指标。粪便中常见的寄生虫卵有蛔虫卵、钩虫卵、鞭虫卵、蛲虫卵、华枝睾吸虫卵、血吸虫卵、姜片虫卵、带绦虫卵等。寄生虫卵的检验一般用生理盐水涂片法,除华支睾吸虫须用高倍镜辨认外,其他均可经低倍镜检出。在识别寄生虫卵时应注意虫卵大小、色泽、形状,卵壳的厚薄、内部结构等特点,认真观察予以鉴别,观察10个低倍视野,以低倍镜所见虫卵的最低数和最高数报告。为了提高寄生虫卵的检出阳性率,还可采用离心沉淀法、静置沉淀集卵法,通过去除粪渣、洗涤沉淀后涂片镜检,此种集卵法适用于检出各种虫卵。也可采用饱和盐水浮聚法,此法适用于检查钩虫卵、蛔虫卵及鞭虫卵。

(七)肠寄生原虫

1.肠道阿米巴

肠道阿米巴包括溶组织内阿米巴、脆弱双核阿米巴、结肠内阿米巴等。检查阿米巴时可直接用生理盐水涂片查滋养体,用碘染色法查包囊。溶组织内阿米巴可引起阿米巴痢疾,急性痢疾患者粪便中可见大滋养体;带虫者和慢性间歇型阿米巴痢疾粪便中常见小滋养体、包囊前期及包囊,应注意与结肠内阿米巴相鉴别。脆弱双核阿米巴通常寄生在人体结肠黏膜腺窝里,只有滋养体,尚未发现包囊,具有一定的致病性,可引起腹泻,易与白细胞混淆,应注意鉴别。结肠内阿米巴寄生在大肠腔内,为无致病性共生阿米巴,对于人感染较溶组织内阿米巴,无论滋养体或包囊均须与后者区分。

2.隐孢子虫

隐孢子虫属肠道完全寄生性原虫。主要寄生于小肠上皮细胞的微绒毛中。目前至少存在大型种和小型种两种不同形态的种别。在人体和多种动物体内寄生的均属小型种,即微小隐孢子虫,为 AIDS 患者及儿童腹泻的重要病原,已成为艾滋病重要检测项目之一。人体感染隐孢子虫后其临床表现因机体免疫状况而异,对于免疫功能健全的患者来说,主要成为胃肠炎症状,呕吐、腹痛、腹泻,病程 1～2 周可自愈;对于免疫功能缺陷或 AIDS 的患者来说,主要症状为发热、嗳气、呕吐、持续性腹泻,排稀汁样大便,排水量每日达 12～17L,导致严重脱水、电解质紊乱和营养不良甚至死亡。隐孢子虫病的诊断主要靠从粪便中查出该虫卵囊。由于卵囊直径仅为 4.5～5.5μm,且透明反光,不易识别。需用比重 1.20 蔗糖水浓集法加以集中后于 600 倍放大条件下始可看到,换用 1000～1500 倍放大,易于看到内部结构。吉姆萨染色卵囊呈淡蓝色,伴有红色颗粒状内含物。用相差显微镜观察时效果更佳。

3.鞭毛虫和纤毛虫

人体常见的鞭毛虫及纤毛虫有蓝氏贾第鞭毛虫、迈氏唇鞭毛虫、人肠毛滴虫、肠内滴虫、中华内滴虫、结肠小袋纤毛虫等。蓝氏贾第鞭毛虫寄生在小肠内,主要在十二指肠,可引起慢性腹泻。如寄生在胆囊,可致胆囊炎。结肠小袋纤毛虫寄生于结肠内,多呈无症状带虫状态,当滋养体侵入肠壁可引起阿米巴样痢疾。人肠毛滴虫一般认为无致病性,迈氏唇鞭毛虫及中华肠内滴虫较少见,一般不致病。除人肠毛滴虫仅见到滋养体外,其他鞭毛虫、纤毛虫都可见到滋养体与包囊。在粪便直接涂片观察时要注意它们的活动情况,并以鞭毛、波动膜、口隙、细胞核等作为鉴别的依据,必要时可在涂片尚未完全干燥时用瑞特染色或碘液、铁苏木精染色进行形态学鉴别。

4.人芽囊原虫

Brurnpt 于 1912 年首先命名,其后分类位置一直很乱。目前认为,人芽囊原虫是寄生在高等灵长类动物和人体消化道内的原虫,可引起腹泻,其形态多样,有空泡型、颗粒型、阿米巴型和复分裂型虫体。只有阿米巴型为致病性虫体。

第三章　脑脊液检验

第一节　脑脊液检验的适应证及标本采集

脑脊液一般通过腰椎穿刺术(腰穿)获得,必要时通过小脑延髓池穿刺术(池穿)或侧脑室穿刺术获得。腰椎穿刺的适应证:①当怀疑任何形式的脑炎或脑膜炎时,必须经腰穿做脑脊液检查。②怀疑多发性硬化和评价痴呆和神经系统变性病变时,腰穿脑脊液检查对临床诊断有一定帮助。③疑有蛛网膜下腔出血时,不能做头颅 CT 检查或不能与脑膜炎相鉴别时,有必要做腰穿。④评价炎性神经病和多发性神经根病时,脑脊液检查可提供有价值的信息。⑤怀疑脑占位性病变时,可通过腰穿脑脊液检查找到肿瘤标志。⑥神经系统疾患需系统观察或需椎管内给药、造影、腰麻等。

一、腰椎穿刺的主要禁忌证

①实施腰椎穿刺取脑脊液时,一定要考虑是否有颅内压升高,如果眼底检查发现视盘水肿,一定要先做 CT 和 MRI 检查。影像学检查如脑室大小正常且没有移位,后颅凹没有占位征象,方可行腰椎穿刺取脑脊液,否则不能做腰椎穿刺。②穿刺部位有化脓性感染灶者不可做腰椎穿刺。③凝血酶原时间延长、血小板计数低于 50×10^9/L、使用肝素或任何原因导致的出血倾向,应该在凝血障碍纠正后方可腰椎穿刺。④脊髓压迫症做腰椎穿刺时应该谨慎,因为腰椎穿刺可以使脊髓压迫症状加重。⑤开放性颅脑损伤或有脑脊液漏者不可做腰椎穿刺。

二、腰椎穿刺的并发症

腰椎穿刺后头痛:腰椎穿刺后头痛是最常见的一种并发症,发生机制是由腰椎穿刺放出脑脊液后使颅内血管扩张、充血或静脉窦被牵拉而引起的,或者是由于放出脑脊液过多造成颅内压下降,使由三叉神经感觉支支配的脑膜及血管组织牵拉、移位引起头痛。

腰背痛及神经根痛:腰椎穿刺后的腰背痛是由于穿刺造成局部软组织损伤所致,当穿刺不当使穿刺针斜面与韧带呈垂直方向时,可以切断韧带的纵行纤维,使韧带失去正常张力从而产生腰背部的酸痛。

脑疝:腰椎穿刺时由于释放过多的脑脊液,使颅腔与椎管之间的幕上分腔与幕下分腔之间的压力上升,可促使脑疝的形成。患者腰椎穿刺后应去枕平卧 24h,严密观察病情,注意生命体征和观察瞳孔的变化,如发现头痛、颈痛、精神萎靡、瞳孔不等大、意识屏障加重等时,则应考虑发生脑疝的可能,积极采取脱水、降颅压等措施。

出血:一般腰椎穿刺有创伤性出血时,大多是刺破蛛网膜或硬膜下静脉,出血量少时,很少引起临床症状。当刺破大血管,如马尾的根血管时,即可能大量出血,临床上类似原发性蛛网膜下腔出血。

感染:由于消毒不彻底或无菌操作不严格,可能导致腰椎穿刺时的感染,包括脊柱骨髓炎、椎间盘感染、硬膜外脓肿、细菌性脑膜炎等。

三、腰椎穿刺的注意事项

腰椎穿刺前应注意有无颅内压升高症状和体征,必要时做眼底检查。颅内压升高时腰椎穿刺是相对的禁忌证,因为这时腰椎穿刺采取脑脊液有一定的危险性,可诱发脑疝,甚至导致死亡。但由于诊断上的需要必须做脑脊液检查者,腰椎穿刺要慎重。为安全起见,在腰椎穿刺前0.5～1h可先用尿素或甘露醇静脉点滴,经过1～2h后进行腰椎穿刺。心、肺功能不全及急性会厌炎患儿,在做充分的腰椎穿刺体位时,也可因而发生心搏与呼吸骤停,必须加以注意。腰椎穿刺后去枕平卧24h,严密观察病情,经常注意生命体征和瞳孔的变化。如发现头痛剧烈、颈痛、精神萎靡、瞳孔不等大、意识障碍加重等,则有发生脑疝的可能,应积极采取脱水、降颅压等措施。放液不宜过速、过多,放出少量脑脊液(1～2mL),做最必要的检查。

四、标本的采集及注意事项

脑脊液标本由临床医生进行腰椎穿刺采集,必要时可从小脑延脑池或侧脑室穿刺获得。穿刺后应由医生做压力测定,正常脑脊液压力卧位为0.78～1.76kPa(80～180mmH$_2$O),儿童为0.4～1kPa(40～100mmH$_2$O)。任何病变使脑组织体积或脑脊液量增加时,脑脊液压力均可升高。待压力测定后,将脑脊液分别收集于3个无菌小瓶(或试管)中,每瓶1～2mL即可,第1瓶做细菌学检查,第2瓶做化学或免疫学检查,第3瓶做细胞计数。标本采集后要立即送检、化验,一般不能超过1h。因为放置时间过久,其性质可能发生改变,影响检验结果;细胞破坏或沉淀,与纤维蛋白凝集成块,导致细胞分布不均而使计数不准确;细胞离体后迅速变形乃至渐渐消失,影响分类计数;葡萄糖迅速分解,造成含糖量降低;细菌溶解,影响细菌(尤其是脑膜炎双球菌)的检出率。采集的脑脊液标本应尽量避免凝固和混入血液。

1.血性脑脊液的判断

腰椎穿刺引起人工出血与蛛网膜下腔出血的鉴别:腰椎穿刺操作可引起轻微的红细胞增多,有时很难与颅内出血相鉴别。脑脊液中的少量红细胞,确定是腰椎穿刺损伤了血管还是颅内出血,这对临床的鉴别诊断有一定的价值。

腰椎穿刺外伤:腰椎穿刺不顺利,损伤局部血管;腰椎穿刺外伤若出血不多,则血液与脑脊液混合不均匀,先有血液,以后逐渐清亮,前后标本颜色不一致;若出血较多,标本静置后血液自行凝固;标本静置,当红细胞沉于管底后,上层液澄清,潜血试验呈阴性;显微镜检查均为新鲜红细胞;腰椎穿刺压力多正常。

蛛网膜下腔出血:腰椎穿刺顺利,无损伤;血液与脑脊液混合均匀,前后几个标本颜色相同;标本静置后,血液不会凝固;当红细胞沉于管底后,上层液为淡黄色,潜血试验呈阳性;显微镜检查为陈旧红细胞(细胞破碎,边缘不整);腰椎穿刺压力常增高。

在腰椎穿刺外伤与蛛网膜下腔出血的鉴别诊断上,可做以下3种试验。①三管试验:先后用3个试管分别采取脑脊液进行比较,若第1管至第3管颜色逐渐变淡,红细胞计数也逐渐减少,则为人工损伤性出血;而蛛网膜下腔出血,则3管的颜色是一致的,红细胞计数大致相等。②离心试验:装有脑脊液的试管经离心沉淀后,上层液若为无色、透明,则大多为人工损伤性出血;若上清液呈橘红色或黄色时,则大多为蛛网膜下腔出血。③潜血试验:人工损伤性出血时,由于红细胞尚未溶解,其上清液中无游离血红蛋白,故潜血试验呈阴性;而蛛网膜下腔出血2h

后,由于游离血红蛋白的出现,潜血试验呈阳性。

2.含血脑脊液中白细胞计数的校正

出血初期在 12h 以内,可以按红细胞:白细胞=(700～1000):1 的比例计算,更精确的计算可按下列公式:$W=W_F-[W_B\times R_F/R_B]$,式中 W 为含血脑脊液中的白细胞校正数;$W_F$ 为含血脑脊液中的未校白细胞数;W_B 为周围血中的白细胞数;R_F 为含血脑脊液中的红细胞数;R_B 为周围血中的红细胞数。

出血 24h 后,红细胞溶解,加上出血刺激脑膜,使得白细胞大量增加,则不能用上述规律计算。其增加的种类开始为中性粒细胞,以后为淋巴细胞,再后为单核细胞。

3.出血量的估计

根据红细胞的数量,可通过下列公式计算:出血量(mL)=[脑脊液中红细胞数×平均脑脊液量(150mL)]/周围血中红细胞数。

4.出血时间的估计

根据红细胞溶解破坏产生的氧合血红蛋白和胆红质量的差异,导致脑脊液颜色不同,可以大致估计出血时间。出血时间在 2～4h,脑脊液上清液可无颜色变化;出血时间在 4～12h 后,由于开始溶血,脑脊液因含氧合血红蛋白,呈橘红色或粉红色;出血时间在 1.5～3.5d,脑脊液中因出现胆红素而呈橙黄色;以后逐渐吸收而呈黄色或淡黄色,约 3 周后转为正常。

第二节　一般检验

正常脑脊液外观无色、透明,比重为 1.003～1.008(平均为 1.005),pH 值为 7.35～7.40,呈弱碱性,脑脊液 pH 值较血 pH 值稳定。脑脊液的酸碱状态主要受以下因素影响:血液和脑脊液间在不同部位的 CO_2 弥散量;通过血—脑屏障,H^+ 和 HCO_3^- 的分布;从脑神经细胞释放的酸性代谢产物的速度,等等。

一、压力检查

压力测定是脑脊液检查的必需项目。如上所述,压力测定一定要在患者完全放松的情况下进行,否则压力测定值会高。压力测定的方法有压力计法和流速法。压力计包括压力管和压力表两种。当腰穿和其他穿刺成功后,接上压力管或压力表,即可见脑脊液压力逐渐上升。嘱患者充分放松,其上界可见一定幅度的脑脊液而不再上升,记录此时的压力,即为初压。正常情况下,脑脊液压力值因不同的穿刺部位和不同体位测定时,脑脊液压力测定有所不同。不同年龄的脑脊液压力有所区别,一般儿童脑脊液压力较成人低。对于腰椎穿刺的卧位压力,儿童为 490～981Pa(50～100mmH₂O),婴儿为 294～785Pa(30～80mmH₂O),新生儿为 127～637Pa(13～65mmH₂O)。脑脊液压力测定受下列因素影响。①呼吸:脑脊液压力随深呼吸而产生的波动为 98～196Pa(10～20mmH₂O),以胸式呼吸的影响为主,吸气时脑脊液压力下降,如呼吸性波动消失,提示椎管内有梗阻。②脉搏:脑脊液随脉搏而产生的波动为 20～39Pa(2～4mmH₂O)。③用力屏气:用力屏气时,可使脑脊液压力升高 98～490Pa(10～

$50mm H_2O$)。脑脊液压力测定的临床意义如下:

(一)颅内压升高

侧卧位腰椎穿刺脑脊液压力高于 $1961Pa(200mmH_2O)$ 时为颅内压升高,导致颅内压升高有以下原因:脑组织水肿和肿胀;脑脊液循环通路梗阻;脑脊液分泌增加或吸收障碍造成的脑脊液增多;硬脑膜内体积增加;脑瘤组织增生;颅内静脉窦淤血或静脉窦血栓;颅内循环血液量增加;动脉压急剧增高;颅脑外伤、颅内感染;静脉滴入大剂量低张溶液;维生素 A 过多使脑脊液分泌增加;慢性低血钙时血-脑屏障通透性增加。

(二)颅内压下降

侧卧位腰椎穿刺压力低于 $588Pa(60mmH_2O)$ 时称为颅内压下降。颅内压下降常见于以下几种原因:近期内反复多次腰椎穿刺,脑脊液大量丢失;持续脑室引流;脑脊液鼻漏;脉络丛分泌的反射性抑制;枕骨大孔下或椎管内梗阻;频繁的呕吐、腹泻、进食少或慢性消耗引起的脱水;颅内放射治疗;脊髓麻醉;颅内手术后;恶病质;全身性疾病使丘脑下部功能失调;腰椎穿刺之前使用脱水药;胰岛素休克。正常情况下,脑积液压力随着脉搏的波动而波动,这种波动随着脑脊液压力的变化而不同,当颅内压增升时波动明显,当颅内压下降时波动减弱。

如果脑脊液波动消失,常常提示:椎管梗阻;脑脊液蛋白升高,黏度增强;枕骨大孔疝形成。

二、颜色

正常脑脊液为无色透明。临床意义:①红色主要由于穿刺损伤、蛛网膜下腔或脑室出血引起。②黄色是因出血、梗阻、淤滞、黄疸等引起黄变症,有很重要的临床意义。陈旧性蛛网膜下腔或脑室出血,由于红细胞缺乏蛋白质和脂类对膜稳定性的保护,很易破坏、溶解,出血 4~8h 即可出现黄色。停止出血后,这种黄色仍可持续 3 周左右。椎管梗阻如髓外肿瘤、格林巴利综合征,当脑脊液蛋白质量超过 $1.5g/L$ 时,颜色变黄,其黄色程度与蛋白质含量呈正比,且梗阻的部位越低,黄变越明显。虽重症黄疸、黄疸型传染性肝炎、肝硬化、钩端螺旋体病、胆管梗阻、胆红素脑病(核黄疸)、新生儿溶血性疾病时,由于脑脊液中胆红素升高,可呈黄染。如黄疸和血-脑屏障通透性改变长期存在,甚至血清中低浓度的胆红素也可造成脑脊液的黄变症。化脓性脑膜炎、重症结核性脑膜炎时,因脑脊液蛋白质含量明显增加而呈淡黄色或黄色。当颅内静脉血液循环和脑脊液循环有淤滞时,由于红细胞从血管内渗出,因而产生脑脊液变黄。脑膜、大脑皮质和白质毛细血管淤滞时也可呈黄变。③白色或灰白色多因白细胞增多所致,常见于化脓性脑膜炎。④褐色或黑色常见于脑膜黑色素瘤及黑色素肉瘤等。⑤绿色见于铜绿假单胞菌(绿脓杆菌)性脑膜炎、急性肺炎链球菌性脑膜炎、甲型链球菌性脑膜炎等。

三、透明度

正常脑脊液应清晰透明。临床意义:①病毒性脑炎、神经梅毒、轻型结核脑膜炎、脊髓灰质炎等脑脊液也可呈透明外观。脑脊液中的细胞如超过 $300×10^6/L$ 时则变为混浊。蛋白质含量增加或含有大量细菌、真菌等也可使其混浊。②结核性脑膜炎常呈毛玻璃样微混。③化脓性脑膜炎常呈明显脓样混浊。

四、薄膜或凝块

观察方法:当脑脊液内蛋白质(包括纤维蛋白原)增至 $10g/L$ 以上时,可出现薄膜或沉淀。化脓性脑膜炎往往在 1~2h 内形成薄膜、凝块或沉淀。结核性脑膜炎在 12~24h 形成膜状物或纤细凝块,取此膜涂片查结核分枝杆菌,阳性检出率较高。神经梅毒可以出现小絮状凝块而不形成薄膜。蛛网膜下腔阻塞时,其远端部位的脑脊液因蛋白质含量高常呈黄色胶冻状。

临床意义:凡可能有纤维蛋白析出的脑脊液标本,如临床上疑为结核性脑膜炎时,应保留标本,最好静置24h,观察有无凝块或薄膜形成。正常脑脊液放置24h不形成薄膜,无凝块和沉淀。当脑脊液内蛋白质(包括纤维蛋白原)增至10g/L以上时,可出现薄膜或沉淀。化脓性脑膜炎往往在1～2h内形成薄膜、凝块或沉淀。结核性脑膜炎在12～24h形成膜状物或纤细凝块,取此膜涂片查结核杆菌,阳性检出率较高。神经梅毒可以出现小絮状凝块而不形成薄膜。蛛网膜下腔阻塞时,其远端部位的脑脊液因蛋白质含量高常呈现黄色胶冻状。

五、显微镜检查

通过脑脊液细胞和外周血细胞间的对比研究和脑脊液细胞改变的动态观察,可了解某些疾病的发病机制、中枢神经系统的免疫特性和中枢神经系统的病理演变过程,为临床诊断和治疗提供更多的理论依据。

六、脑脊液细胞的来源及功能

在正常情况下,脑脊液中细胞很少,其中大多数为淋巴细胞,少数为单核样细胞,偶见中性粒细胞、嗜酸性粒细胞。但在病理情况下脑脊液中的细胞可迅速增多,出现各种激活状态的细胞。这些细胞一方面可提示不同原因所致的病变存在,另一方面也反映了脑脊液细胞在各种疾病状态下的作用。动物实验和人体研究证实,脑脊液细胞主要来源于血液中的细胞。在病理情况下,脑脊液中的淋巴细胞和单核样细胞尚可通过自身分裂进行增生。脑脊液中这些细胞的去向主要通过淋巴系统引流、变性和血液回流,也是脑脊液细胞的重要去向之一。脑脊液细胞的功能因细胞种类不同而功能各异。淋巴细胞及其各种亚群是免疫反应的主要活性细胞,参与体液和细胞免疫反应,并对免疫反应有调节作用;单核吞噬细胞除具有吞噬作用外,还具有抗原的提纯、免疫调节、分泌等重要的生物学功能;中性粒细胞在许多类型的感染过程中反应活跃,具有趋化、吞噬和杀菌作用;嗜酸性粒细胞除具有吞噬和杀菌作用外,还参与变态反应的调节和抗寄生虫感染。脑脊液细胞基于近代细胞学、免疫学理论,分为免疫活性细胞(小淋巴细胞、转化型淋巴细胞、淋巴样细胞、浆细胞)、单核吞噬细胞(单核细胞、激活型单核样细胞、巨噬细胞)、多形核粒细胞(嗜中性粒细胞、嗜酸性粒细胞)、脑脊液腔壁细胞(脉络丛细胞、室管膜细胞、蛛网膜细胞)、肿瘤细胞和污染细胞(软骨细胞、骨髓细胞)六大类。

七、细胞计数

(一)细胞总数

器材及试剂同红、白细胞计数。操作:澄清的脑脊液可混匀后用滴管直接滴入计数池,计数10个大方格内红、白细胞数,其总和即为每升的细胞数。再换算成每升脑脊液中的细胞数,如细胞较多,可计数一大方格内的细胞数×10,即得每升脑脊液中的细胞数。混浊或带血的脑脊液可用血红蛋白吸管吸取混浊的脑脊液,加入含0.38mL红细胞稀释液的小试管中,混合后加入计数池内,用低倍镜计数4个大方格内的细胞数,乘以50,即每升脑脊液的细胞数。

(二)白细胞数

非血性标本:小试管内放入冰乙酸1～2滴,转动试管,使内壁沾有冰乙酸后倾去,然后滴加混匀的脑脊液3～4滴,几分钟以后,混匀充入计数池,按细胞总数操作中的红、白细胞计数法计数。血性标本:将混合的脑脊液用 1% 的冰乙酸溶液稀释后进行计数。为除去因出血而来的白细胞,用下式进行校正。每升脑脊液内白细胞校正＝每升脑脊液内红细胞×每升血液内白细胞数/每升血液内红细胞数。

(三)参考值

正常人脑脊液中无红细胞,仅有少量白细胞。成人:$(0\sim8)\times10^{6}$/L 多为淋巴细胞及大单核细胞,两者之比约为 7:3,偶见内皮细胞。

细胞分类如下:①直接分类法:白细胞计数后,将低倍镜换成高倍镜,直接在高倍镜下根据细胞核的形态分别计数单个核细胞和多核细胞,应数 100 个白细胞,并以百分率表示。若白细胞少于 100 个,应直接写出单核、多核细胞的具体数字。②染色分类法:如直接分类不易区分细胞时,可将脑脊液离心沉淀,取沉淀物 2 滴,加正常血清 1 滴,推片制成薄膜,置室温或 37℃温箱内待干,进行瑞氏染色后油镜分类。如见有不能分类的白细胞,应另行描述报告,如脑膜白血病或肿瘤。

八、常规检查的注意事项

脑脊液采集后应在 1h 内进行计数,如搁置过久,细胞破坏,或沉淀与纤维蛋白凝成块,会导致计数不准。标本必须摇匀方可滴入计数室,否则影响检验结果。穿刺损伤血管、导致血性脑脊液,此时细胞总数计数已无意义,白细胞计数亦须校正才有临床价值。通常的做法是:将混匀的脑脊液用 1% 的冰乙酸溶液稀释后进行计数,为排除血性脑脊液中红细胞的影响,可用以下公式进行校正。校正后脑脊液白细胞数＝未校正脑脊液白细胞数－(脑脊液红细胞数×周围血白细胞数/周围血红细胞数)。细胞计数,如发现较多的红细胞有皱缩或肿胀现象,应予以描述、报告,以协助临床医生鉴别陈旧性或是新出血。

细胞计数时,须注意红细胞或淋巴细胞与新型隐球菌相区别:新型隐球菌具有"出芽"现象,不溶于乙酸,滴加 0.35mol/L 的乙酸后,显微镜下仍保持原形,而红细胞被乙酸溶解而消失,淋巴细胞的核和胞质更为明显。加印度墨汁(或优质绘图细墨汁)1 滴,加盖玻片,高倍镜下见新型隐球菌有厚荚膜,不着色,而红细胞和淋巴细胞无此现象。涂片固定时间不能太长,以免细胞皱缩,难于分类计数;更不能高温固定。

九、脑脊液细胞的临床意义

正常脑脊液中白细胞为 $(0\sim5)\times10^{6}$/L,主要是单核细胞,没有中性粒细胞。若白细胞超过 10×10^{6}/L,则有病理意义;如出现中性粒细胞和浆细胞,则可视为异常。儿童脑脊液的白细胞数较成人稍多,1 岁以内的正常婴儿白细胞数可达 10×10^{6}/L,而早产儿及新生儿的白细胞在 30×10^{6}/L 以内仍可达正常范围,但中性粒细胞不应超过 5×10^{6}/L。脑脊液内中性粒细胞增多,主要见于脑膜炎症(特别是急性炎症的渗出期)、出血、脑挫伤等。患脑瘤时脑脊液一般不出现中性粒细胞。患中枢神经系统或脑膜疾患病时(主要是感染性疾患),脑脊液白细胞增多。中性粒细胞占优势,常见于急性细菌性感染,或慢性感染急性发作时;患急性细菌性脑膜炎时,脑脊液中性粒细胞可达 90% 以上。淋巴细胞占优势,常见于急性病毒性感染、急性细菌性感染的恢复期、慢性细菌性或真菌性感染、梅毒螺旋体感染、肉芽肿和脑膜癌等。脑脊液中出现嗜酸性粒细胞是少见的,主要见于脑寄生虫病,如脑囊虫病、棘球蚴病、血吸虫病、肺吸虫病、肺吸虫病、弓形体病、旋毛虫病、棘球蚴病、锥虫病等,也可见于嗜酸性粒细胞增多症、嗜酸性粒细胞脑膜炎、异物、淋巴瘤等。有些脱髓鞘病患者,脑脊液中嗜酸性粒细胞也可增多,但周围血中嗜酸性粒细胞并不增多,这可认为是中枢神经系统过敏性反应。荨麻疹或支气管哮喘者脑脊液中也可发现嗜酸性粒细胞。当中枢神经系统感染而脑脊液白细胞增多时,也可见嗜酸性粒细胞,但常少于白细胞总数的 1%;如嗜酸性粒细胞增多,超过白细胞总数的 10% 时,则提示为特异性感染或变态反应性疾患。在慢性脑膜炎或脑脊液中,如出现嗜酸性粒细胞超过 2 个月,则更多要考虑患脑寄生虫病的可能。当鞘内注射青霉素、链霉素、异烟肼、可的松、碘油(碘化油、碘苯脂)时,脑脊液中白细胞也可增多,这是由于异物刺激所致。脑室碘油造影后,在数天内脑脊液中白细胞和蛋白均有不同程度的增多。值得注意的是,脑脊液中白细胞增多是脑膜刺激的表现,但这种刺激不一定都是感染性的,如蛛网膜下腔出血、脑膜或脑室系统肿瘤、白血病、系统性红斑狼疮、结节病等,脑脊液中白细胞也可增多,这是反应性的增多。浆细胞和淋巴样细胞只在病理性脑脊液中出现,其胞质具有产生免疫球蛋白的功能。脑脊液中浆细胞和淋巴样细胞的出现,提示中枢神经系统有感染,特别是病毒感染,可见于亚急性或慢性炎症过程,如亚急性硬化性全脑炎、病毒性脑炎、多发性硬化症、中枢神经系统变性疾病、迟发性过敏型反应、某些恶性脑瘤等。浆细胞和淋巴样细胞是 IgG 增多的反应,正常脑脊液中没有吞噬细胞,如出现吞噬细胞,多见于中枢神经系统出血、炎症、外伤等,最常见于蛛网膜下腔出血。肿瘤细胞出现在脑、脊髓或软脑膜恶性肿瘤,特别是肉瘤,如黑色素肉瘤或髓母细胞瘤(好发于儿童中)。Marks 和 Marrack 指出,患弥散性癌肿、脑膜黑色素细胞瘤、髓母细胞瘤时,脑脊液细胞形态学检查阳性率很高,其次是脉络丛乳头瘤、胶质细胞瘤、室管膜瘤和淋巴瘤。脑脊液中肿瘤细胞的特征:直径常超过 $20\mu m$,多核型,常含两个以上的核和核仁,核中胞质的比率高,常见有丝分裂活动。患骨髓性或淋巴性白血病时,脑脊液中可见髓细胞,偶见巨噬细胞。

十、常见脑、脑膜疾患的脑脊液细胞学特征

脑脊液细胞检查是脑、脑膜感染性疾病的一项极有价值的辅助诊断手段,也是评价疾病疗效和判断预后的一项很有意义的实验室检查技术。因中枢神经系统感染性疾病的致病菌不同,它们所引起的脑脊液细胞改变也有差异,因此,了解和掌握这些细胞变化规律有利于做出正确的临床诊断。一般中枢神经系统感染性病变的脑脊液细胞改变大致可分为三个时期:即以粒细胞反应为主的急性炎症期,以淋巴样细胞反应为主的亚急性增生期,以及以单核样细胞反应为主的修复期。但在不同致病菌感染时,三个时期的持续时间各不相同。①细菌性化脓性脑膜炎:第一期反应最为明显。在发病初期,由于细菌毒素作用,细胞总数显著增多,一般为 $(500\sim20000)\times10^6/L$,尤其是脑膜炎双球菌性脑膜炎细胞总数增多最为明显。急性期中性粒细胞占绝对优势(90%~95%),淋巴细胞仅为 5%~10%。经治疗后病情有改善时,细胞总数迅速下降,特别是中性粒细胞急剧下降,免疫活性细胞和单核吞噬细胞相对或绝对升高。在细菌性脑膜炎的修复期,细胞总数明显下降,不再有中性粒细胞,此期可持续数周,淋巴细胞逐渐减少,单核吞噬细胞逐渐增多。嗜酸性粒细胞可出现在化脓性脑膜炎的任何时期,特别在第三期更为多见。②结核性脑膜炎:第二期反应最为明显。细胞总数可升高,一般情况下不超过 $500\times10^6/L$。大多数起病初期为中性粒细胞、淋巴细胞反应,其中中性粒细胞占优势(占 60%~70%,并非绝对优势)。随着病情发展,淋巴细胞、激活淋巴细胞、单核细胞和浆细胞的

比例增加。中性粒细胞、淋巴细胞、激活淋巴细胞、单核细胞及浆细胞同时存在是结核性脑膜炎的特点,这种混合型细胞反应一般持续时间较长,短时间内常无明显变化。在亚急性期,经过适当治疗后,病情好转,中性粒细胞下降或消失,以淋巴细胞及单核细胞为主。③病毒性脑膜炎:不管治疗如何,均很快从粒细胞反应期进入亚急性期。细胞总数轻度升高,细胞计数多为 $(50\sim500)\times10^6/L$,以淋巴细胞、淋巴样细胞和浆细胞为主,但在疾病的早期可出现短暂的嗜中性粒细胞占优势。这种急性期历时短,是病毒性脑膜炎的特点。但流行性乙型脑炎以中性粒细胞为主。④真菌性脑膜炎:以新型隐球菌脑膜炎为常见,细胞总数可轻度升高,细胞反应以混合性细胞反应为主,多数病例早期以嗜中性粒细胞占优势,而后淋巴细胞占优势。但也有一开始就以小淋巴细胞为主,尚可出现浆细胞,偶见嗜酸性粒细胞和巨噬细胞。⑤寄生虫脑病:脑脊液细胞总数可正常或轻度增加,一般不超过 $100\times10^6/L$,以淋巴细胞占优势,极少数处于急性期的患者可以是中性粒细胞占优势,有时可见浆细胞。寄生虫脑病的特点是嗜酸性粒细胞增多。⑥中枢神经系统肿瘤:细胞总数可正常或轻度增高,以淋巴细胞为主,有时可见肿瘤细胞。脑室、蛛网膜下腔出血及出血性脑炎可出现均匀性的血性脑脊液,除血细胞大量增加外,在脑脊液中也出现周围血中的各种血细胞,其中大多以中性粒细胞为主。

十一、蛋白质

脑脊液蛋白质含量明显低于血浆蛋白含量,脑脊液蛋白浓度仅相当于血浆蛋白的 0.5%,即为 $200\sim400mg/L$。脑脊液自脉络丛产生,在到达脊髓的过程中浓缩,故不同部位的蛋白含量也有所不同,通常脑室蛋白比小脑延髓池和脊髓蛛网膜下腔要少,一般不超过 200mg/L。不同年龄组的脑脊液蛋白总量也略有不同,如儿童为 $100\sim200mg/L$,老年人(50 岁以上)为 $300\sim400mg/L$。正常脑脊液蛋白总量不超过 400mg/L,其中绝大部分为清蛋白,而球蛋白仅微量(不超过 50mg/L),没有优球蛋白和纤维蛋白原。

(一)脑脊液蛋白增高形成的原理

1.椎管梗阻

脊髓压迫症,如脊髓肿瘤、肉芽肿、硬膜外脓肿、粘连性脊髓蛛网膜炎、脊椎结核、椎间盘脱出等,可造成椎管部分或完全梗阻。当椎管完全梗阻时,使脑与脊髓蛛网膜下腔互不相通,血浆由脊髓中的静脉渗出,脑脊液蛋白增高最显著,有时竟达 $30\sim50g/L$。梗阻部位越低,蛋白含量越高,如马尾病变,有时可出现脑脊液自凝现象。

2.颅内占位性病变

脑瘤、脑脓肿肉芽肿、颅内血肿等,均可引起脑脊液循环通路梗阻,导致脑脊液蛋白增高。尤其当脑室附近和小脑脑桥角有肿瘤时,脑脊液蛋白增高较明显。

3.脑膜和脉络丛毛细血管通透性增强

脑膜和脉络丛毛细血管通透性增强促使多量的清蛋白、纤维蛋白渗入脑脊液内。脑脊液蛋白增多标志着血-脑屏障的破坏,常见于中枢神经系统感染,如脑炎、脑膜炎、蛛网膜炎、脑脓肿、麻痹性痴呆、脑囊虫病等。脑部感染时脑膜和脉络丛毛细血管通透性增强,因而促使蛋白分子易于通过,首先是清蛋白增多,然后球蛋白和纤维蛋白增多,后两者仅在严重的脑膜炎或椎管完全梗阻时才出现。

4.血性脑脊液

脑血管畸形或动脉瘤破裂、高血压病、脑动脉硬化症、风湿性或结核性脑脉管炎、大动脉炎、急性白血病、血小板减少性紫癜、血友病、系统性红斑狼疮等,引起脑出血或蛛网膜下腔出血时,血性脑脊液可使蛋白含量增多。脑出血时脑脊液可高达 20g/L。

5.神经根病变

当患急性感染多发性神经根神经炎时,脑脊液蛋白增多较明显,出现蛋白细胞分离现象,在发病 2～3 周达高峰。腰骶神经根病时,由于神经根的刺激,脑脊液蛋白也可增多。

6.退行性变

脑软化时因有异化脑组织的存在,可使脑脊液蛋白增高,尤其是软化灶累及脑室系统或大脑皮质时,蛋白增高更为显著。

7.代谢障碍

尿毒症、黏液水肿、糖尿病、阿迪森病等,特别是伴有神经系统并发症时,脑脊液蛋白增高。

8.血浆蛋白的改变

血浆蛋白的改变也可反映到脑脊液中,当肝硬化、结节病、胶原性疾患、淋巴肉芽肿时,血和脑脊液中 γ 球蛋白增高;多发性骨髓瘤时,血和脑脊液中 β 球蛋白增高。

9.脊髓麻醉

腰麻后由于药物的刺激,也可引起脑脊液蛋白增多。Black 曾研究 200 例腰麻患者脑脊液的变化,其中 20 例腰麻后 3 个月内的患者,脑脊液蛋白轻度增多,以腰麻第 1～13 天蛋白增高最明显。

(二)蛋白质定性检查

1.脑脊液蛋白质定性的方法

常用的方法有 Pandy 试验、硫酸铵试验和李文生试验。①Pandy 试验:需要的脑脊液标本量少,操作简单,结果观察较为明确,临床实验室常用此法,但过于敏感,一部分正常人亦出现极弱阳性(±)结果。②硫酸铵试验:操作较为复杂,而且不如 Pandy 试验敏感。但该试验能分别测试球蛋白和清蛋白,故特异性高于 Pandy 试验,一旦试验阳性,其诊断价值较大。③李文生试验:并非鉴别脑膜炎的特异性试验,由于沉淀物面不平,往往不易测量,有时两管中沉淀物相仿,亦难以判断。因此,仅在实验室条件较差时考虑应用。

2.脑脊液蛋白定性试验的注意事项

当红细胞过多时,须离心沉淀,吸取上清液进行试验。试验中所用试管和滴管须十分洁净,否则容易出现假阳性结果。苯酚或硫酸铵试剂如不纯,那么可引起假阳性反应。室温低于 10℃,苯酚饱和度低,亦可引起假阴性结果。

3.正常脑脊液蛋白定性参考值

正常脑脊液中蛋白质含量仅及血浆蛋白的 5%,即 0.2～0.4g/L,而且以清蛋白为主,故蛋白定性试验阴性。

(三)蛋白质定量测定

正常时脑脊液的蛋白质含量较其他体液均低,因此,测定时须选用敏感的方法。测定脑脊液蛋白质的方法很多,主要围绕提高敏感度及清蛋白和球蛋白含量在形成浊度与成色上一致。

常用的方法有:考马斯亮蓝法、磺基水杨酸－硫酸钠浊度法、邻苯三酚红钼络合法。染料结合法如考马斯亮蓝法,虽然灵敏度很高,但对球蛋白显色较浅而使结果偏低,因为脑脊液中的蛋白质主要为清蛋白,所以有人认为,考马斯亮蓝法对球蛋白的显色过浅,不会影响该法的临床应用价值,该法形成的考马斯亮蓝－蛋白质复合物易黏附器皿,影响比色杯,因此,测定后必须用95％的乙醇或甲醇清洗。浊度法如磺基水杨酸－硫酸钠浊度法虽然操作简单,但敏感性不如考马斯亮蓝法,必须先经离心沉淀,以排除细胞及细胞蛋白的影响。浊度法是难得到准确结果的测定方法,影响因素较多,但因操作简便,结果对临床有诊断意义,故仍为大多数实验室采用。所以在操作时应注意实验时的温度、操作手法对形成浊度等的影响。脑脊液蛋白浓度过高时,一定要稀释后进行测定,否则对结果影响较大。本法加试剂后,10min内浊度进行性增加,到10min时达到顶点。因此,必须严格掌握时间,才能得到正确结果。化学结合法,如邻苯三酚红钼络合法灵敏度同考马斯亮蓝G-250,色素不吸附器皿,邻苯三酚红试剂国产价廉,故应用较多。

十二、葡萄糖

正常脑脊液中葡萄糖浓度因不同年龄和不同采集部位有所区别,成人为2.5～4.4mmol/L,10岁以下儿童为1.9～4.7mmol/L,10岁以上儿童为2.8～4.4mmol/L,新生儿为3.9～5.0mmol/L。成人腰椎穿刺脑脊液为2.5～4.4mmol/L,小脑延髓池脑脊液为2.8～4.2mmol/L,脑室脑脊液为3.0～4.4mmol/L。

脑脊液中葡萄糖含量取决于以下几种因素:血液葡萄糖的浓度,血－脑屏障的通透性,脑脊液中葡萄糖的酵解程度,携带运转系统的功能。

正常脑脊液中葡萄糖与血液中葡萄糖呈恒定的比值,过去认为是由于血－脑屏障可以通透葡萄糖所致;后来认识到这种通透并不是简单的弥散,而是膜运转,称为携带运转或携带弥散。Fishmen等假设在血－脑屏障的细胞膜表面有一种活动物质,可以从血液中结合非脂溶性物质如葡萄糖,通过细胞膜运输到脑脊液中,这携带运转系统周而复始,往返不已地从血液中结合葡萄糖,又释放到脑脊液中去,从而保证了一定的脑脊液葡萄糖浓度。

(一)脑脊液葡萄糖减低的原因

1.脑部细菌性或真菌性感染

患化脓性或结核性、隐球菌性脑膜炎时,因细菌、真菌与破坏的细胞都能释放出葡萄糖分解酶,使葡萄糖变为乳酸,从而导致葡萄糖含量减少。此外,由于细菌或霉菌毒素引起中枢神经系统的代谢改变,或脑膜炎症细胞的代谢产物抑制了膜携带运转功能,致使葡萄糖由血向脑脊液运输发生障碍,于是脑脊液中糖含量减少。Sifontes曾对结核性脑膜炎患者进行观察,当由静脉注射高渗葡萄糖使其血糖急剧增高时,脑脊液中葡萄糖并不相应增高,而仅轻微增高,这也可以说明在结核性脑膜炎时确实有运转功能的障碍。

脑脊液中糖减低的程度,与细菌、真菌的生物学特性、发病的急缓、病程的长短、病情的轻重、治疗的效果,以及机体的反应性有关。患急性化脓性脑膜炎时,脑脊液中葡萄糖减低出现很早,而且比较显著,尤其是患脑膜炎双球菌和肺炎双球菌性脑膜炎时,在发病24h内脑脊液中葡萄糖可迅速降到1.1mmol/L以下或微量,在疾病发展至高峰时,脑脊液中葡萄糖可消失。患结核性脑膜炎或隐球菌性脑膜炎时,脑脊液中葡萄糖含量减少较急性化脓性脑膜炎出现得晚,程度也较轻。在结核性脑膜炎初期,脑脊液中葡萄糖仍可正常,一周以后渐渐减少。患慢性隐球菌性脑膜炎时,脑脊液中葡萄糖可降至微量。其他真菌感染如毛霉菌病、放线菌病、酵母菌病等,脑脊液中葡萄糖含量也可减少。

2.脑寄生虫病

脑囊虫病、锥虫病、血吸虫病、肺吸虫病、弓形体病等,均可使脑脊液中葡萄糖含量降低。

3.脑膜肿瘤

弥散性脑膜肿瘤浸润时,脑脊液中葡萄糖减低,甚至消失。这是由于:①活动的癌细胞可将葡萄糖分解。②癌细胞能使糖类的代谢不正常。③脑膜癌肿可阻滞糖通过血—脑屏障,从而不能维持血液和脑脊液的正常比例,但血糖却在正常范围。这种情况可见于各种类型的肉瘤、髓母细胞瘤、神经胶质母细胞瘤、星形细胞瘤、脉络丛原发性肿瘤、黑色素瘤、某些未分化的脑膜瘤、淋巴性白血病等。黑色素瘤时,脑脊液糖可降至 $0.4\sim1mmol/L$。胃、肺、乳腺和胰腺癌转移至脑膜时,也可使脑脊液中葡萄糖含量减少,癌细胞利用葡萄糖来增生可能是一个因素。

4.低血糖

由于血糖含量减少,而脑脊液中葡萄糖也随之减少,特别是当低血糖性昏迷是胰岛素过量所致的低血糖状态时,脑脊液中葡萄糖含量明显减少。

5.神经梅毒

主要见于梅毒性脑膜炎和麻痹性痴呆。

6.其他

当结节病侵犯脑膜时,脑脊液中葡萄糖含量也可减少。脑脊液中葡萄糖含量减少还可见于头部放射治疗、中暑等。Blokhin 曾做动物实验,用 X 线照射狗的颞部,脑脊液中葡萄糖可暂时减少。这说明反应性炎症引起的早期血管改变是一个因素。

另外,还有一种情况是脑脊液标本未加盖保护,暴露于空气中的时间较长,在进行化验时,由于空气中有许多杂菌可将脑脊液中的葡萄糖分解,而使糖降低,以致被临床医生误认为是病理变化。因此,决不能单凭某一化验结果来判断,必须紧密地结合临床症状和体征,以及其他检查,全面地掌握第一手资料,进行科学分析。

(二)脑脊液中葡萄糖含量增多的原因

(1)病毒感染:见于某些病毒性脑炎、脑膜炎,特别是流行性乙型脑炎。

(2)脑或蛛网膜下腔出血:血糖相当于脑脊液糖的 1 倍,如出现血性脑脊液,则使糖含量增高。脑出血或蛛网膜下腔出血时常损害丘脑下部,影响糖类代谢。

(3)丘脑下部损害:急性颅脑外伤、一氧化碳中毒、缺氧性脑病、感染中毒性脑病、脑炎、脑出血(尤其是脑室出血)、弥散性脑软化等,由于脑部弥散性损害,常累及丘脑下部,通过自主神经系统,促进肾上腺素分泌增多,促进糖原分解,引起血糖升高,继而脑脊液中葡萄糖含量增多。

(4)影响脑干的急性颅脑外伤和中毒:Biemond 报告急性脑干损伤和中毒,可引起脑脊液中葡萄糖含量增多。

(5)糖尿病或静脉注射葡萄糖后:患糖尿病时血糖升高,而脑脊液中葡萄糖含量也随之增多。严重糖尿病患者的脑脊液中可发现酮体，而且可在糖尿病性昏迷以前出现。静脉注射大量葡萄糖后，血和脑脊液中葡萄糖也增多。当静脉输入葡萄糖后，血及脑脊液中葡萄糖的平衡需要 $1\sim2h$，对此类患者需同时测定血糖，以资对比。

(6)早产儿和新生儿：早产儿和新生儿因血－脑屏障通透性较高，脑脊液中葡萄糖含量也可增多，并无病理意义。

(7)其他：精神分裂症时脑脊液中葡萄糖含量也可增多。脑脊液中葡萄糖定量测定方法与血浆中葡萄糖测定法相同，只是由于脑脊液中葡萄糖含量仅为血糖的 3/5，故为了提高测定的灵敏度，可将标本用量加倍，最后计算结果除以 2 即可。常用的方法有邻甲苯胺法、葡萄糖氧化酶法等。

脑脊液中葡萄糖定量测定注意事项：①脑脊液中葡萄糖含量增多的意义虽然不大，但常可掩盖糖减少的真相，故也值得注意，以防止一种倾向掩盖另一种倾向。②标本采集后应立即测定，尤其是细菌感染的标本，为了防止葡萄糖酵解，应加入氟化钠。

正常脑脊液内葡萄糖含量仅相当于血糖的 $50\%\sim80\%$，早产儿及新生儿因血－脑屏障通透性增强，故葡萄糖含量比成人高，一般认为无病理意义。葡萄糖增多见于：①早产儿及新生儿。②饱餐或静脉注射葡萄糖后。③血性脑脊液。④影响脑干的急性外伤或中毒。⑤糖尿病等。

葡萄糖减少是由于微生物对糖的消耗和细胞对糖进行无氧酵解作用，或者血－脑屏障通透性的改变。这在临床上颇为重要，常见于：①急性化脓性脑膜炎（往往低于 2.2mmol/L，甚至为 0）、结核性脑膜炎、真菌性脑膜炎，其糖的含量越低，预后越差。②脑瘤特别是恶性肿瘤。③神经梅毒。④低血糖等。

十三、氯化物

脑脊液中氯化物（主要是氯化钠）含量高于血中氯化物，是血中氯化物含量的 $1.2\sim1.3$ 倍。在正常情况下脑脊液氯化物浓度成人为 $120\sim130mmol/L$，儿童为 $111\sim123mmol/L$，婴儿为 $110\sim130mmol/L$。脑脊液氯化物的测定有较大的临床意义，由于脑脊液中蛋白质含量较少，为维持脑脊液和渗透压的平衡，氯化物含量较血液中含量高 20% 左右。当中枢神经系统发生病变时，脑脊液中氯化物浓度可发生改变，故通过检测脑脊液中氯化物含量可有助于中枢神经系统疾患的诊断。

脑脊液氯化物的浓度受下列因素的影响。

(1)血液氯化物的浓度：通常脑脊液中氯化物与血液中氯化物呈相应的比例(1.25：1)，当低血氯或高血氯状态时，脑脊液中氯化物的浓度也成比例地改变。当血液氯化物浓度高时，脑脊液含氯化物量高；当血液氯化物浓度低时，脑脊液含氯化物量也低。

(2)酸碱度：氯化物含量的多少与脑脊液的 pH 值有关，通常在酸性情况下氯化物减少，在碱性情况下氯化物增多。当患化脓性或结核性脑膜炎时，炎性渗出和粘连较明显，有一部分氯化物附着于脑膜，因此，脑脊液氯化物减少。

(3)垂体－间脑病变：氯化物代谢障碍。

(一)脑脊液氯化物减少的原因

1.脑部细菌性或真菌性感染

当患化脓性或结核性脑膜炎、隐球菌性脑膜炎时,由于细菌或真菌将分解成乳酸,而使脑脊液呈酸性(pH 值降低),于是氯化物含量减少。由于这种原因所造成的氯化物减少,多见于此类脑膜炎的急性期或活动期,或当慢性感染而急性加剧时,并与脑脊液中葡萄糖减少同时出现。

此外,脑膜与颅底有明显的炎症浸润、渗出和粘连,局部有氯化物附着,因此,脑脊液氯化物亦减少。由于这种原因所造成的氯化物减少,多见于此类脑膜炎的后期,特别是严重的病例,多与蛋白增多同时出现。当脑脊液中蛋白含量显著增多时,脑脊液氯化物减少。当患结核性脑膜炎时,脑脊液中氯化物的明显减少比糖减低出现得还要早。脑脊液氯化物减少也可见于布鲁菌性脑膜炎。当脑脓肿不伴有脑膜炎时,脑脊液中氯化物可仍然正常。

2.低氯血症

(1)体内氯化物的异常丢失:如严重呕吐使氯化物随胃酸丢失;胃液、胰液或胆汁大量丢失;各种肾病(当有水肿时,一部分氯化物进入水肿液中);严重的糖尿病、阿迪森病,使氯化物大量排出。

(2)摄入氯化物过少:长期饥饿或限制氯化物摄入量(如低盐饮食)。由于血液中氯化物减少,而脑脊液中氯化物也随之减少。

(二)脑脊液氯化物增多的原因

1.病毒感染

当患病毒性脑炎、脑膜炎或脊髓炎时,脑脊液中氯化物增多。

2.高氯血症

(1)氯化物排泄减少:当急性或慢性肾小球肾炎所引起肾功能不全、尿毒症时,由于完全无尿或尿闭,血中氯化物排泄障碍,使氯化物滞留于血中而导致脑脊液中氯化物增多。

(2)氯化物摄入量过多:静脉滴入大量氯化钠,而肾排泄功能不良时,血和脑脊液中氯化物均增多。

(3)过度换气而致碱中毒:由于血液中氯化物增多,而脑脊液中氯化物亦随之增多。常用的氯化物定量方法是硝酸汞滴定法、电量分析法、硫氰酸汞比色法等,其原理、试剂、注意事项与血清氯化物测定相同。

第三节 化学检验

一、酸度及气体强力

(一)参考值

pH 值:7.31～7.34;PO_2:5.3～5.9kPa;PCO_2:5.9～6.7kPa。

（二）临床意义

当患急性脑梗死及中枢神经系统炎症时，脑脊液 pH 值及 PO_2 降低，乳酸升高，对判断脑缺氧、代谢及脑血流有一定帮助。

二、蛋白质

脑脊液自脉络丛产生，在到达脊髓的过程中浓缩，故不同部位的蛋白含量也有所不同。蛋白总量不超过 400mg/L，其中绝大部分为清蛋白，而球蛋白微量（不超过 50mg/L），没有优球蛋白和纤维蛋白原。蛋白质含量与年龄成正比，如儿童为 100～200mg/L，老年人（50 岁以上）为 300～400mg/L。

（一）蛋白质定性试验

1.原理

脑脊液中球蛋白与苯酚结合，可形成不溶性蛋白盐而下沉，产生白色混浊或沉淀。

2.参考值

阴性（Pandy 方法）。

（二）蛋白质定量

1.原理

磺柳酸对清蛋白的沉淀能力强于球蛋白，加入硫酸钠后使两者均能沉淀。

2.参考值

腰椎穿刺脑脊液中蛋白含量为 200～400mg/L；脑池脑脊液中蛋白质含量为 100～250mg/L；侧脑室脑脊液中蛋白含量为 50～150mg/L。

3.临床意义

（1）椎管梗阻：脊髓压迫症，如脊髓肿瘤、肉芽肿、硬膜外脓肿、粘连性脊髓蛛网膜炎、脊椎结核、椎间盘脱出等，可造成椎管部分或完全梗阻。使脑与脊髓蛛网膜下腔互不相通，血浆由脊髓中的静脉渗出，脑脊液中蛋白增多最显著，有时可达 30～50g/L。梗阻部位越低，蛋白含量越多，如马尾病变，有时可出现脑脊液自凝现象。

（2）颅内占位性病变：如脑瘤、脑脓肿肉芽肿、颅内血肿等，导致脑脊液中蛋白增多，尤其是脑室附近和小脑脑桥角肿瘤时增高更明显。

（3）脑膜和脉络丛毛细血管通透性增强：脑脊液中蛋白增多标志着血－脑屏障被破坏，常见于中枢神经系统感染，如脑炎、脑膜炎、蛛网膜炎、脑脓肿、麻痹性痴呆、脑囊虫病等。

（4）血性脑脊液：当脑血管畸形或动脉瘤破裂、高血压病、脑动脉硬化症、风湿性或结核性脉管炎、大动脉炎、急性白血病、血小板减少性紫癜、血友病、系统性红斑狼疮等，引起脑出血或蛛网膜下腔出血时，血性脑脊液可使蛋白含量增多，可高达 20g/L。

（5）神经根病变：如急性感染多发性神经根－神经炎时，出现蛋白细胞分离现象，在发病后 2～3 周后达高峰。当患腰骶神经根病时，由于神经根的刺激，脑脊液蛋白也可增多。

（6）退行性变：当脑软化时因有异化脑组织的存在，可使脑脊液蛋白增多，尤其是软化灶累及脑室系统或大脑皮质时，增加更为显著。

（7）代谢障碍：当患尿毒症、黏液水肿、糖尿病、阿迪森病等，特别是伴有神经系统并发症时，脑脊液蛋白增多。

（8）血浆蛋白的改变：当患肝硬化、结节病、结缔组织病、淋巴肉芽肿时，血和脑脊液中 γ 球蛋白增高。

（9）脊髓麻醉：腰麻后由于药物的刺激，也可引起脑脊液蛋白增多。

三、蛋白电泳

由于脑脊液蛋白质含量较少，在电泳前必须进行浓缩，一般用透析法，透析液可用高分子量聚乙二醇、右旋糖酐等。载体可用琼脂糖凝胶、醋酸纤维素薄膜、聚丙烯酰胺凝胶（FAGE）或等电聚焦电泳，后者分辨率高。近来已采用高效毛细管电泳法，其分辨率更高，而且脑脊液不需要经过浓缩。

（一）参考值

葡聚糖凝胶透析浓缩，醋酸纤维素膜方法：前清蛋白：0.0278 ± 0.0016；清蛋白：0.6994 ± 0.0068；$\alpha_1 + \alpha_2$：0.0981 ± 0.003；$\beta + \varepsilon$：0.1217 ± 0.003；γ：0.0524 ± 0.0028。

（二）临床意义

前清蛋白见于脑萎缩、舞蹈病、帕金森病、手足徐动症、脑积水及中枢神经变性疾病；清蛋白可见于脑血管病变（脑梗死、脑出血）、椎管阻塞；α-球蛋白可见于脑部感染，如急性细菌性脑膜炎、急性脊髓灰质炎、脑部转移瘤、胶质瘤、癌性脑炎；β-球蛋白可见于动脉粥样硬化、脑血栓、癫痫、重症脑外伤等脂肪代谢障碍性疾病；γ 球蛋白可见于多发性硬化症、慢性细菌性脑膜炎、脑脓肿、周围神经炎、脑肿瘤。

四、酶学检查

正常脑脊液中含有多种酶，其活性远低于血清水平。当虽中枢神经系统某些疾病如炎症、肿瘤、脑血管障碍等时，由于血-脑屏障通透性增加致使血清酶移至脑脊液中；另外，当脑组织损伤及破坏、酶清除率下降时，脑细胞中酶则逸出；肿瘤细胞内酶的释放等因素均可使脑脊液中酶的活性增强。

（一）常用的脑脊液酶学检查

（1）乳酸脱氢酶（LD）：有 5 种（LD_1、LD_2、LD_3、LD_4、LD_5）同工酶形式。

（2）天门冬氨酸氨基转换酶（AST）。

（3）肌酸激酶（CK）：主要有 3 种（CK_1、CK_2、CK_3）同工酶，脑脊液中的同工酶全部为 CK_1。

（4）溶菌酶（LZM）。

（二）参考值

成人脑脊液乳酸脱氢酶总活性为 $10 \sim 25 mU$。成人脑脊液天门冬氨酸氨基转换酶为 $4.6 \sim 21.8 U/L$。

成人脑脊液肌酸激酶为 $0 \sim 8 mU/L$。正常人脑脊液含溶菌酶甚微或缺如。

（三）临床意义

脑脊液中乳酸脱氢酶活性约为血清中该酶活性的 $1/10$。当细菌感染时，如患细菌性脑膜炎，脑脊液中的乳酸脱氢酶活性多增高，同工酶以 LD_4 和 LD_5 为主；当病毒感染时，酶活性多正常，少数可以轻度增强，但以 LD_1 和 LD_2 为主；脑血管疾病（脑梗死、脑出血或蛛网膜下腔出血）的急性期、脑肿瘤、脱髓鞘病，脑脊液中的乳酸脱氢酶活性增强。正常脑脊液中天门冬氨酸氨基转换酶约为血清中该酶活性的 $1/2$。脑脊液中天门冬氨酸氨基转换酶活性增强主要见于脑血管病变或炎症,在脑肿瘤及脑损伤时也增强。正常脑脊液中肌酸激酶活性低于血清中该酶的活性,测定其活性可了解脑组织破坏程度及细胞通透性的改变。脑脊液中 CK_1 增多多见于患脑血管疾病时,其次为脑膜炎、脑肿瘤。当患结核性脑膜炎时,脑脊液中溶菌酶活性多显著增强,可为正常的 30 倍;当患化脓性脑膜炎及病毒性脑膜炎时,酶活性亦可增强,但不及结核性脑膜炎显著。

五、葡萄糖

正常脑脊液中葡萄糖与血液中葡萄糖呈恒定的比值,过去认为是由于血-脑屏障可以通过葡萄糖所致;后来认识到这种通透并不是简单的弥散,而是膜运转,称为携带运转或携带弥散。

脑脊液中葡萄糖含量取决于以下几种因素:血液葡萄糖的浓度;血-脑屏障的通透性;脑脊液中葡萄糖的酵解程度;携带运转系统的功能。

(一)原理

葡萄糖氧化酶催化葡萄糖氧化成葡萄糖酸,并产生过氧化氢,过氧化物酶在有氧受体时将过氧化氢分解为水和氧;氧受体 4-氨基安替比林和苯酚去氢缩合为醌类化合物。

(二)参考值

成人:2.5～4.4mmol/L;儿童 3.9～5.0mmol/L。(Trinder 法)

(三)临床意义

葡萄糖减少见于:①脑部细菌性或真菌性感染。急性化脓性脑膜炎、结核性脑膜炎、隐球菌性脑膜炎。②脑寄生虫病。脑囊虫病、锥虫病、血吸虫病、肺吸虫病、弓形体虫病等。③脑膜肿瘤。弥散性脑膜肿瘤浸润时降低,甚至消失。淋巴瘤、神经胶质瘤、白血病、黑色素瘤以及胃、肺、乳腺和胰腺癌转移至脑膜时也可使脑脊液葡萄糖降低。④低血糖。低血糖性昏迷、胰岛素过量。⑤神经梅毒。梅毒性脑膜炎和麻痹性痴呆。

葡萄糖增多见于:①脑或蛛网膜下腔出血。因血液进入脑脊液,损害丘脑下部,影响糖类代谢。②丘脑下部损害。急性颅脑外伤、一氧化碳中毒、缺氧性脑病、感染中毒性脑病、脑炎、脑出血(尤其是脑室出血)、弥散性脑软化等。③急性颅脑外伤和中毒等影响脑干。④糖尿病或静脉注射葡萄糖后,精神分裂症等。⑤早产儿和新生儿。

当患急性化脓性脑膜炎时,脑脊液中葡萄糖含量早期减少最为明显,甚至测不出来。当患结核性脑膜炎、隐球菌性脑膜炎时脑脊液中葡萄糖含量减少多发生在中、晚期,且葡萄糖含量越低预后越差。当患病毒性脑膜炎时,脑脊液中葡萄糖含量多为正常。

六、氯化物

脑脊液中氯化物含量高于血中氯化物,是血中氯化物的 1.2～1.3 倍,这是由脑脊液要维持 Donnan 平衡所致。脑脊液中氯化物随血浆中氯化物的改变而变化。

(一)原理

用标准硝酸汞滴定脑脊液中的氯离子,生成溶解而不解离的氯化汞。当到达终点时,过量的汞离子与汞指示剂-二苯基卡巴腙作用,呈现淡紫红色。根据消耗的硝酸汞量,推算出氯化物的浓度。

(二)参考值(硝酸汞滴定法)

成人:120～130mmol/L;儿童:111～123mmol/L;婴儿:110～130mmol/L。

(三)临床意义

氯化物减少见于:①脑部细菌性感染。化脓性脑膜炎、隐球菌性脑膜炎,尤以结核性脑膜炎时最为明显。②出现在低氯血症时(呕吐、脱水等),肾病性水肿、严重糖尿病、阿迪森病。③病毒性脑炎和脑肿瘤时无显著变化。④脑脊液中氯化物含量如低于85mmol/L,有可能导致呼吸中枢抑制而出现呼吸停止。氯化物增多见于:尿毒症、肾功能不全、过度换气而致的碱中毒、氯化物摄入过量等。

七、谷氨酰胺

在脑组织氨基酸代谢过程中脱氨基作用所产生的游离氨,可借谷氨酰胺合成酶的作用合成谷氨酰胺以消除氨对中枢神经系统的毒性作用。脑脊液中氨大约是动脉血中的1/3。

(一)原理

脑脊液中谷氨酰胺在硫酸中加热使之水解,生成谷氨酸和氨。氨与硫酸结合成硫酸铵,用纳试剂显色,然后比色定量。加热水解时脑脊液中尿素也产生氨,因此,要测定脑脊液中尿素含量,再折算去除。

(二)参考值

0.41～1.10mmol/L(硫酸加热水解法)。

(三)临床意义

当脑脊液中谷氨酰胺升高时可反映大脑中氨的增多,并可用于诊断肝性脑病。见于晚期肝硬化、肝昏迷,可高达3.4mmol/L。当患出血性脑膜炎、败血症脑病和呼吸衰竭继发性脑病时轻度谷氨酰胺增多。

八、乳酸(LA)

CSF 中的乳酸浓度在很大程度上取决于中枢神经系统(CNS)的糖酵解作用,与血中的乳酸量无关。

(一)原理

在 NAD^+ 存在的情况下,LD 催化乳酸脱氢氧化生成丙酮酸。反应完成后,生成 NADH 与乳酸为等摩尔。

(二)参考值

0.999～2.775mmol/L。

(三)临床意义

细菌性脑膜炎,如化脓性、结核性脑膜炎,由于细菌分解葡萄糖导致增多。而病毒性脑膜炎则在正常范围,因此,对两者有鉴别诊断意义。大脑组织缺血、缺氧、低碳酸血症、脑积水、脑梗死、蛛网膜下腔出血等可使脑脊液中乳酸增多。癫痫状态、脑肿瘤、尿毒症等脑脊液中乳酸也可轻度增多。头部外伤合并脑肿胀,乳酸增多提示预后不良。

九、环磷酸腺苷

环磷酸腺苷是体内一种具有广泛生物效应的物质,在脑组织和脑脊液中含量更多。因此,当患脑和脑膜疾病时,由于细胞代谢紊乱可导致脑脊液中 cAMP 含量的改变,检测 cAMP 可能较蛋白质、葡萄糖、细胞计数等指标更敏感。

（一）原理

cAMP是一种小分子半抗原,其特异性抗体是由人工合成的 2-0-ScAMP-BSA 结合物免疫动物所获得。抗体对 2′-O-位有取代基的 cAMP 的亲和力较无取代基的 cAMP 约大 100 倍。

为提高测定方法的灵敏度,测定时应将 ^{3}H 标记 cAMP,样品和标准同时进行琥珀酰化反应,然后和抗体反应。从标准曲线查出样品中的浓度。

（二）参考值

8.7 ± 3.3 pmol/L(RIA 法)。

（三）临床意义

环磷酸腺苷增高见于细菌性脑膜炎、脑出血或蛛网膜下腔出血、脑梗死、髓母细胞瘤、脑囊虫病、脊髓压迫症产生实质性损害时;减少低见于脑萎缩或陈旧性脑损伤。

脑脊液中 cAMP 变化较比血液中 cAMP 变化更具有特异性。

十、尿酸(UA)

脑脊液中的尿酸是由脑细胞中核酸转化而来的,因此,脑脊液中尿酸的含量可作为脑细胞损伤的指标。

（一）原理

尿酸氧化酶氧化尿酸,生成尿囊素和过氧化氢。在过氧化物酶的催化下,过氧化氢使 3.5-二氯 2-羟苯磺酸和 4-氨基安替比林缩合成红色醌类。

（二）参考值

14.28μmol/L。

（三）临床意义

尿酸增多见于脑瘤,尤其是恶性肿瘤。由于脑组织破坏,酶释放导致脑软化症。小脑畸形患者和 60 岁以上的老人由于脑萎缩而使尿酸增多。某些疾病致血－脑屏障通透性增强,尿酸自血液进入脑脊液。

十一、脑脊液分光分析

（一）原理

脑脊液中混入红细胞,经过一定时间,红细胞被破坏,释放出氧合血红蛋白、高铁血红蛋白、胆红素等色素,这些色素对分光光谱的最大吸收峰有差异,利用分光分析即可鉴别。

（二）参考值

正常脑脊液仅见 280nm 处蛋白吸收峰,为阴性。

（三）临床意义

脑脊液如在 415、460、540、575、630nm 有色素吸收峰则为阳性。分光分析对脑出血、脑梗死、手术后再出血等的诊断有一定价值,主要用于区分脑脊液血性程度和性质。新鲜出血时,氧合血红蛋白出现最早,经 2～3d 达最高值,以后逐渐减少。胆红素在 2～3d 后开始出现,并逐渐增多。

在蛛网膜下腔出血患者发病 2h 后,脑脊液内即可发现氧合血红蛋白,3～4d 后出现胆红素吸收峰,其量逐渐增多,而氧合血红蛋白则有减少倾向,至第 3 周色素逐渐吸收并消失。若再次出血,则可因混入色素再次合并增多。脑脊液中氧合血红蛋白的出现可作为新鲜出血或再出血的指标;高铁血红蛋白的出现,为出血量增多或出血时间延长的标志;胆红素出现说明为陈旧性出血。

第二篇　血液检验

第四章　红细胞检验

第一节　红细胞计数

一、红细胞概述

正常红细胞为两面双凹的圆盘形,无核,平均直径为 $7.2\mu m$,厚为 $2\mu m$,边缘较厚,呈橘黄色;中央较薄,呈草绿黄色;侧面观察呈哑铃形。在高渗溶液中,红细胞皱缩成锯齿形,在低渗溶液中,红细胞膨胀,甚至破裂,血红蛋白逸出成影红细胞。

红细胞的主要生理功能是从肺部携带氧气输送至全身各组织,并将组织中的二氧化碳运送到肺而呼出体外。这一功能主要是通过红细胞内的血红蛋白来完成的。血红蛋白分子量约为 64.458,每个红细胞内约含 2.8 亿个血红蛋白分子,占红细胞重量的 32%～36%,或占红细胞干重的 96%。每克血红蛋白可携带氧 1.34mL。

红细胞的平均生存时间为 120 天,因此,成人体内每天约有 1/120 的红细胞因衰老死亡,同时又有相应数量的红细胞生成进入血液循环,以维持动态平衡。衰老红细胞破坏后释放出的血红蛋白在单核－吞噬细胞系统内降解为铁、珠蛋白和胆色素。释出的铁进入全身铁代谢池供机体重新利用,珠蛋白肽链被分解为氨基酸,参与氨基酸代谢,胆色素则经肝代谢通过粪便和尿液排出体外。多种原因可造成红细胞的平衡遭到破坏,使红细胞数量减少或增多,从而引起贫血或红细胞增多症,或者使红细胞在质量方面发生改变。通过对红细胞和血红蛋白数量的检查,以及对红细胞形态学或生化改变的检查,对诊断和鉴别某些疾病具有重要意义。

二、红细胞目视计数法

红细胞计数有目视计数法、显微镜计数法、光电比浊法、血细胞计数仪计数法等多种方法,现介绍目视计数法。

(一)原理

用等渗稀释液将血液稀释一定倍数,充入计数池中,然后在显微镜下计数一定体积内的红细胞数,再换算成每升血液内的红细胞数。

(二)器材

(1)显微镜。

(2)微量吸管。

有 $10\mu L$ 和 $20\mu L$ 两个刻度,市场有售。

(3)计数板。

由一厚玻璃板制成,中央分为上下两个相同的计数池,每个计数池的面积是 $9mm^2$,盖上盖玻片后,因有空间,形成刻度域内的标准体积。计数室网格有许多种,现国内通用改良牛鲍型,其计数池的结构如下:每个计数池分 9 个大方格,每个大方格的边长为 1mm,面积为

$1mm^2$,四个角的四个大方格用单线分为 16 个中方格,供计数白细胞用。中央的一个大方格,用双线划分为 25 个中方格,每个中方格又用单线划成 16 个小方格,共 400 个小方格,供计数红细胞和血小板用,加盖玻片后,盖片与计数池底距离为 0.1mm,充液后每个大格容积为 $0.1mm^2$。

计数池和盖玻片在使用前应用清洁、干燥、柔软的纱布或丝绸制品(以后者为好)拭净,特别注意不要用手指接触使用面玻璃,以防污染油腻,否则充液时易起气泡。

(三)试剂

(1)赫姆(Hayem)液:氯化钠 1g;结晶硫酸钠($Na_2SO_4 \cdot 10H_2O$):5g(或无水硫酸钠 2.5g)氯化汞($HgCl_2$)0.5g;蒸馏水加至 200mL。

其中氯化钠的作用是调节渗透压,硫酸钠可防止细胞粘连,氯化汞为防腐剂。溶解后加 20g/L 伊红水溶液 1 滴,过滤后备用。

(2)0.85%的生理盐水。

(四)方法

(1)取小试管 1 支,加红细胞稀释液 1.99mL。

(2)用微量吸管准确吸取末梢血 10μL。

(3)擦去吸管外余血,轻轻吹入稀释液底部,再轻吸上层稀释液刷洗 2～3 次,立即混匀。

(4)将计数池和盖玻片用软布擦净,将盖玻片覆盖于计数池上。

(5)用吸管取已混匀的红细胞悬液,充入计数池中。

(6)置 2～3min,待红细胞下沉后,先用低倍镜观察计数池内红细胞分布是否均匀(如不均匀,应重新冲池),然后再用高倍镜依次计数中央大方格中的 5 个中方格(四角和中央)内的红细胞总数。

(五)计算

5 个中方格内红细胞总数$×5×10×200×10^6$＝5 个中方格内红细胞数$×10^6$红细胞数/L。式中:"$×5$"表示将 5 个中方格内红细胞数折算成 25 个中方格,即一个大方格中红细胞数;"$×10$"表示将一个大方格容积 0.1μL 折算为 1μL$×200$,表示红细胞计数时的稀释倍数;"$×10^6$"表示由 μL 换算成 L。

(六)正常参考值

成人男性为$(4～5.5)×10^{12}$/L,平均为 $4.83×10^{12}$/L。

成人女性为$(3.5～5.0)×10^{12}$/L,平均为 $4.33×10^{12}$/L。

新生儿为$(6.0～7.0)×10^{12}$/L。

三、红细胞计数的质量控制

造成红细胞计数不准确的原因主要有两类:一类是技术误差;另一类是固有误差。

(一)技术误差

(1)采血部位应无冻疮、水肿、发绀、炎症等,否则可影响结果,使标本失去代表性。

(2)稀释倍数要准确。造成稀释倍数不准确的常见原因有:①稀释液或者血液吸取不准确。②吸血时吸管内有气泡。③未擦去吸管外血。④血液加入稀释液时冲混悬液,血液被吸管带出。⑤稀释液放置时间过长,蒸发浓缩。

（3）操作时动作要快，太慢或者吸管内残留乙醇，都可使血液凝固。冷凝集的血样很易发生冷凝集，应将血细胞悬液温至 45～50℃，趁热离心沉淀，除去大部分上清液后再用 30℃ 的温盐水恢复至 2mL，混匀后抓紧时间计数。

（4）混悬液时用力均匀，过猛会产生大量气泡，使气泡与溶液中细胞分布不均，造成计数不准。

（5）充液时应一次充满计数池，如充液不足、外溢、断续充液、产生气泡等会影响计数结果。

（6）计数池内细胞分布不均，当各个大方格内细胞数有明显差异时，应重新充液。

（7）误认，如将污染的酵母菌等误认为红细胞。

（8）应使用经校正的微量吸管和计数盘计数（校正方法见下文）。

（9）当白细胞计数很高时（$>100\times10^9/L$），应从红细胞计数中减去白细胞数报告。

（二）红细胞计数的质量要求

1.两差比值评价法

在细胞计数的评价中，多应用两差比值（r）评价法。

两差比值（r）评价法主要有两个方面的应用：

（1）评价工作人员细胞计数的质量得分，让被考核者对同一标本用同一计数板进行前后两次细胞计数，用上述公式求出 r 值，求出该工作人员的质量得分（20.1 为失分系数，$40/1.99=20.1$）。

（2）对同一患者在治疗前后进行细胞计数来判断疗效。$r>2$ 表示疗效显著。

2.变异系数评价法

RCV≤8%（4%～8%）。

四、血红蛋白吸管的质量鉴定（水银称重法）

血红蛋白吸管和血细胞计数板是细胞计数中影响检验结果的主要因素，因此，在细胞计数前必须对血红蛋白吸管和计数板进行质量鉴定，鉴定合格后方可使用。

血红蛋白吸管的质量鉴定方法如下：将干燥洁净的 $20\mu L$ 吸管用胶塞与 1mL 注射器乳头部紧密接通。把注射器活栓抽出约 1cm，再将吸管尖插入水银中，准确吸取水银至 $20\mu L$ 刻度处，注入已知重量的称量瓶内。

在分析天平上准确称出水银重量，同时用校准的 0～50℃ 的水银温度计测定水银温度，然后用下列公式求出血红蛋白吸管的容积。每支吸管重复测定 3 次，然后用下列公式求出血红蛋白吸管的容积和误差。

注意事项：①所用的水银应为新开封的 AR 级试剂，吸取水银时不可用手直接触摸水银瓶，称量结果应保留小数点后 4 位数字。②因水银能溶解多种金属，操作过程中严防其他金属污染。③水银是剧毒品，并有挥发性，务必谨慎操作，及时加盖，防止水银污染台面及衣物。

五、血细胞计数板的质量鉴定

（一）原理

0.3g/L 酚红碱性溶液在 559nm 有很宽的线性范围（稀释数百倍仍呈线性），并且显色稳定，分别测定计数池和比色皿的吸光度即可求出计数池的深度及其误差。

(二)仪器

721 或 751 分光光度计,光径 10mm 标准比色皿(误差<50/μm),待测计数板,自制比色架。

(三)试剂

1.0.3g/L 酚红溶液

取 0.03g 酚红溶解于 0.1mol/L 碳酸钠溶液 100mL 中,摇匀,过滤后备用。

2.稀释酚红溶液

准确吸取 0.3g/L 的酚红溶液 1mL,放入已校准的 100mL 容量瓶中,以 0.1mol/L 的碳酸钠溶液稀释至刻度。

(四)测定

用潮湿棉棒轻轻擦拭计数池两侧的盖片支面和盖玻片,迅速用推压法加合格专用盖玻片使其固定(翻转计数板 2～3 次,盖玻片不脱落),向计数池内充入蒸馏水,置于专用比色架上,用 559mm 调 0 点(光束垂直射入盖玻片面),取出计数板擦净,用同样方法滴入 0.3g/L 的酚红溶液,测其吸光度,重复 2 次求其吸光度均值,然后用 10mm 光经比色皿在同样条件下测稀释酚红吸光度,重复 2 次,求吸光度均值(水调为零)。

第二节 红细胞参数平均值的计算

将测得的红细胞数量、血红蛋白量和红细胞比积 3 项数据,按以下公式可以计算出红细胞的 3 个平均值。

一、平均红细胞容积

平均红细胞容积(MCV)是指每个红细胞的平均体积,以飞升(fL)为单位(1L=10^{15}fL)。

二、平均红细胞血红蛋白量

平均红细胞血红蛋白量(MCH)是指每个红细胞内所含血红蛋白的平均量,以皮克(pg)为单位(1g=10^{12}pg)。

三、平均红细胞血红蛋白浓度

平均红细胞血红蛋白浓度(MCHC)是指平均每升 RBC 中所含血红蛋白的浓度,以 g/L 为单位。

(一)正常参考值

320～360g/L。

(二)临床意义

根据上述 3 项红细胞平均值可进行贫血的形态学分类。

贫血的形态学分类取决于红细胞计数、血红蛋白量和红细胞比积测定的准确性。目前临床上已广泛应用血细胞多参数自动测量仪,上述各项红细胞平均值可通过测量仪内部的微电脑运算,直接获得结果。另外,以上数值只表示红细胞的平均值,正常细胞性贫血并不意味着患者的红细胞形态无改变。例如溶血性贫血、急性白血病贫血的形态学分类属正常细胞性贫血,但其红细胞可能有明显大小不均和异形红细胞,在大细胞性贫血时也可能有小细胞存在,在小细胞贫血时也可以出现一些大红细胞或异常红细胞,这些只有在血涂片中才能观察到。因此,计算红细胞平均值具有一定局限性,必须进行血液涂片来观察红细胞形态才能得出完整的概念。

第三节　红细胞形态异常

当各种贫血时,不仅红细胞数量和血红蛋白含量减少,而且红细胞形态和着色也会有不同程度的改变。这种形态改变可反应贫血的性质和骨髓造血功能,对贫血的诊断、鉴别诊断有一定的参考价值。

一、大小异常

正常红细胞大小基本一致,直径为 $6\sim9\mu m$。当各种贫血时,红细胞的大小可以发生改变,出现红细胞大小不均。红细胞直径 $>10\mu m$ 者称为大红细胞,$>15\mu m$ 者称为巨红细胞,$<6\mu m$ 者称为小红细胞。

(一)小红细胞

红细胞直径 $<6\mu m$ 为小红细胞,见于低色素性贫血,主要是缺铁性贫血。当贫血严重时,因血红蛋白合成不足,细胞体积变小,中央淡染区扩大,红细胞呈小细胞低色素性。球形细胞的直径也 $<6pm$,但其厚度增加,血红蛋白充盈良好,中央淡染区消失。

(二)大红细胞

红细胞的直径 $>15\mu m$ 为大红细胞,见于溶血性贫血、急性失血贫血,也可见于巨幼红细胞性贫血。

(三)巨红细胞

红细胞的直径 $>15\mu m$ 为巨红细胞,常见于叶酸和(或)维生素 B_{12} 缺乏所致的巨幼红细胞性贫血。巨红细胞常呈椭圆形,内含血红蛋白量高,中央淡染区常消失。也见于巨幼细胞性贫血、肝脏等疾病。

(四)红细胞大小不均

红细胞大小悬殊,直径可相差一倍以上。这种现象见于病理造血,反映骨髓中红细胞系增生明显旺盛。在增生性贫血如低色素性贫血、溶血性贫血、失血性贫血等贫血程度达中度以上时,均可见不同程度的红细胞大小不均,在巨幼红细胞性贫血时尤为明显。

二、形态异常

对于贫血患者来说,不仅有红细胞和血红蛋白数量的减少,也常有红细胞质量的改变,这些改变可从染色后的血涂片上反映出来。对贫血的病因分析具有一定的意义。因此,在贫血病例的诊断中,不仅要进行红细胞数和血红蛋白量的测定,还应仔细观察红细胞的形态有无改变。

(一)球形红细胞

红细胞直径通常<6μm,厚度通常>2.9μm。在涂片上显示细胞体积小,着色深,中央淡染区消失,呈小球状。主要见于遗传性球形红细胞增多症,自身免疫性溶血性贫血,异常血红蛋白病(Hbs 及 Hbc)等。此种细胞在涂片中占 20%以上时具有参考价值,但在发生急性溶血后球形细胞可以大量破坏,使其比例减低。

(二)椭圆形红细胞

红细胞的横径缩短,长径增大,横径/长径<0.78,呈卵圆形。正常人外周血涂片中最多不超过 15%。当这种细胞高达 25%～50%时具有诊断价值。遗传性椭圆形红细胞增多症,一般可高达到 25%～50%。当患巨幼红细胞性贫血时也可达 25%。

(三)口形红细胞

红细胞中央淡染区呈扁平裂缝状,宛如微张开口的嘴。正常人血涂片中此种细胞小于 4%,当患遗传性口形红细胞增多症、弥散性血管内凝血(DIC)及乙醇中毒时口形红细胞明显增多。

(四)靶形红细胞

靶形红细胞比正常红细胞偏薄,中央淡染区扩大,中心部位有少许血红蛋白存留而深染,部分可与周围的血红蛋白连接,形似射击的靶子。当患地中海贫血、异常血红蛋白病(血红蛋白 C、D、E、S 病)等疾病时,此细胞常在 20%以上。当患缺铁性贫血、溶血性贫血、阻塞性黄疸时,以及脾切除后也可见到少量靶形红细胞。

(五)镰形红细胞

镰形红细胞形如镰刀状,也可呈麦粒状或冬青叶状,见于镰形红细胞性贫血(HbS 病)。由于此种细胞内存在异常血红蛋白 S(HbS),在缺氧情况下,HbS 分子易于聚合成长形或尖形的螺旋状结晶体,使细胞膜发生变形,红细胞变成镰形,这种变化是可逆的,当 HbS 与氧结合时,镰变的红细胞又恢复为正常形状。因此,检查这种镰形细胞须将血液制成湿片,然后加入还原剂(如偏亚硫酸氢钠或亚硫酸氢钠)后用盖片加封(红细胞镰变试验)才能观察到。

(六)泪滴形红细胞

泪滴形红细胞呈泪滴状或手镜状。骨髓纤维化时此种细胞明显增多,当患海洋性贫血、溶血性贫血时也可见到该细胞。

(七)棘形红细胞

棘形红细胞外周呈钝锯齿状突起。当患棘形红细胞增多症(遗传性 β-脂蛋白缺乏症)时,该细胞可高达 70%～80%,脾切除术后,乙醇中毒性肝脏疾病、尿毒症等也可见到该细胞。

(八)红细胞形态不整(红细胞异形症)

红细胞形态不整是指红细胞发生各种明显的形态学异常改变。红细胞可呈梨形、泪滴形、新月形、长圆形、哑铃形、逗点形、三角形、盔形、球形、靶形等。其见于红细胞因机械或物理因素所致的破坏。如:弥散性血管内凝血、血栓性血小板减少性紫癜、恶性高血压、心血管创伤性溶血性贫血、严重烧伤等。

(九)锯齿细胞

锯齿细胞形态和皱缩的红细胞相似,主要见于尿毒症、丙酮酸激酶缺乏症和阵发性睡眠性血红蛋白尿症等疾病中。

三、染色异常

红细胞着色深浅取决于所含血红蛋白量的多少。正常红细胞在 Wright 染色的血涂片中呈淡橘红色圆盘状,中央有生理性淡染区,通常称正常色素性红细胞。该细胞除见于正常人外,再生障碍性贫血、急性溶血性贫血、急性失血性贫血、白血病等患者的红细胞也属正常色素性。染色反应异常有以下几种:

(一)低色素性

红细胞染色过浅,中央淡染区扩大,红细胞内血红蛋白含量明显减少,常见于缺铁性贫血、海洋性贫血、铁粒幼细胞性贫血,也可见于某些血红蛋白病。

(二)高色素性

红细胞着色深,中央淡染区消失,其平均血红蛋白含量增高,常见于巨幼红细胞性贫血和球形红细胞增多症。

(三)嗜多色性(多染色性)

红细胞呈淡灰蓝或灰红色,是一种刚脱核而未完全成熟的红细胞,体积较正常红细胞稍大,胞质中嗜碱性着色物质是少量残留的核糖体、线粒体等成分。有人认为,这种细胞经活体染色后即为网织红细胞。其在正常人外周血中可见到少量(约占 1%),其增多反映骨髓造血功能活跃,红细胞系增生旺盛。其见于各种增生性贫血。

四、结构异常

(一)嗜碱性点彩

Wright 染色血涂片中,红细胞胞质内可见散在的、大小和数量不等的深蓝色颗粒,故又称点彩红细胞。该颗粒是因为胞质中的核糖体发生聚集变性所致,正常人很少,约为 0.01%。当患增生性贫血、巨幼红细胞性贫血、骨髓纤维化等疾病时增多。当铅、汞、锌、铋等重金属中毒时,因红细胞膜受重金属损伤,胞质中的核糖体发生聚集变性,该细胞明显增多,故常作为重金属中毒诊断的重要指标之一。

(二)Howell-Jolly(染色质小体)

Howell-Jolly 中含有紫红色圆形小体,大小不等,数量不一。此小体可能是幼红细胞在核分裂过程中出现的一种异常染色质,或是核染色质的残留部分。此小体常见于溶血性贫血、巨幼红细胞性贫血、脾切除术后、红白血病或其他增生性贫血。

(三)Cabot 环

Cabot 环为在红细胞中出现的一种紫红色呈圆形或"8"字形红细线状环。有人认为,Cabot 环是核膜的残留物,现认为可能是纺锤体的残余物或者是由于胞质中的脂蛋白变性所致,常与 Howell-Jolly 小体同时出现。Cabot 环见于溶血性贫血、恶性贫血、巨幼细胞性贫血、脾切除后、铅中毒等。

(四)有核红细胞

正常成人外周血中不能见到,在出生 1 周之内的新生儿外周血中可少量见到。成人外周血中出现有核红细胞均属病理现象。

(1)增生性贫血:最常见于各种溶血性贫血,急性失血性贫血、巨幼红细胞性贫血、严重的低色素性贫血。以出现晚幼红细胞或中幼红细胞为多见。外周血中出现有核红细胞表示骨髓中红细胞系增生明显活跃。

(2)红血病、红白血病:骨髓中幼稚红细胞异常增生并释放入血,以原红细胞、早幼红细胞为多见。

(3)髓外造血:骨髓纤维化时,脾、肝、淋巴结等组织恢复胚胎时期的造血功能,这些组织因缺乏对血细胞释放的调控能力,幼稚血细胞大量进入外周血。各发育阶段的幼红细胞都可见到,并可见到幼稚粒细胞及巨核细胞。

(4)其他:如骨髓转移癌、严重缺氧等。

第四节　血细胞比容测定

血细胞比容是指单位体积血液中红细胞所占的比积。

一、Wintrobe 法

(一)原理

将一定量的抗凝血液,经过一定速度和时间离心沉淀后,沉下压实的红细胞体积与全血体积之比即为红细胞比积或血细胞比容。

(二)器材

(1)红细胞比积管(Wintrobe 管):为一长 11cm、内径 2.5mm、容量约 0.7mL 的平底厚壁玻璃管,管上有 100mm 刻度,其读数一边由下而上,供测红细胞比积用;另一边由上而下,供测血沉用。

(2)长毛细吸管:吸管的细长部分必须超过 11cm 管端方可到红细胞比积管的底部(亦可用 1mL 注射器和长穿刺针头代替)。

(三)抗凝剂

(1)双草酸盐抗凝剂。

(2)肝素抗凝剂。

(3)EDTA-Na$_2$。

(四)方法

(1)抽取静脉血 2mL,注入事先已烘干的双草酸盐或者肝素抗凝瓶中,立即混匀。

(2)用长毛细吸管吸取混匀的抗凝血,插入温氏管底部,然后将血液缓慢注入至刻度"0"处。注意不能有气泡。然后用小橡皮塞塞紧管口。

(3)将灌好血的离心管用相对离心力 2264g,水平离心 30min。

(4)记录红细胞层的高度,再离心 10min,至红细胞不再下降为止,以升/升(L/L)为单位报告结果。

(5)离心后血液被分为 5 层,由上至下各层成分分别为:①最上层为血浆。②白色乳糜层为血小板。③灰红色层为白细胞和有核红细胞。④紫黑红色层是氧合血红蛋白被白细胞代谢还原所致的红细胞。⑤最下层是带氧红细胞层,读红细胞柱的高度以紫黑红色层红细胞表面为准,结果乘以 0.01,即为每升血液中血细胞比容。

二、微量离心法

(一)操作

(1)使用虹吸法采外周血充进毛细血管内。

(2)把毛细管的一端插入橡皮泥中,封口。

(3)用高速离心机以 12 000r/min 离心 5min。

(4)取出,量取血液总长度和压实的红细胞长度。

(5)计算压实红细胞所占的百分比。

(二)正常参考值

男性:0.42～0.49L/L(42%～49%),平均为 0.456L/L(45.6%)。

女性:0.37～0.43L/L(37%～43%),平均为 0.40L/L(40%)。

(三)临床意义

血细胞比容减少见于各种贫血。由于贫血种类不同,血细胞比容减少的程度并不与红细胞计数减少程度完全一致。由血细胞比容、红细胞计数及血红蛋白检验 3 个实验结果可以计算出平均红细胞容积、平均红细胞血红蛋白含量和平均红细胞血红蛋白浓度,从而进行贫血的形态学分类,这有助于各种贫血的鉴别。

血细胞比容增多见于:①各种原因所致的血液浓缩,如大量呕吐、大手术后、腹泻、失水、大面积烧伤等,通过测定比积来决定是否需要静脉输液及确定输液量;②真性红细胞增多症和继发性红细胞增多症,有时可高达 0.80L/L 左右。

三、血细胞比容测定的质量控制

(一)Wintrobe 法

血细胞比容测定方法很多,其中最准确的方法是放射性核素测定法,该法被 ICSH 定为参考方法,但因该法不易推广,常规应用较多的是 Wintrobe 法和微量离心法,前者因夹杂血浆量大渐趋淘汰,所以 WHO 将微量离心法作为常规首选方法向世界各国推广。该法的主要优点是用血量少,夹杂的血浆量少,方法快(微量离心法测定结果比 Wintrobe 法平均低 0.01～0.02)。

(1)双草酸盐抗凝剂对细胞有轻微缩小作用,且只能维持 3h。而肝素对红细胞体积作用甚微,可忽略不计。EDTA-Na$_2$ 抗凝剂在室温下可维持红细胞体积 48h 不变。本试验所用抗凝剂应以不影响红细胞体积为首选。

(2)静脉取血时,当针刺入血管后,应立即除去止血带再抽血,以防血液淤积而浓缩。

(3)离心管和注射器必须洁净干燥,防止溶血,如有溶血现象时应加以注明,特别是溶血性贫血患者。

(4)离心条件要恒定,因为红细胞压缩程度受相对离心力大小和离心时间的影响较大。本试验要求相对离心力 2264g 离心 30min。

相对离心力(RCF)(G)=1.18×10^{-5}×有效离心半径(cm)×2/min

有效离心力半径是指从离心机的轴心至红细胞层中点的距离(cm)。如离心机有效半径不足或患者红细胞增多或离心机转速不足,均可使相对离心力降低,必须适当延长离心时间,或提高离心速度加以纠正。

(二)微量离心法

(1)采血部位以红细胞计数的采血部位为宜,但刺血应稍深,以血液能自动流出为宜,取第2滴血检验。

(2)橡皮泥封管口底面应平,确保封严封牢,以深入毛细血管内 2mm 左右为宜。

(3)离心力(RCF)以 10 000～15 000g,5min 为宜,当 HCT>0.5 时应再离心 5min。

(4)如使用静脉血测定,采血时最好不使用压脉带,用较粗采血针和较大血容器,以便血液能与空气充分混合,防止 $HbCO_2$ 对 HCT 有影响。

(5)进行双份试验,双份试验结果之差应≤0.01。

第五节　红细胞沉降率测定

一、Westergren 法

将抗凝血置于特制的血沉管中,观察红细胞在一定时间内沉降的距离,称为红细胞沉降率,简称血沉(ESR)。红细胞沉降率测定有多种方法,WHO(LAB/86.3)推荐 Westergren 法,现将 Westergren 法介绍如下。

(一)原理

抗凝血置于特制的血沉管中,垂直竖立 1h,观察红细胞下沉的速度,用血浆段的高度(mm)来表示。影响 ESR 的因素很多,其中最重要的因素是红细胞缗钱状的形成。因为红细胞形成缗钱状或凝集成团后总面积减少,所承受的血浆阻力也减少,下降的速度要比单个分散的红细胞快得多。影响缗钱状形成的主要因素有以下几种:

1.血浆中各种蛋白的比例

一般认为,血沉加快主要是由于血浆中各种蛋白成分比例发生了改变,而与总蛋白浓度无关。清蛋白带负电荷,球蛋白与纤维蛋白原带正电荷。在正常情况下,血浆蛋白所带的正、负电荷呈平衡状态,而红细胞因细胞膜表面的唾液酸而带负电荷,彼此排斥间距约为 25nm,较为稳定。如血浆中纤维蛋白原或球蛋白含量增加或清蛋白含量减少,改变了电荷的平衡,致使红细胞表面的负电荷减少,容易使红细胞形成缗钱状而血沉加快。相反,如血浆纤维蛋白原减少或清蛋白增多时,血沉减慢。现已公认,血浆中带有正电荷的不对称的大分子物质纤维蛋白原是最强有力的促缗钱状聚集的物质,其次为球蛋白,再次为 α、β 球蛋白。此外,胆固醇、三酰甘油也有促进红细胞形成缗钱状的作用,而清蛋白及卵磷脂有抑制的作用。

2.红细胞的数量和形状

正常情况下,红细胞沉降率和血浆回流阻逆力保持一定的平衡状态,如红细胞数量减少,会造成总面积减少,所承受的血浆逆阻力也减少,因此,血沉加快。但数量太少会影响聚集成缗钱状,使血沉的加快与红细胞减少程度不成比例。反之,红细胞增多时血沉减慢。红细胞直径越大血沉越快,球形红细胞不易聚集成缗钱状,血沉减慢。

3.血沉管的位置

血沉管倾斜时,红细胞沿管壁一侧下沉,而血浆沿另一侧上升,使血沉加快。

(二)试剂及材料

(1)109mmol/L枸橼酸钠(32g/L $Na_3C_6H_5O_7 \cdot 2H_2O$,AR)。

(2)魏氏血沉管长300mm±1.5mm,内径2.5～2.7mm(误差不得超过±0.05mm),管上刻有200mm刻度,可容血液1mL左右。

(3)血沉管架。

(三)操作

(1)取枸橼酸钠抗凝剂0.4mL,加入玻璃小瓶中。

(2)取静脉血1.6mL立即放入上述玻璃小瓶中混匀。

(3)用魏氏血沉管吸血到刻度"0"处,管内不应有气泡。

(4)把血沉管垂直固定在血沉架上,1h后读取红细胞沉降的毫米数,即为红细胞沉降率。

(四)正常参考值

男性:0～15mm/h。

女性:0～20mm/h。

(五)临床意义

血沉的改变无特异性,不能单独依靠血沉诊断某种疾病,但对疾病的变化发展鉴别诊断和疗效观察有一定参考价值。

1.生理性变化

正常成年男性血沉沉降率变化不大。新生儿因纤维蛋白原含量低,血沉较慢。12岁以下的儿童、妇女月经期、妊娠3个月以上、老年人等血沉稍快。高原地区居民因有代偿性红细胞增多,故血沉低于平原地区居民。

2.病理性变化

(1)血沉增快。①帮助观察结核等疾病的动态:急性细菌性炎症时,血中急性期反应物质迅速增多,包括 α_1 胰蛋白酶、α_2 巨球蛋白、C-反应蛋白、转铁蛋白、纤维蛋白原等。这些物质均能在不同程度上促进红细胞聚集,故在炎症发生后2～3d即可出现血沉增快。风湿热变态反应性结缔组织炎症活动期血沉增快,病情好转时血沉减慢。可能与血中清蛋白降低、γ及 α_2 球蛋白增高有关。慢性炎症如当结核病变呈活动性时,血中纤维蛋白原及球蛋白含量增加,血沉明显加快。病变渐趋静止,血沉也逐渐恢复正常;当病变再活动时,血沉又可加快。②组织损伤及坏死:范围较大的组织损伤或手术创伤常致血沉加快,如无并发症,一般2～3周内恢复正常。当患缺血性组织坏死,如心肌梗死、肺梗死时,常于发病2～3d后血沉增快,可持续1～3周。当患心绞痛时血沉正常,故血沉测定可作为心肌梗死和心绞痛的鉴别参考。组织损伤或坏死引起血沉加快的机制大致与急性炎症相同。③恶性肿瘤:增长快速的恶性肿瘤血沉多明显增快,可能与 α_2 巨球蛋白和纤维蛋白原增高,以及肿瘤组织坏死、继发感染、贫血等因素有关。肿瘤经手术切除或有效化学治疗、放射治疗后血沉渐趋正常,复发或转移时又增快。良性肿瘤血沉多正常。④各种原因所致的高球蛋白血症:如当患多发性骨髓瘤、巨球蛋白血症、恶性淋巴瘤、风湿性及类风湿关节炎、亚急性细菌性心内膜炎等疾病所致的高球蛋白血症时,血沉常明显增快。慢性肾炎、肝硬化时常因清蛋白减少、球蛋白增高,导致血沉明显增快。当患多发性骨髓瘤、巨球蛋白血症时,因血中异常免疫球蛋白大量增多引起血液黏滞度增高出现高黏滞性综合征时,红细胞沉降率反而受抑制,血沉可不增快甚至减慢。⑤贫血:贫血患者血红蛋白低于 90g/L 时,血沉可轻度增快,并随贫血加重而增快。但当严重贫血时,因红细胞过少不易形成缗钱状聚集,故血沉的增快并不与红细胞的减少成正比。遗传性球形红细胞增多症、镰形细胞性贫血、红细胞异形症等,因异形红细胞不易聚集成缗钱状,故虽有贫血但血沉增快并不明显,镰刀形红细胞性贫血患者的血沉甚至很慢。⑥高胆固醇血症:如当患于动脉粥样硬化、糖尿病、肾病综合征、黏液性水肿、原发性家族性高胆固醇血症等时,血沉均见增快。

(2)血沉减慢:一般临床意义较小。当红细胞数量明显增多或纤维蛋白原含量严重降低时,血沉可减慢。

综上,红细胞沉降率测定在临床诊断上虽有一定参考价值,但并无特异性。临床上一般用于以下情况:①动态观察病情变化,如当患风湿热、结核病、心肌梗死等疾病活动时血沉增快,病情好转或静止时,血沉多较前减慢或恢复正常。②用作良性肿瘤与恶性肿瘤的鉴别:良性肿瘤血沉多正常,而恶性肿瘤则有不同程度增快,晚期或有转移时常明显增快。③反映血浆中球蛋白增高,从而可以对一些可以导致高球蛋白血症的疾病进行分析、诊断与鉴别诊断。

二、红细胞沉降率的质量控制

血沉管与血沉架要符合标准,血沉管长为 300mm±1.5mm,内径为 2.55mm±0.15mm。同一管内孔径不均一性误差应小于±0.05mm,上下口等大、等圆,平整光滑与长轴垂直,血沉管外刻度为 0~200mm,误差小于±0.35mm,最小分值为 1mm,彼此相差<0.2mm,管壁外应有魏氏(Westergren)标志。

(1)抗凝剂浓度必须准确,浓度增加会使血沉减慢,最好每周配制一次,置冰箱中保存。血与抗凝剂的比例(4∶1)要准确,抽血应在 30s 内完成,不得混入消毒剂,要避免形成凝块,因为血液凝固会使血浆纤维蛋白原减少,血沉减慢。

(2)注射器、试管、血沉管要干燥洁净,避免溶血。不得有血浆蛋白和洗涤剂残留物,有人主张不用重铬酸钾硫酸清洗液和去污剂清洗用过的血沉管,而用丙酮-水系统处理。

(3)抽血后尽快进行检验,最长不应超过 2h,置 4℃冰箱最长不应超过 6h,EDTA-K$_2$抗凝血(1.5mg/mL 血)4℃不应超过 24h。

(4)血沉管应完全直立,倾斜会加速红细胞沉降。经研究,血沉管倾斜 3°,沉降率可增加30%,所以血沉架必须保证垂直竖立。

(5)温度可影响红细胞沉降率。温度高则沉降快,反之则慢。要求室温在 15~25℃时进行检验。

(6)避光,避振动,避通风环境。

第五章　白细胞检验

第一节　白细胞检验的基本方法

一、白细胞功能检验

(一)墨汁吞噬试验

1.原理

血液中中性粒细胞及单核细胞对细菌、异物等具有吞噬作用。在一定量的肝素抗凝血中，加入一定量的墨汁，经 37℃温育 4h，涂片染色镜下观察吞噬细胞对墨汁的吞噬情况，并计算吞噬率及吞噬指数。

2.参考值

成熟中性粒细胞吞噬率 74％±15％，吞噬指数 126±60；成熟单核细胞吞噬率 95％±5％，吞噬指数 313±86。

3.临床评价

粒细胞的吞噬功能仅限于成熟阶段，单核细胞幼稚型和成熟型都具有吞噬能力。急性单核细胞白血病 M5a 为弱阳性，M5b 吞噬指数明显增高。急性粒细胞白血病(M₂)、急性淋巴细胞白血病和急性早幼粒细胞白血病的原始及幼稚细胞多无吞噬能力，吞噬试验为阴性。急性粒－单核细胞白血病呈阳性反应，对鉴别有一定价值。慢性粒细胞白血病的成熟中性粒细胞吞噬能力明显减低。

(二)白细胞吞噬功能试验

1.原理

分离白细胞悬液，将待测的吞噬细胞与某种可被吞噬而又易于查见计数的颗粒物质如葡萄球菌混合，温育一定时间后，细菌可被中性粒细胞吞噬，可在镜下观察中性粒细胞吞噬细菌的情况，根据吞噬率和吞噬指数即可反映吞噬细胞的吞噬功能。

2.参考值

吞噬率(％)＝吞噬细菌的细胞数/200 个(中性粒细胞)×100％，正常人为 62.8％±1.4％；吞噬指数＝200 个中性粒细胞吞噬细胞总数/200 个(中性粒细胞)，正常人为 1.06±0.05。

3.临床评价

吞噬细胞分大吞噬细胞和吞噬细胞两大类。前者包括组织中的巨噬细胞和血循环中的大单核细胞，后者主要是中性粒细胞。本试验可了解中性粒细胞的吞噬功能。比如吞噬率和吞噬指数增高，反映中性粒细胞吞噬异物功能的增强，常见于细菌性感染。对疑有中性粒细胞吞噬功能低下者，有帮助确诊的价值。

(三)血清溶菌酶活性试验

1.原理

溶菌酶能水解革兰阳性球菌细胞壁乙酰胺基多糖成分,使细胞失去细胞壁而破裂。以对溶菌酶较敏感的微球菌悬液为作用底物,根据微球菌的溶解程度来检测血清或尿中溶菌酶的活性。

2.参考值

血清(5~15)mg/L,尿(0~2)mg/L(比浊法)。

3.临床评价

在人体血清中的溶菌酶,主要来自血中的单核细胞和粒细胞,其中以单核细胞含量最多。在中性粒细胞中,从中幼粒细胞到成熟粒细胞可随细胞的成熟程度而增高。嗜酸性粒细胞,除中幼阶段外,均无此酶活性。淋巴细胞中则含量极低。血清和血浆中的溶菌酶大部分是由破碎的白细胞所释放。血清溶菌酶含量增高。可见于部分急性髓细胞白血病。急性单核细胞白血病(简称急单)的血清溶菌酶含量明显增高,由于成熟单核细胞溶菌酶的含量很多,因而在周围血中成熟单核细胞的多少,直接影响血清溶菌酶的测定值。一般认为急单血清溶菌酶增高,是由于患者的单核细胞不能转移到组织内或溶菌酶迅速从单核细胞释放入血的结果。尿溶菌酶含量也增高,故尿溶菌酶阴性可排除急性粒－单核细胞白血病的诊断。急性粒－单核细胞白血病血清溶菌酶含量也有明显增高,其增高程度与白细胞总数有关在治疗前其含量明显高,表示细胞分化程度较好,预后亦较好。急性粒细胞白血病的血清溶菌酶的含量可正常或增高,临床意义与急性粒－单核细胞白血病相似。急性粒细胞白血病和急性粒单核细胞白血病都是在治疗缓解,白细胞计数减少时,其含量也同时下降,但在复发时上升。血清溶菌酶含量减低。急性淋巴细胞白血病多数减低,少数正常。慢性粒细胞白血病血清溶菌酶含量正常,但急变时下降。

(四)硝基四氮唑蓝还原试验

1.原理

硝基四氮唑蓝(NBT)是一种染料,其水溶性呈淡黄色。当被吞入或掺入中性白细胞后,有产生过氧化物酶的作用,可接受葡萄糖中间代谢产物葡萄糖-6-磷酸在己糖磷酸旁路代谢中NADPH氧化脱下的氢,而被还原成非水溶性的蓝黑色甲蜡颗粒,呈点状或片状沉着在胞质内有酶活性的部位,可在显微镜下观察并计数阳性细胞百分比。

2.参考值

正常成人的阳性细胞数在10%以下。若有10%以上中性粒细胞能还原NBT,即为NBT还原试验阳性;低于10%则为阴性。

3.临床评价

用于中性粒细胞吞噬杀菌功能异常的过筛鉴别和辅助诊断儿童慢性肉芽肿(CGD),葡萄糖-6-磷酸脱氢酶(G-6-PD)缺乏症,髓过氧化物酶缺乏症和Job综合征,NBT还原试验阳性如在涂片中能查出几个出现甲腊沉淀的中性粒细胞即可排除CGD。故本试验可用于这些疾病的过筛鉴别和辅助诊断。如在涂片中未查出有甲腊沉淀的中性粒细胞而又不能确定是CGD时,可做细菌内毒素激发试验确诊之。方法如下:将10g大肠埃希菌内毒素溶于50mL生理盐水,取 0.05mL 与 0.5mL 肝素抗凝血(12.5 单位肝素/mL 血)在试管内混匀,盖住管口置室温 15 分钟后,按前述方法进行 NBT 还原试验。若 NBT 还原阳性细胞超过 29%,即可否定 CGD;若仍在 10% 以下,即可诊断为中性粒细胞吞噬杀菌功能异常。用于细菌感染的鉴别。全身性细菌感染时,患者的 NBT 还原阳性细胞在 10% 以上,而病毒感染或其他原因发热的患者则在 10% 以下。但若细菌感染而无内毒素等激发白细胞还原 NBT 的物质入血时,也可在 10% 以下。器官移植后发热的鉴别。器官移植后发热,若非细菌感染所致,其 NBT 还原试验阴性;若该试验阳性,则提示可能有细菌感染。无丙种球蛋白血症、镰状细胞病、恶性营养不良、系统性红斑狼疮、类风湿关节炎、糖尿病等,以及应用激素、细胞毒药物、保泰松等治疗时,NBT 还原阳性细胞比例可降低。新生儿、小儿成骨不全症、心肌梗死急性期、淋巴肉瘤、变应性血管炎、脓疱性银屑病、皮肌炎、某些寄生虫感染(如疟疾)和全身性真菌感染(如白色念珠菌性败血症)、注射伤寒菌苗后、口服避孕药或黄体酮后,NBT 还原阳性细胞比例可升高。

(五)白细胞趋化性试验

1.原理

在微孔滤膜的一侧放入粒细胞,另一侧放入趋化因子(细菌毒素、补体 C3a、淋巴因子等),检测离体粒细胞潜过滤膜到达趋化因子这一侧定向移动的能力。

2.参考值

趋化指数为 3.0~3.5。

3.临床评价

趋化性是粒细胞到达炎症局部所必需的。本试验是观察粒细胞向感染灶运动能力的一项重要检测方法。趋化功能异常可见于维斯科特－奥尔德里奇综合征、幼年型牙周炎、糖尿病、烧伤新生儿、慢性皮肤黏膜白色念珠菌病、高 IgE 综合征、先天性鱼鳞病、膜糖蛋白(相对分子质量11 000)缺陷症、肌动蛋白功能不全症、Chediak-Higashi 综合征。

(六)吞噬细胞吞噬功能试验

1.原理

活体巨噬细胞、单核细胞在体内外均有吞噬细菌、异物的功能,在体外将细胞与异体细胞或细菌混合孵育后,染色观测其吞噬异体细胞或细菌的数量,可了解其吞噬功能。利用中药斑蝥在人的前臂皮肤上发疱,造成非感染性炎症,诱使单核细胞游出血管大量聚集于疱液内,抽取疱液则成为天然提纯的吞噬细胞悬液。以鸡红细胞为靶细胞,在体外 37℃ 条件下观察吞噬细胞对鸡红细胞的吞噬消化活性,取试管内的细胞进行涂片染色和镜检并计算吞噬百分率和吞噬指数。

2.参考值

吞噬百分率为 62.77%±1.38%,吞噬指数为 1.058±0.049。

3.临床评价

吞噬细胞是机体单核－吞噬系统的重要组成部分,而单核－吞噬系统与肿瘤的发生发展有密切关系。吞噬细胞在组织中含量多,分布广,移动力强且能识别肿瘤细胞,所以吞噬细胞在机体免疫监视系统中发挥主要作用。吞噬细胞功能检测对基础理论研究和临床治疗都有重要意义,此法可测定吞噬细胞的非特异性吞噬功能。吞噬细胞吞噬功能低下主要见于各种恶性肿瘤,吞噬率常低于45%,手术切除好转后可以上升,故可作为肿瘤患者化学治疗、放射治疗、免疫治疗疗效的参考指标。一些免疫功能低下的患者,吞噬率下降,可作为预测感染发生的概率,并作为检测疗效、判断预后的指标。

二、白细胞代谢及其产物检验

(一)末端脱氧核苷酰转移酶检测

1.酶标免疫细胞化学显示法

(1)原理:末端脱氧核苷酰转移酶(TdT)是一种DNA聚合酶,其在没有模板的指导下,就可以催化细胞的脱氧核苷酸,使其转移到低聚核苷酸或多聚核苷酸的3′OH端,合成单链DNA。兔抗牛TdT抗体能和人细胞的TdT产生交叉反应,可采用免疫荧光技术或酶标免疫细胞化学技术,用辣根过氧化物酶-抗酶复合物在细胞涂片上定位,显示细胞内的TdT。

(2)结果:阳性反应为棕黄色颗粒,定位在细胞核上。TdT为早期T细胞的标志,在正常情况下不成熟的胸腺淋巴细胞出现阳性反应,正常人外周血细胞中极少或无活性。

(3)临床评价 95%以上急性淋巴细胞白血病和大约30%慢性粒细胞白血病急淋变患者外周血细胞有明显的TdT活力,病情缓解后阳性率逐渐减弱。在急性淋巴细胞白血病中,由于细胞表面标志不同,TdT活性也有变化,T-ALL,早B前体ALL细胞的阳性率很高,B-ALL细胞阴性。当外周血中此酶活性升高,就预示着血细胞的恶性变。因此,TdT的测定对急性白血病的鉴别和治疗都有一定意义。

2.同位素检测法

(1)原理:以^{3}H或^{14}C标记的脱氧核苷三磷酸等的dXTP为基质,用低聚脱氧核苷(dA)等人工同聚物作为引物,由于酶反应与引物重合,使基质不溶于三氯醋酸,可用玻璃纤维盘将其吸附,从未被放射性核素标记的反应基质中分离出反应的生成物,计测放射活性。除去不加引物所测定的内源性反应所引起的活性之后,可测算酶的活性。

(2)参考值:正常人骨髓细胞的活性为dGTP掺入1×10^8个细胞的量为(0~0.09)mmol/L。

(3)临床评价:急性淋巴细胞白血病(B-ALL除外)可检出较高的TdT活性,慢性粒细胞性白血病急性变时,约有1/3的病例在原始细胞中能检出高活性的TdT。恶性淋巴瘤中,原始淋巴细胞性淋巴瘤的淋巴结细胞中能检出高的TdT活性。此酶检在研究造血细胞的分化与白血病的关系、白血病细胞的起源、白血病的治疗药物选择上有较重要的作用。

(二)N-碱性磷酸酶检测

1.原理

用P-硝基酚磷酸盐(P-NPP)作为细胞碱性磷酸酶(APase)总活性检测的基质,在反应中生成P-硝基酚,测量400nm时的吸光密度,借以检测出细胞A-Pase的总活性。此外,可通过CASP作为基质来测定N-碱性磷酸酶(N-Apase)的活性。通过酶反应,生成巯乙胺,这是用二硝基苯(DNTB)置换5-硫硝基酸酸;检测412nm的吸光密度,借以检测N-APase的总活性。在基质液中加入用N-丁醇:水(1:3)的混合液提取粗酶液,室温下放置60min,记录酶反应,求出酶反应的速度。一般情况下,N-APase的P-NPP与CASP的水解速度之比(VP-NPP/VCASP)为1.1~2.0,平均为1.8。因此,N-APase的活性许可用VP-NPP-1.8VCASP求出,再从(VP-NPP-1.8VCASP)VP-NPP计算N-APase的百分率。

2.参考值

正常人的粒细胞、淋巴细胞中不能检出 N-APase 的活性。

3.临床评价

在 AML 及 CML 慢性期、CML 急性变的原粒细胞中,均不能检出 N-APase。但在 ALL 和 CML 急淋变时,原始淋巴细胞能检出 N-APase,除在非 T-ALL、非 B-ALL 的幼稚细胞外,在 T-ALL 及具有 B 细胞标志物的原始细胞中亦可检出。因此,认为此酶是从未成熟的白血病性原始淋巴细胞向 T 细胞、B 细胞分化过程中,未成熟的淋巴系统的细胞标志酶。此外,在鼻咽癌、喉癌等被认为是病毒感染的肿瘤细胞中,以及与 EB 病毒有关的传染性单核细胞增多症、Burkitt 淋巴瘤等,均可检出此酶。

(三)酸性 α-醋酸酯酶检测

1.原理

血细胞中的酸性 α-醋酸酯酶(ANAE),在弱酸性(pH5.8)条件下能将基质液中的 α-醋酸萘酯水解,产生 α-萘酚。产生的 α-萘酚再与六偶氮副品红耦联形成不溶性暗红色偶氮副品红萘酚沉淀,定位于胞质内酶活性处,呈现单一的或散在的红色点块状或颗粒状。

2.结果

酸性 α-醋酸酯酶(ANAE)主要分布在 T 细胞和单核细胞内;粒细胞、B 细胞、红系细胞、巨核细胞和血小板中含量较少。T 细胞为 ANAE 阳性细胞,胞质内有大小不等、数量不一的紫红色颗粒或斑块;B 细胞为 ANAE 阴性细胞,胞质呈黄绿色,胞质内无红色斑块;单核细胞为 ANAE 阳性,其胞质内有细小红褐色颗粒斑块。

3.临床评价

酸性 α-醋酸酯酶检测有助于区分 T 细胞和 B 细胞。ANAE 染色在 T 细胞胞质中呈现点状颗粒或大块局限阳性反应;B 细胞大多数为阴性反应,偶见稀疏弥散细小颗粒。鉴别急性白血病类型:急性 T 细胞白血病时细胞为点状或块状阳性,局限分布;急性粒细胞白血病时细胞 ANAE 染色大部分呈阴性或弱阳性反应,颗粒增多的早幼粒白血病细胞阳性反应较强,为弥散性分布;急性粒-单核细胞单呈强阳性反应,胞质为均匀一致的弥散样淡红色或深红色,无点状颗粒。

三、白细胞动力学检验

(一)氚标记脱氧胸苷测定

1.原理

分离的粒细胞并在培养过程中加入 PHA 或特异性抗原刺激后,进入有丝分裂期,此时加入 3H-TdR,可被细胞摄入参与 DNA 合成,其掺入量与 DNA 合成的量和增殖细胞数成正比,用液体闪烁计数器测定 H-TdR 的掺入量,即可判定粒细胞的增殖水平。

2.参考值

SI<2。

3.临床评价

在正常情况下,体内粒细胞在增生池(骨髓)、循环池(血液)及边缘池(组织)之间处于平衡状态,末血中成熟粒细胞数为$(2.5\sim5.5)\times10^9/L$。在罹患血液等病理情况下,这种平衡状态受到不同程度的破坏,即可能出现异常。研究白血病细胞动力学时给急性白血病患者连续静脉输入 3H-TdR,8～10d 后观察到仍有 8%～10% 的白血病细胞未被标记,这一部分白血病细胞增殖相当缓慢。这说明白血病细胞是一群非同步化增生的细胞。

(二)泼尼松刺激试验

1.原理

正常时骨髓中粒细胞贮备量大于外周血中的 10～15 倍,泼尼松具有刺激骨髓中性粒细胞由贮备池向外周血释放的功能。如果受检者骨髓的粒细胞储备池正常,服用泼尼松后经过一定时间贮备池大量释放至血流而使外周血中性粒细胞的绝对值明显增高。反之,则无此作用或作用不明显。可间接测定骨髓粒细胞池粒细胞的贮备功能。

2.参考值

服药后中性粒细胞最高绝对值＞$20×10^9$/L(服药后 5h 为中性粒细胞上升到高峰的时间)。

3.临床评价

泼尼松试验可反应骨髓中性粒细胞储备池的容量。中性粒细胞减少患者,如服用泼尼松后外周血中性粒细胞最高绝对值＞$20×10^9$/L,表明患者中性粒细胞的贮备池正常,粒细胞减少可能是由于骨髓释放障碍或其他因素所致。这对于某些骨髓受损引起粒细胞减少的轻微病例有一定参考及诊断价值。反之,则反映贮备不足。

(三)肾上腺素激发试验

1.原理

白细胞(主要是指中性粒细胞)进入血流后,约半数进入循环池,半数黏附于血管壁成为边缘池的组成成分。此部分白细胞在外周血白细胞计数中不能得到反映。注射肾上腺素后血管收缩,黏附于血管壁上的白细胞脱落,从边缘池进入循环池,致外周血白细胞数增高,其作用持续时间为 20～30min。分别在注射前和注射后 20min 取血,计数中性粒细胞的数量。

2.参考值

粒细胞上升值一般低于$(1.5～2)×10^9$/L。

3.临床意义

白细胞减少者,注射肾上腺素后,如外周血白细胞能较注射前增加 1 倍以上或粒细胞上升值超过$(1.5～2)×10^9$/L,表示患者白细胞在血管壁黏附增多,提示患者粒细胞分布异常,即边缘池粒细胞增多,如无脾大,可考虑为"假性"粒细胞减少。如果增高低于上述值,则应进行其他检查,进一步确定白细胞减少的病因。

(四)二异丙酯氟磷酸盐标记测定

1.原理

二异丙酯氟磷酸盐标记($DF^{32}P$)是利用含有放射性磷的二异内酯氟磷酸作为胆碱酯酶的抑制剂,与细胞上的胆碱酯酶结合,即使细胞崩解,也不再与其他细胞相结合。故对测定血液循环中细胞池的大小以及滞留的时间均非常方便。用于粒细胞动力学研究时,一旦采血制成离体标志物后,即做静脉注射。经过一段时间再次采血。分离粒细胞,通过追踪观察其放射活性的变化,可测知外周血中有关粒细胞池的参数。

2.参考值

粒细胞总数的测定：

标记粒细胞半衰期（$T_{1/2}$）：4～10h。血中滞留时间：10～14h。全血粒细胞池（TBGP）：$(35～70)×10^7/kg$；循环粒细胞池（CGP）：$(20～30)×10^7/kg$；边缘粒细胞池（MGP）：$(15～40)×10^7/kg$；粒细胞周转率（GTR）：$(60～160)×10^7/(kg·d)$。

单核细胞总数的测定：

标记单核细胞半衰期：4.5～10.0h 全血单核细胞池（TBMP）：$(3.9～12.7)×10^7/kg$；循环单核细胞池（CMP）：$(1.0～2.7)×10^7/kg$；边缘单核细胞池（MMP）：$(2.4～11.7)×10^7/kg$；单核细胞周转率（MTR）：$(7.2～33.6)×10^7/kg$。

3.临床评价

对于慢性白血病、真性红细胞增多症和骨髓纤维化的患者，其 TBGP 及 GTR 显著增加。粒细胞半衰期明显延长，急性粒细胞白血病时有轻微的延长，而再生障碍性贫血时各指数测定值均偏低。流式细胞仪检测 DNA 合成及含量：流式细胞仪（FCM）是对单细胞快速定量分析和分选的新技术。当被测细胞被制成单细胞悬液，经特异性荧光染料染色后加入样品管中，在气体压力推动下，流经 $100\mu m$ 的孔道时，细胞排成单列，逐个匀速通过激光束，被荧光染料染色的细胞受到强烈的激光照射后发出荧光，同时产生散射光。荧光被转化为电子信息，在多道脉冲高度分析仪的荧光屏上，以一维组方图或二维点阵图及数据表或三维图形显示，计算机快速而准确地将所测数据计算出来，结合多参数分析，从而实现了细胞的定量分析。

（五）DNA 合成的检测

1.原理

与氚—胸腺嘧啶标记法的原理一样，用 5-溴脱氧尿嘧啶（5-BrdU）掺入 S 期细胞的 DNA，然后用抗 5-BrdU 抗原的特异性抗体，通过免疫荧光技术，用 FCM 准确测定 DNA 合成速率。

2.结果

快速提供有关细胞周期各时相分布的动态参数，间接了解 DNA 的合成情况。

3.临床评价

可直接用于白血病患者体内细胞增殖的动态研究，据此按化学疗法药物对细胞动力学的干扰理论设计最佳治疗方案，静止期肿瘤细胞对化学疗法不敏感而增生期（SG_2M）敏感，可将 G_0 期细胞分化诱导进入 SG_2M 期，再予以细胞杀伤药物，以达到最佳杀伤瘤细胞的效果。

（六）DNA 含量的检测

1.原理

碘化丙啶（PI）荧光染料可嵌入到双链 DNA 和 RNA 的碱基对中与之结合。用 PI 染 DNA 后能在指定波长的光波激发下产生红色荧光，利用 FCM 可将细胞按不同的荧光强度即 DNA 含量分类并绘出 DNA 直方图。细胞在增生周期的不同阶段，其 DNA 含量不同，从 DNA 直方图中可以得出细胞周期不同阶段的细胞百分数。

2.结果

细胞 DNA 含量。V1 细胞中 DNA 含量多少用 DNA 指数（DI）来表示。

根据 DI 值来判断细胞 DNA 倍体的方法是：以正常同源组织细胞作为样品 2CDNA 含量

细胞的内参标准。DNA 倍体的判断标准为 DI＝0.1±2CV，二倍体为 DI＝1.0±2CV，非整倍体（AN）为 DI 值＜0.91，＞1.10。DNA 指数（DI）＝样品 G_0/G_1 期 DNA 量平均数/标准二倍体 DNA 量平均数。细胞周期各时相细胞比率包括 G_0/G_1 期、S 期和 G_2M 期，计算各时相细胞的百分比。其中 S 期细胞百分比也叫 SPF。SPF（％）＝[S（G_0/G_1＋S＋G_2M）]×100％。细胞增生指数（PI）（％）＝[（S＋G_2M）＋（G_0/G_1＋S＋G_2M）]×100％。临床评价：DNA 非整倍体细胞是肿瘤的特异性标志，从 FCM 的 DNA 图形分析，可得知血细胞和骨髓细胞 DNA 的相对含量，从而了解白血病细胞的倍体水平及增生活动。以纵坐标表示细胞数，横坐标表示 DNA 相对含量，可绘出 DNA 不同含量血细胞分布曲线，得到 G 期、S 期和 G_2＋M 期细胞的百分比，尤其对白血病患者血细胞动力学的了解更为重要。急性白血病患者在未经治疗时其骨髓细胞（大多数为白血病细胞）S％（S 期细胞 DNA 的百分含量）明显低于正常骨髓。用流式细胞仪对白血病化疗后监测药效是目前较为灵敏的方法，对比化疗后的细胞内 DNA 含量表化，可迅速得出是否敏感的结论，从而指导临床对初治或复发白血病患者选用和及时更换化学治疗方案。白血病患者外周血白血病细胞多处于 G_0 或 G_1 期。S 期细胞百分率（S％）高者对常用周期特异性药物较为敏感，患者的完全缓解率高，但容易复发。百分率低者对化学治疗不敏感，但一旦缓解，不易复发。根据增生期细胞对周期特异药物比静止期细胞更为敏感，应用 G-CSF 来复苏 G_0 期白血病细胞，有利于提高化学治疗效果。

四、粒细胞抗体检测

（一）荧光免疫法检测

1.原理

受检血清中的抗体和粒细胞结合后，加标记荧光物质的羊抗人 IgG 血清，可使粒细胞膜显示荧光，然后在荧光显微镜下观察阳性比率和荧光强度。

2.结果

阳性反应表示受检血清中存在粒细胞抗体。

3.临床评价

本法敏感性较好，特异性强，临床上常作为确诊免疫性粒细胞减少症的方法。

（二）化学发光法检测

1.原理

用化学发光技术测定单个核细胞与抗体被覆的粒细胞相互作用产生的代谢反应，间接测定抗粒细胞抗体。

2.结果

用发光仪测定增强的化学发光反应，用发光指数表示结果。

3.临床评价

本法比间接荧光免疫法更灵敏，可用于确诊免疫性粒细胞减少症。

（三）流式细胞技术检测

1.原理

采用正常人"O"型抗凝血分离出单核细胞和粒细胞，经 1％多聚甲醛固定，两者再等量混合制成细胞悬液，加受检血清孵育，再加结合异硫氰酸荧光素（FITC）和抗人 F（ab）2IgG，采用流式细胞分析仪进行分析来检测同种反应性粒细胞抗体。

2.结果

荧光强度与粒细胞抗体量呈线性关系,根据荧光强度的大小即可得出粒细胞抗体的量。

3.临床评价

本法不但可对粒细胞抗体做半定量测定,还可以对抗体类型进行分析,以确定是否存在免疫复合物。

五、白细胞免疫标记检测

(一)荧光显微镜计数检测

1.原理

将抗体标记上荧光素制成的荧光抗体,在一定条件下与细胞表面的分化抗原簇相互作用,洗去游离的荧光抗体后,结合于细胞表面的荧光素在一定波长激发光照射下,发出一定波长的荧光,凭借此用荧光显微镜就可检测到与荧光抗体特异结合的表面标志。以鼠抗羊 IgG 做阴性对照,标本中有明显荧光现象就证明有相应的抗原存在,凭借此对标本中的抗原做鉴定和定位。根据标志物和反应程序的不同分为直接荧光法和间接荧光法:直接荧光法,即将荧光素直接标记在特异性抗体上,直接与相应抗原起反应,根据荧光有无来检测抗原。间接荧光法:将荧光素标记抗体,待基质标本中的抗原与相应抗体(一抗)反应,再用荧光标记抗-抗体(二抗)结合第一抗体,呈现荧光现象。另外,还有双标记法,即用两种荧光素分别标记不同抗体,对同一基质标本进行染色,可使两种抗原分别显示不同颜色的荧光。主要用于同时观察细胞表面两种抗原的分布与消长关系。常用异硫氰酸荧光素(FITC)和藻红蛋白作双重标记染色,前者发黄绿色荧光,后者发红色荧光。

2.结果

观察标本的特异性荧光强度一般用"+"号表示,"-"表示无荧光;"±"为极弱的可疑荧光;"+"为荧光较弱但清楚可见;"+~3+"为荧光明亮;"3+~4+"为荧光闪亮。

3.计算公式

阳性细胞率=荧光阳性细胞/(荧光阳性细胞+荧光阴性细胞)×100%。

(二)流式细胞仪计数检测

1.原理

流式细胞仪可作为荧光显微镜的延伸,是将标本细胞用荧光标记制备成悬液,使荧光标记的细胞逐个通过仪器的毛细管,分别辨认细胞形态大小和荧光特征,称为荧光活化细胞分选法(FACS)。与荧光显微镜相比,流式细胞仪优势是短期可分析数万个细胞,还可用计算机记录处理,对各个细胞进行快速多参数定量分析。多色荧光分析还可识别一个细胞上同时存在的数种荧光颜色。

2.结果

流式细胞术的数据显示以直方图形式表示。

(1)单参数直方图。它是一维数据用得最多的图形,可用来进行定性分析和定量分析。在图中横坐标表示荧光信号或散射光强度的相对值,其单位用"道数"表示。"道"即多道脉冲分析器中的道,亦可看成相对荧光(或散射光)的单位。横坐标可以是线性的,也可以是对数的。

直方图的纵坐标通常代表细胞出现的频率或相对细胞数。

(2)二维点阵图。为了显示两个独立数与细胞定量的关系,可采用二维点阵图的显示方式。例如,在此图上,点阵图横坐标是 CD8 细胞的相对含量,纵坐标是 CD4 细胞的相对含量。图上每一点代表 1 个细胞,每个点与纵轴的距离即表示该点的相对值 CD4 值。可以由点阵图得到两个直方图,但两个直方图无法反演成一个二维点阵图。这说明一个点阵图所携带的信息量大于两个直方图所携带的信息量。此外,用流式细胞仪检测时,为分析一群较纯的细胞的表面标志,也可用门技术把其他细胞排除于被分析的细胞外。

(三)碱性磷酸酶－抗碱性磷酸酶桥联酶标法检测

1.原理

碱性磷酸酶－抗碱性磷酸酶桥联酶标术(APAAP)法,是用碱性磷酸酶作为标志物标记已知抗体或抗－抗体,进行抗体抗原反应。先用鼠单抗制备一种碱性磷酸酶－抗碱性磷酸酶单克隆抗体(APAAP)复合物,然后按照细胞抗原成分与第 1 抗体(鼠抗人单抗)、第 2 抗体(兔抗鼠抗体)、APAAP 复合物依次结合后,通过碱性磷酸酶水解外来底物显色,达到抗原定位。

2.结果

高倍镜下计数 200 个有核细胞,其中细胞膜上或细胞质内有红色标志物着染的细胞为阳性,无红色标记为阴性细胞,计算出各片阳性细胞百分率,该百分率即分别代表各单抗所针对抗原的阳性百分率。阳性细胞≥20%为阳性结果。

(四)生物素－亲和素酶标法检测

1.原理

生物素－亲和素酶标(ABC)法是依据亲和素和生物素者间有很强的亲和力,生物素可以和抗体相结合,且结合后仍保持与亲和素连接的强大能力。辣根过氧化物酶标记在亲和素与生物素复合物上形成亲和素－生物素－过氧化物酶复合物,即 ABC。细胞抗原成分与特异性抗体称第 1 抗体结合后,与已标记上生物素的第 2 抗体起反应,再与 ABC 结合。ABC 上辣根过氧化物酶作用于显色剂,使其产生有色沉淀,指示抗原存在部位。

2.结果

同 APAAP 法。

3.临床评价

抗人白细胞分化抗原 CD 系列单克隆抗体与流式细胞仪和多色荧光染料的联合应用,成为研究造血细胞免疫表型,分化发育、激活增生,生物学功能和恶变关系以及造血细胞分离纯化强有力的手段,大大促进了血液学和免疫学的发展。对造血干、祖细胞的研究(或)$CD34^+$造血干细胞(HSC)/祖细胞(HPC)分析与鉴定。由于 $CD34^+$ HCS/HPC 具有自我更新、多向分化以及重建长期造血的细胞生物学性质与功能,分离纯化造血干/祖细胞具有重要的理论与应用价值,也是研究造血增生、分化、调控机制、干/祖细胞体外扩增、干细胞库的建立、造血干细胞移植净化以及基因治疗等的条件与手段。目前,CD34 已成为能识别人类最早造血干/祖细胞的重要标志。人类 $CD34^+$ 细胞分别占骨髓、脐血和外周血有核细胞的 1%～4%、0.5%～1.5% 和 0.05%～0.1%。用阴性选择(用各种抗成熟血细胞单抗去除成熟细胞)和阳性选择($CD34$ 单抗选择出 $CD34^+$ 细胞),开展了分离造血干细胞、祖细胞的研究,还可用流式细胞仪或免疫磁珠吸附分离法对 CD34$^+$ 细胞进行亚群的分选和分析。

T 细胞亚群检测：

用 CD4 和 CD8 单抗可将外周淋巴器官和血液中的 T 细胞分为 CD4$^+$、CD8$^-$（Th）和 CD4$^-$、CD8$^+$（Ts）两个主要亚群。临床上常用测定全 T(CD3)、Th(CD4)、(CD8)以及计算 Th/Ts(CD4/CD8)比值作为机体免疫状态，某些疾病诊断、病期分析,监测治疗和判断预后的参数。可用 T_4/T_8 之比作为排斥检测的指标,比值增高,提示有排斥反应。

急性白血病分型诊断：

白血病是白细胞在分化到某个阶段受阻滞后呈克隆性异常增生的结果。它的发病是多阶段的,不同病因引起的白血病其发病机制不同,白血病细胞具有与其对应的正常细胞相同的分化抗原,利用白细胞分化不同阶段出现的细胞表面标记可以对白血病进行免疫分型。使用单克隆抗体和 FCM 检测已成为对血细胞免疫分型的一种有效方法,既客观,重复性又好。该法结合形态学、细胞化学,可大大提高对血细胞的识别能力,对白血病分型诊断的准确性从 60%～70%提高到 97%。

恶性淋巴瘤分类与诊断中的应用：

淋巴瘤的正确分类有助于提高诊断治疗效果和预后的客观判断。免疫表型与组织学、细胞学的密切结合,使淋巴瘤的分类与诊断更为合理,更能反映其生物学特性。通过淋巴细胞表面抗原进行连续性评价,可弄清淋巴细胞分化过程各阶段抗原表达情况。一个单一表型淋巴细胞群体的检出,表明某一淋巴细胞亚群的单克隆性增生,这是恶性淋巴瘤的特征。利用 McAb 和细胞免疫标记技术不仅可确定淋巴瘤细胞来源(B 细胞、T 细胞、组织细胞或树突状细胞),而且可对细胞在组织中的分布情况进行精确视察。如 B 细胞淋巴细胞瘤单一细胞群体的标志,是具有某一种类型的轻链或重链和(或)某一特定 B 细胞分化抗原的表达。

微量残留白血病诊断：

通过检测白血病细胞特异的异常抗原表达来研究微量残留病(MRD),观察有特异标志的细胞所占的比率大小。还有某些特殊标志如 TdT 正常只表达于 T 细胞上,存在于胸腺和骨髓有限的细胞中,大部分白血病细胞表达 TdT,因此,如在外周血或脑脊液中发现 TdT 阳性细胞,可立即确定其为恶性细胞。应用多种标志组合的方式,包括 CD34、CD56、TdT、淋系抗原,结合其抗原密度,也可敏感地检测大部分 AML 的 MRD。FCM 结合双标记技术或多参数多色荧光 FACS,是可定量的快速而敏感的鉴定 MRD 的方法,也可根据白血病时白血病细胞在外周增生、分裂,用 FCM 检测分裂期 SM 峰来研究 MRD。

在血小板研究中的应用：

血小板膜糖蛋白(GP)是血小板参与止血与血栓形成等多种病理生理反应的基础。用抗 GP 的单抗作为分子探针对血小板进行免疫荧光标记检测,对临床上诊断先天性、获得性血小板 GP 异常所致疾病诊断、治疗、预防,尤其是对血栓性疾病的诊断、预防有重要的理论与实践意义。如 CD62P(P-选择素)、CD63 是活化血小板最为特异灵敏的分子标志物。血小板无力症其 CD41、CD61 明显缺乏。巨大血小板综合征有 CD42b、CD42a 的缺乏。骨髓移植及免疫重建的鉴定,可通过标记的 CD34 单抗来检测外周血中的干细胞并对其定量。对移植前骨髓细胞免疫表型分析,可清楚地了解骨髓处理情况,如 T 细胞剔除,化学净化和用免疫磁珠对特殊细胞进行剔除的结果,并能确定为患者进行移植的类型。还可研究各种细胞因子在移植前的变化与并发症产生的因果关系,并可检测活化淋巴细胞来诊断移植排斥反应,若发现 $CD8^+$ $HLA-DR^+$ 细胞增加或 $CD16^+ HLA-DR^+$ 细胞增加,表示可能产生排斥现象。

第二节 白细胞计数

白细胞目视计数法和白细胞计数的质量控制。

一、目视计数法

(一)原理

用稀醋酸溶液将血液稀释后,红细胞被溶解破坏,白细胞却保留完整的形态,混匀后充入计数池,在显微镜下计数一定体积中的白细胞,经换算得出每升血液中的白细胞数。

(二)试剂

2‰冰醋酸;冰醋酸 2mL,蒸馏水 98mL;10g/L 亚甲蓝溶液 3 滴。2‰冰醋酸稀释液为低渗溶液,可溶解红细胞,醋酸可加速其溶解,并能固定核蛋白,使白细胞核显现,便于辨认。21‰盐酸:浓盐酸 1mL 加蒸馏水 99mL。

(三)器材

与红细胞计数相同。

(四)方法

取小试管 1 支,加白细胞稀释液 0.38mL。用血红蛋白吸管准确吸取末梢血 $20\mu L$。擦去管尖外部余血,将吸管插入盛 0.38mL 稀释液的试管底部,轻轻吹出血液,并吸取上清液洗涮 3 次,注意每次不能冲混稀释液,最后用手将试管振摇混匀。充液,将计数池和盖玻片擦净,盖玻片盖在计数池上,再用微量吸管迅速吸取混匀悬液充入计数池中,静置 $2\sim3min$ 后镜检。用低倍镜计数四角的 4 个大方格内的白细胞总数。对于压线的白细胞,应采取数上不数下、数左不数右的原则,保证计数区域的计数结果的一致性和准确性。

(五)计算

白细胞数/升=4 个大方格内白细胞总数/4×10×20×10^6=4 个大方格内白细胞数×$50×10^6$;式中:/4 得每个大格内白细胞数;×10 由 0.1pL 换算为 1pL;×20 乘稀释倍数,得 1pL 血液中白细胞数;×10^6 由 1pL 换算为 1L。

(六)正常参考值

成人:$(4\sim10)×10^9/L$;新生儿:$(15\sim20)×10^9/L$;6 个月~2 岁$(11\sim12)×10^9/L$。

(七)目视计数的质量控制

稀释液和取血量必须准确。向计数池冲液前应先轻轻摇动血样 2min 再冲池,但不可产生气泡,否则应重新冲池。白细胞太低者(白细胞<$5×10^9/L$),可计数 9 个大方格中的白细胞数或计数 8 个大方格内的白细胞,然后在上面的计算公式中除以 9(或除以 8)。或取血 $40\mu L$,将所得结果除以 2,白细胞太高者,可增加稀释倍数或适当缩小计数范围,计算方法则视实际

稀释倍数和计数范围而定。计数池中的细胞分布要均匀。判定白细胞在计数池的分布是否均匀,可以采用常规考核标准(RCS)来衡量。

二、白细胞分类计数的质量控制

一般先选血膜体尾交界处或中末 1/3 邻接处用油镜计数,移动线路呈"弓"字形,避免重复计数。分类计数时应同时注意白细胞、红细胞、血小板的形态是否异常,以及是否有血液寄生虫。

(一)白细胞

白细胞总数超过 $20 \times 10^9/L$,应分类计数 200 个白细胞,白细胞数明显减少时($<3 \times 10^9/L$)可检查多张血片。

白细胞分类计数的可信限:在白细胞分类中,中性粒细胞和淋巴细胞所占的比例较大,它们呈正态分布。白细胞分类的可信限可采用分类值 $\pm 2s$ 的方式。

1.PD 可靠性试验

将同一张血片做两次分类计数,种种白细胞计数的百分数(或小数)之差总数即为 PD 值。根据陈士竹等对 2080 个标本的调查 PD24%(0.24)为及格,质量得分 = 100 - 182PD(182 为失分系数,即 $40 \div 22\% = 182$)PD 评分法分级标准。

2.准确性试验

由中心实验室将同一血液标本制成多张血片并固定,一部分由中心实验室有经验的技师分类计数 20 次,求其均值作为靶值,另一部分发至考评者或考评单位,随常规标本一起检查,并将考核者的分类结果与靶值进行比较,计算出被考核者分类计数结果与靶值之差总和。质量评级方法同 PD 可靠性试验。质量要求:PD 可靠性和准确性试验均应在 60 分(C 级)以上。

白细胞计数和白细胞分类计数的临床意义:通常白细胞总数高于 $10 \times 10^9/L(10\ 000/mm^3)$ 称白细胞增多,低于 $4 \times 10^9/L(4000/mm^2)$ 称白细胞减少。由于外周血中白细胞的组成主要是中性粒细胞和淋巴细胞,并以中性粒细胞为主。故在大多数情况下,白细胞增多或减少与中性粒细胞的增多或减少有着密切关系。现将各种类型的白细胞增多或减少的临床意义分述如下。

(二)中性粒细胞

1.中性粒细胞增多

生理性中性粒细胞增多:在生理情况下,下午较早晨为高。饱餐、情绪激动、剧烈运动、高温或严寒等均能使中性粒细胞暂时性升高。新生儿、月经期、妊娠 5 个月以上以及分娩时白细胞均可增高。生理性增多都是一过性的,通常不伴有白细胞质量的变化。

病理性中性粒细胞增多:大致上可归纳为反应性增多和异常增生性增多两大类。反应性增多是机体对各种病因刺激的应激反应,是因为骨髓贮存池中的粒细胞释放或边缘池粒细胞进入血液循环所致。因此,反应性增多的粒细胞大多为成熟的分叶核粒细胞或较成熟的杆状核粒细胞。反应性增多可见于:急性感染或炎症是引起中性粒细胞增多最常见的原因。尤其是化脓性球菌引起的局部或全身性感染。此外,某些杆菌、病毒、真菌、立克次体、螺旋体、梅毒;寄生虫等都可使白细胞总数和中性粒细胞增高。白细胞增高程度与病原体种类、感染部位、感染程度以及机体的反应性等因素有关。如局限性的轻度感染,白细胞总数可在正常范围或稍高于正常,仅可见中性粒细胞百分数增高,并伴有核左移,严重的全身性感染如发生菌血症、败血症或脓毒血症时,白细胞可明显增高,甚至可达$(20\sim30)\times10^9/L$,中性粒细胞百分数也明显增高,并伴有明显核左移和中毒性改变。

广泛组织损伤或坏死:严重外伤、手术、大面积烧伤以及血管栓塞(如心肌梗死、肺梗死)所致局部缺血性坏死等使组织严重损伤者,白细胞显著增高,以中性分叶核粒细胞增多为主。急性溶血:因红细胞大量破坏引起组织缺氧以及红细胞的分解产物刺激骨髓贮存池中的粒细胞释放,致使白细胞增高,以中性分叶核粒细胞升高为主。急性失血:急性大出血时,白细胞总数常在$1\sim2h$内迅速增高,可达$(10\sim20)\times10^9/L$,其中主要是中性分叶核粒细胞。内出血者如消化道大量出血、脾破裂或输卵管妊娠破裂等,白细胞增高常较外部出血显著。同时伴有血小板增高。这可能是大出血引起缺氧和机体的应激反应,动员骨髓贮存池中的白细胞释放所致。但此时患者的红细胞数和血红蛋白量仍暂时保持正常范围,待组织液吸收回血液或经过输液补充循环血容量后,才出现红细胞和血红蛋白降低。因此,白细胞增高可作为早期诊断内出血的参考指标。急性中毒:如化学药物中毒、生物毒素中毒、尿毒症、糖尿病酸中毒、内分泌疾病危象等常见白细胞增高,均以中性分叶核粒细胞增高为主。恶性肿瘤:非造血系统恶性肿瘤有时可出现持续性白细胞增高,以中性分叶核粒细胞增多为主。这可能是肿瘤组织坏死的分解产物刺激骨髓中的粒细胞释放造成的;某些肿瘤如肝癌、胃癌等肿瘤细胞还可产生促粒细胞生成因子;当恶性肿瘤发生骨髓转移时可破坏骨髓对粒细胞释放的调控作用。

异常增生性中性粒细胞增多:是因造血组织中原始或幼稚细胞大量增生并释放至外周血中所致,是一种病理性的粒细胞,多见于粒细胞性白血病、急性髓细胞性白血病(AML)的亚型中,急性粒细胞性白血病(M_1、M_2型)、急性早幼粒细胞性白血病(M_3型)、急性粒-单核细胞性白血病(M_4型)和急性红白血病均可有病理性原始粒细胞在骨髓中大量增生,而外周血中白细胞数一般增至$(10\sim50)\times10^9/L$,超过$100\times10^9/L$者较少,其余病例白细胞数在正常范围或低于正常,甚至显著减少。慢性粒细胞性白血病中,多数病例的白细胞总数显著增高,甚至可达$(100\sim600)\times10^9/L$,早期无症状病例约在$50\times10^9/L$,各发育阶段的粒细胞都可见到。粒细胞占白细胞总数的90%以上,以中幼和晚幼粒细胞增多为主,原粒及早幼粒细胞不超过10%。骨髓增生性疾病:包括真性红细胞增多症、原发性血小板增多症和骨髓纤维化症。慢性粒细胞性白血病也可包括在此类疾病的范畴中。本组疾病是多能干细胞的病变引起,具有潜在演变为急性白血病的趋势。其特点是除了一种细胞成分明显增多外,还伴有一种或两种其他细胞的增生,白细胞总数常在$(10\sim30)\times10^9/L$。

2.中性粒细胞减少

白细胞总数低于$4\times10^9/L$称为白细胞减少。当中性粒细胞绝对值低于$1.5\times10^9/L$,称为粒细胞减少症;低于$0.5\times10^9/L$时称为粒细胞缺乏症。引起中性粒细胞减少的病因很多,大致可归纳为以下几个方面。

感染性疾病:病毒感染是引起粒细胞减少的常见原因,如流感、麻疹、病毒性肝炎、水痘、风疹、巨细胞病毒等。某些细菌性感染如伤寒杆菌感染也是引起粒细胞减少的常见原因,甚至可以发生粒细胞缺乏症。血液系统疾病:如再生障碍性贫血、粒细胞减少症、粒细胞缺乏症、部分急性白血病、恶性贫血、严重缺铁性贫血等。物理化学因素损伤:如放射线、放射性核素、某些化学物品及化学药物等均可引起粒细胞减少,常见的引起粒细胞减少的化学药物有退热镇痛药抗生素(如氯霉素)、磺胺类药、抗肿瘤药、抗甲状腺药、抗糖尿病药等,必须慎用。单核-吞噬细胞系统功能亢进:如脾功能亢进、某些恶性肿瘤、类脂质沉积病等。

其他:系统性红斑狼疮、某些自身免疫性疾病、过敏性休克等。

(三)嗜酸性粒细胞

1.嗜酸性粒细胞增多

总变态反应性疾病(如支气管哮喘、药物过敏反应、荨麻疹、血管神经性水肿、血清病、异体蛋白过敏等)时,嗜酸性粒细胞轻度或中度增高。寄生虫病:如血吸虫、中华分支睾吸虫、肺吸虫、丝虫、包囊虫、钩虫等感染时,嗜酸性粒细胞增高,有时甚至可达 0.10 或更多。呈现嗜酸性粒细胞型类白血病反应。皮肤病:如湿疹,剥脱性皮炎、天疱疮、银屑病等疾病时嗜酸性粒细胞可轻度或中度增高。血液病:如慢性粒细胞性白血病、多发性骨髓瘤、恶性淋巴瘤。真性红细胞增多症等疾病时嗜酸性粒细胞可明显增多。嗜酸性粒细胞白血病时,嗜酸性粒细胞极度增多,但此病在临床上少见。其他:风湿性疾病、脑垂体前叶功能减退症、肾上腺皮质功能减退、某些恶性肿瘤、某些传染疾病的恢复期等嗜酸性粒细胞增多。

2.嗜酸性粒细胞减少

见于长期应用肾上腺皮质激素或肾上腺皮质激素分泌增加,某些急性传染病(如伤寒)的急性期,但传染病的恢复期嗜酸性粒细胞应重新出现。如嗜酸性粒细胞持续下降,甚至完全消失,则表明病情严重。

(四)嗜碱性粒细胞

嗜碱性粒细胞增多见于慢性粒细胞白血病、骨髓纤维化症、慢性溶血及脾切除后。嗜碱性粒细胞白血病则为极罕见的白血病类型。

(五)淋巴细胞

1.淋巴细胞增多

生理性增多:新生儿初生期在外周血中大量出现中性粒细胞,到第 6～9 日中性粒细胞逐步下降至与淋巴细胞大致相等,以后淋巴细胞又渐增加。整个婴儿期淋巴细胞较高,可达70％。2～3 岁后,淋巴细胞渐下降,中性粒细胞渐上升,至 4～5 岁两者相等,形成变化曲线上的两次交叉,至青春期,中性粒细胞与成人相同。

病理性淋巴细胞增多:见于感染性疾病,主要为病毒感染,如麻疹、风疹、水痘、流行性腮腺炎、传染性单核细胞增多症、传染性淋巴细胞增多症、病毒性肝炎、流行性出血热等。也可见于百日咳杆菌、结核杆菌、布氏杆菌、梅毒螺旋体等的感染。

相对增高:再生障碍性贫血、粒细胞减少症和粒细胞缺乏时因中性粒细胞减少,故淋巴细胞比例相对增高,但淋巴细胞的绝对值并不增高。

其他:如淋巴细胞性白血病、淋巴瘤、急性传染病的恢复期、组织移植后的排斥反应或移植物抗宿主病(GVHD)。

2.淋巴细胞减少

主要见于应用肾上腺皮质激素、烷化剂、抗淋巴细胞球蛋白以及接触放射线、免疫缺陷性疾病、丙种球蛋白缺乏症等。

3.异形淋巴细胞

在外周血中有时可见到一种形态变异的不典型的淋巴细胞,称为异形淋巴细胞。Downey根据细胞形态特点将其分为3型:Ⅰ型(泡沫型):胞体较淋巴细胞稍大,呈圆形或椭圆形,部分为不规则形。核偏位,呈圆形、肾形或不规则形,核染质呈粗网状或小块状,无核仁。胞质丰富,呈深蓝色,含有大小不等的空泡,胞质呈泡沫状,无颗粒或有少数颗粒。通常此型最为多见。Ⅱ型(不规则型):胞体较Ⅰ型大,细胞外形常不规则,似单核细胞,故也有称为单核细胞型。胞质丰富,呈淡蓝色或淡蓝灰色,可有少量嗜天青颗粒,一般无空泡。核形与Ⅰ型相似,但核染质较Ⅰ型细致,亦呈网状,核仁不明显。Ⅲ型(幼稚型):胞体大,直径 $15\sim18\mu m$。呈圆形或椭圆形。胞质量多,蓝色或深蓝色,一般无颗粒,有时有少许小空泡。核形呈圆形或椭圆形,核染质呈纤细网状,可见1~2个核仁。除上述3型外,有时还可见到少数呈浆细胞样或组织细胞样的异形淋巴细胞。外周血中的异形淋巴细胞大多数具有 T 细胞的特点(占83%~96%),故认为异形淋巴细胞主要是由 T 细胞受抗原刺激转化而来,少数为 B 细胞。这种细胞在正常人外周血中偶可见到,一般不超过2%。异形淋巴细胞增多可见于病毒感染性疾病、某些细菌性感染、螺旋体病、立克次体病、原虫感染(如疟疾)、药物过敏、输血、血液透析或体外循环术后、免疫性疾病、粒细胞缺乏症、放射治疗等。

4.单核细胞

正常儿童单核细胞较成人稍高,平均为0.09。2周内婴儿可达0.15或更多。均为生理性增多。病理性增多见于某些感染,如疟疾、黑热病、结核病、亚急性细菌感染性心内膜炎等。血液病,如单核细胞性白血病、粒细胞缺乏症恢复期;恶性组织细胞病、淋巴瘤、骨髓增生异常综合征等。急性传染病或急性感染的恢复期。

第三节 嗜酸性粒细胞直接计数

嗜酸性粒细胞虽然可以从白细胞总数和分类计数中间接求出,但直接计数较为准确,故临床上多采用直接计数法。

一、原理

用适当稀释液将血液稀释一定倍数,同时破坏红细胞和部分其他白细胞,保留嗜酸性粒细胞,并将其颗粒着色,然后患者计数池中,计数一定体积内嗜酸性粒细胞数,即可求得每升血液中嗜酸性粒细胞数。

二、试剂

嗜酸性粒细胞稀释液有多种,现介绍常用的两种:乙醇－伊红稀释液 20g/L,伊红10.1mL,碳酸钾1g,90%的乙醇30mL,甘油10mL,枸橼酸钠0.5g,蒸馏水加至100mL。本稀释液中乙醇为嗜酸性粒细胞保护剂;甘油可防止乙醇挥发;碳酸钾可促进红细胞和中性粒细胞破坏,并增加嗜酸性粒细胞着色;枸橼酸钠可防止血液凝固;伊红为染液,可将嗜酸性颗粒染成红色。本试剂对红细胞和其他白细胞的溶解作用较强,即使有少数未被溶解的白细胞也被稀释成灰白色半透明状,视野清晰,与嗜酸性粒细胞有明显区别。嗜酸性粒细胞颗粒呈鲜明橙色,在此稀释液内 2h 不被破坏。该试剂可保存半年以上,缺点是含 10% 甘油,液体比较黏稠,细胞不易混匀,因此计数前必须充分摇荡。伊红－丙酮稀释液 20g/L,伊红 5mL,丙酮 5mL,蒸馏水加至 100mL。本稀释液中伊红为酸性染料。丙酮为嗜酸性粒细胞保护剂。该稀释液新鲜配制效果好,每周配 1 次。

三、操作

取小试管 1 支,加稀释液 0.36mL。取血 40μL,轻轻吹入上述试管底部,摇匀,放置 15min,然后再摇匀。取少量混悬液滴入两个计数池内,静置 5min,待嗜酸性粒细胞完全下沉后计数。低倍镜下计数 2 个计数池中所有的 18 个大方格中的嗜酸性粒细胞数,用下式求得每升血液中的嗜酸性粒细胞数。

四、计算

嗜酸性粒细胞数/L＝[18 个大方格中嗜酸性粒细胞数/18]×10×10×10^6＝18 个大方格中嗜酸性粒细胞数×5.6×10^6。×10 表示血液稀释 10 倍×10 表示计数板深 0.1μL,换算成 1μL。×10^6 由每微升换算成每升。

五、注意事项

凡造成白细胞计数误差的因素在嗜酸性粒细胞计数时均应注意。如用伊红丙酮稀释液,标本应立即计数(<30min),否则嗜酸性粒细胞渐被破坏,使结果偏低。血细胞稀释液在混匀过程中,不宜过分振摇,以免嗜酸性粒细胞破碎。若用甘油丙酮之类稀释液,稠度较大,不易混匀,须适当延长混匀时间。注意识别残留的中性粒细胞。若嗜酸性粒细胞破坏,可适当增加乙醇、丙酮剂量;反之,中性粒细胞破坏不全时,可适当减少剂量。住院患者嗜酸性粒细胞计数,应固定时间,以免受日间生理变化的影响。

六、正常参考值

国外报道为(0.04～0.44)×10^9/L。国内天津地区调查健康成人嗜酸性粒细胞数为(0～0.68)×10^9/L,平均 0.219×10^9/L。

七、临床意义

生理变异。一天之内嗜酸性粒细胞波动较大,上午 10 点到中午最低,午夜至凌晨 4 点最高。在劳动、寒冷、饥饿、精神等因素刺激下,由于交感神经兴奋,促肾上腺皮质激素(ACTH)分泌增多,可阻止骨髓内嗜酸性粒细胞释放,并使其向组织浸润,从而使外周血中嗜酸性粒细胞减少。观察急性传染病的预后。肾上腺皮质激素有促进机体抗感染的能力。急性传染病时,肾上腺皮质激素分泌增加,嗜酸性粒细胞减少,恢复期嗜酸性粒细胞又逐渐增加。若嗜酸性粒细胞持续下降,甚至完全消失,说明病情严重;反之,嗜酸性粒细胞重新出现,则为恢复期的表现。如果临床症状严重,而嗜酸性粒细胞不减少,说明肾上腺皮质功能衰竭。观察手术和烧伤患者的预后。

手术后 4h 嗜酸性粒细胞显著减少,甚至消失,24～48h 后逐渐增多,增多速度与病情的变化基本一致。大面积烧伤患者,数小时后嗜酸性粒细胞下降至零,且维持时间较长,若手术或大面积烧伤后,患者嗜酸性粒细胞不下降或持续下降,说明预后不良。

第四节 红斑狼疮细胞检验

一、红斑狼疮细胞的形成

红斑狼疮患者的血液中有一种红斑狼疮因子(简称 LE 因子),该因子是一种特殊的蛋白质,存在于 γ 球蛋白中。在体外可使白细胞退化,导致细胞核染色质失去正常结构,变成游离肿胀的圆形或椭圆形烟雾状的均匀性物质。均匀体可吸引吞噬细胞(常为中性粒细胞),并被吞噬细胞所吞噬形成红斑狼疮细胞。也有的均匀体同时吸引数个吞噬细胞于周围,形成花形细胞簇。形成红斑狼疮细胞有几个条件,患者血清中存在 LE 因子。受损的或退变的细胞核,即被作用的细胞核,通常为中性粒细胞或淋巴细胞核,该细胞核没有特异性,由患者本身或白血病患者细胞供给均可。具有吞噬能力的白细胞通常为中性粒细胞,亦可为单核细胞,嗜酸性或嗜碱性粒细胞。

二、红斑狼疮细胞检查

抽取患者血液 2～3mL,注于干燥洁净试管内,于室温待凝。凝固刚形成时,用竹签将凝块搅碎,并将残余凝块除去。以 2000r/min 离心沉淀 10min,使白细胞聚集在同一层面,以利于狼疮细胞形成。置 37℃温箱内温育 2h。将白细胞层附近的血浆和白细胞(包括部分红细胞)取出少许,置红细胞比积管内,以 2000r/min 离心 10min。吸去上层液,轻轻吸取白细胞层,制成薄片 3～4 张。以瑞氏染液染色、镜检。

三、红斑狼疮细胞的形态特征

(一)前期

LE 因子在体外与破损白细胞接触,数分钟后白细胞的核即开始肿胀,溶解成前红斑狼疮细胞。而后胞质崩溃,颗粒不清,胞膜消失,核成淡红色烟雾状均匀体,游离于血清中。

(二)花簇期

由于 LE 因子的调理素作用,吸引了若干完整健康的中性粒细胞,围绕于均匀体周围呈花簇状。

(三)吞噬期(LE 细胞形成)

均匀体完整地被中性粒细胞或其他细胞所吞噬,从而形成一个典型的 LE 细胞,典型的红斑狼疮细胞形态为一个吞噬了一个或数个圆形烟雾状的均匀体的中性分叶核细胞,此均匀体的大小可相当于 1/3 至 4 个红细胞,边缘模糊,染棕红色,嗜中性粒细胞本身的核,被挤在一边,染为深紫红色。仅在均匀体的周围可见少许细胞质。偶尔亦可在单核细胞、中性晚幼粒细胞及中性杆状核粒细胞中见到同样的吞噬现象。有时也可见均匀体着色不很均匀,但仍有疏松肿胀感,与被挤在一边的普通细胞核有明显的差别。均匀体偶分二叶,但边缘光滑清楚。直径多为 10～30μm,也可见一个细胞吞噬两个均匀体,或两个细胞共吞一个均匀体的现象。

附注:整个操作时间不得超过 3h,红斑狼疮细胞形成后会因时间过长而引起细胞溶解,检出率下降。应与果陷细胞区别,果陷细胞多为单核细胞吞噬淋巴细胞的核所形成,核仍保持原细胞核的结构和染色特点,在此涂片上一般找不到游离的均匀体和玫瑰花形成簇,果陷细胞在任何骨髓涂片和血涂片都可见到无诊断意义。

四、结果报告

找到红斑狼疮细胞(有典型 LE 细胞)。未找到红斑狼疮细胞,若仅见均匀体或花形细胞簇,应多次反复观察,必须找到典型 LE 细胞,才能报告阳性。

五、临床意义

系统性红斑狼疮患者,LE 细胞阳性率一般为 70%～90%,通常在活动期容易找到,在缓解期消失。病情严重者,在血液、骨髓、胸腹腔积液的直接涂片中,亦可找到 LE 细胞。因此,未找到 LE 细胞并不能否定红斑狼疮细胞的诊断,应进一步做其他方面的检查。LE 细胞的形成,为一种抗核抗体的免疫反应,除系统性红斑狼疮外,其自身免疫性疾病,亦可发现 LE 细胞,如类风湿、硬皮病、活动性肝炎等。因此,发现 LE 细胞,尚须结合临床表现,才能确诊系统性红斑狼疮。

第五节　白细胞检验的临床应用

一、慢性粒细胞白血病

慢性粒细胞白血病(CML)简称慢粒,是起源于造血干细胞的克隆性增生性疾患,以粒系增生为主。本病在亚洲发病率最高,占成人白血病总数的 40%,占慢性白血病的 95% 以上,国内统计资料表明,慢粒仅次于急粒和急淋,占第 3 位,以 20～50 岁多见。本病的自然临床过程是慢性期进展为加速期,最后发展成急变期,一旦急变,往往在 3～5 个月内死亡。慢性期起病缓慢,初期症状不明显,逐渐出现乏力、盗汗、消瘦及低热。最突出的体征是脾大,可有中度肿大,胸骨压痛也较常见,随病程进展出现贫血并逐渐加重。发病 1～4 年内有 70% 的患者转变为加速期及急变期,总的病程平均为 3.5 年,常规治疗不能延长生命。本病在细胞遗传学上有恒定的、特征性的 Ph 染色体及其分子标志 bcr/abl 融合基因。

(一)检验

1.血常规

红细胞和血红蛋白早期正常,少数甚至稍增高,随病情发展渐呈轻、中度降低,急变期呈重度降低。贫血呈正细胞正色素性,分型中见有核红细胞、多染性红细胞和点彩红细胞。白细胞数显著升高,初期一般为 $50 \times 10^9/L$,多数在 $(100～300) \times 10^9/L$,最高可达 $1000 \times 10^9/L$。可见各阶段粒细胞,其中以中性中幼粒及晚幼粒细胞增多尤为突出,分别可占 15%～40% 及 20%～40%,杆状核及分叶核也增多,原始粒细胞(Ⅰ型＋Ⅱ型)低于 10%,嗜碱性粒细胞可高达 10%～20%,是慢粒特征之一。嗜酸性粒细胞和单核细胞也可增多。随病情进展,原始粒细胞可增多,加速期可＞10%,急变期可＞20%。血小板增多见于 1/3～1/2 的初诊病例,有时可高达 $1000 \times 10^9/L$,加速期及急变期,血小板可进行性减少。

2.骨髓象

有核细胞增生极度活跃,粒红比例明显增高可达(10～50):1。粒细胞分类类同于周围血常规,这是慢粒慢性期的特点。显著增生的粒细胞中,以中性中幼粒、晚幼粒和杆状核粒细胞居多。原粒细胞和早幼粒细胞易见,原粒细胞<10%。嗜碱和嗜酸性粒细胞增多,有时可见到与葡萄糖脑苷细胞和海蓝细胞相似的吞噬细胞。幼红细胞早期增生,晚期受抑制,巨核细胞增多,骨髓可发生轻度纤维化。加速期及急变期时,原始细胞逐渐增多。慢粒是多能干细胞水平上突变的克隆性疾病,故可向各系列急性变,以原粒细胞增多者为急粒变的占 50%~60%,以原始淋巴细胞(原淋+幼淋)增多者为急淋变的约占 30%。此外,还可有慢粒急变为原始单核、原始红细胞原始巨核细胞、早幼粒细胞、嗜酸或嗜碱粒细胞等急性白血病。急变期红系、巨核系均受抑制。慢粒的粒细胞有形态异常,细胞大小不一,核质发育不平衡,有些细胞核染色质疏松,胞质内有空泡或呈细胞破裂现象,偶见 Auer 小体,疾病晚期可见到 Pelger-Huet 异常,分裂细胞增加,可见异常分裂细胞。

(二)慢性粒细胞白血病的临床分期及诊断标准

1.慢性期

具下列 4 项者诊断成立。贫血或脾大;外周血白细胞≥30×10^9/L,粒系核左移,原始细胞(Ⅰ型+Ⅱ型)<10%。嗜酸性粒细胞和嗜碱性粒细胞增多。可有少量有核红细胞;骨髓象:增生明显活跃至极度活跃,以粒系增生为主,中、晚幼粒和杆状粒细胞增多,原始细胞(Ⅰ型+Ⅱ型)≤10%;中性粒细胞碱性磷酸酶积分极度降低或消失;Ph 染色体阳性及分子标志 bcr/abl 融合基因;CFU-GM 培养示集落或集簇较正常明显增加。

2.加速期

具有下列之两者,可考虑为本期:不明原因的发热、贫血、出血加重和(或)骨骼疼痛,脾进行性肿,非药物引起的血小板进行性降低或增高,原始细胞(Ⅰ型+Ⅱ型)在血中和(或)骨髓中>10%,外周血嗜碱性粒细胞>20%,骨髓中有显著的胶原纤维增生,出现 Ph 以外的其他染色体异常,对传统的抗慢粒药物治疗无效,CFU-GM 增生和分化缺陷,集簇增多,集簇和集落的比值增高。

3.急变期

具下列之一者可诊断为本期:原始细胞(Ⅰ型+Ⅱ型)或原淋+幼淋,或原单+幼单在外周血或骨髓中≥20%,外周血中原始粒+早幼粒细胞≥30%,骨髓中原始粒+早幼粒细胞≥50%,有髓外原始细胞浸润。此期临床症状、体征比加速期更恶化,CFU-GM 培养呈小簇生长或不生长。

(三)细胞化学染色

NAP 阳性率及积分明显减低,甚至为 0 分。慢粒合并感染、妊娠及急变期,NAP 积分可升高。治疗获得完全缓解时,若 NAP 活力恢复正常,预示预后较好。

(四)免疫学检验

慢粒急变后标记表达较复杂。慢粒髓细胞变多表现 CD33、CD13、CD15、CD14 及 HLA-R 阳性;淋巴细胞变往往有 CD3、CD7、CD2、CD5、CD10、CD19、CD20、CD22、SIg 及 HLA-DR 阳性;巨核细胞变可现 CD41a、CD41b 及 PPO 阳性。

(五)血液生化

血清维生素 B_{12} 浓度及其结合力显著增高是本病特点之一,血及尿液中尿酸含量增高,血清乳酸脱氢酶、溶菌酶和血清钾亦增高。

二、阴性恶性组织细胞病

恶性组织细胞病,简称恶组,是异常组织细胞增生所致的恶性疾病,本病任何年龄均可发病,15～40岁占多数(68.4％),男女之比约 3：1。本病的病因和发病机制仍不清楚。恶组在病理上表现有异常组织细胞浸润,常累及多个脏器,包括非造血组织。故除常见的肝、脾、淋巴结、骨髓等处侵及以外,其他许多器官和组织如肺、胸膜心、消化道、胰、胆囊、肾、皮肤、乳房、神经系统及内分泌腺等也可受累。异常的组织细胞呈斑片状浸润,有时也可成粟粒、肉芽肿样或结节状改变,一般不形成肿块,很少见纤维组织增生。有吞噬血细胞现象。无原发灶与转移灶之分,这与实体瘤有所区别。病灶的多形性、异形性及吞噬性是恶组病理组织学的共同特点。临床起病急骤,以高热、贫血、肝、脾、淋巴结肿大、全血细胞减少、出血、黄疸和进行性衰竭为主要特征。其中又以发热最为突出,常为首发和最常见(97.2％)症状。患者多在半年内死亡。有些患者可因某一部位的病变比较突出,而产生相应的表现,如皮下结节,乳房肿块,胸腔积液,胃肠道梗阻,骨质破坏等。由于临床表现的多样性,因此本病极易造成误诊和漏诊。

(一)检验

1.血常规

大多有全血细胞减少,早期即有贫血,多为中度,后呈进行性加重。网织红细胞计数正常或轻度增高。白细胞计数在疾病早期高低不一,疾病中、晚期减少。血小板多数减少。晚期随着疾病的进展,全血细胞减少更加严重。白细胞分类中少数可有中、晚幼粒细胞,部分病例(17.71％)在片尾可找到异常组织细胞和不典型单核细胞。浓缩白细胞涂片,可提高异常组织细胞的检出率。中性粒细胞碱性磷酸酶阳性率和积分明显低于正常或阴性。当大量异常组织细胞在外周血中出现,白细胞数可高至 $100×10^9/L$ 以上,则称为"白血病性恶性组织细胞病"。

2.骨髓象

骨髓多数增生活跃,仍可见各系正常造血细胞。增生低下,病例多已达晚期。常可发现多少不一的异常组织细胞,这是本病的最重要的特征。这类细胞呈分散或成堆分布,由于病变分布不均,多次多部位骨髓穿刺可提高阳性检出率。根据恶性组织细胞的形态学特征,可归纳为以下 5 个类型:①异常组织细胞。细胞大小不等,一般体积较大,直径可达 $20～30\mu m$,形态畸异。核圆形、椭圆形或不规则形,有时有分支状,偶有双核者。染色质呈细致网状。核仁显隐不一,有的较大。胞质较丰富,着色深蓝或浅蓝,深蓝者常无颗粒,浅蓝者可有数目不等的小颗粒,并可出现空泡。该类细胞无吞噬细胞现象。此型细胞对诊断有价值。②多核巨组织细胞。这类细胞与异常组织细胞基本相似,其特点是体积巨大,胞核更多。胞体直径 $50～95\mu m$,外形极不规则,通常含核 3～6 个,彼此贴近或呈分叶状,核仁显隐不一。胞质浅蓝,无颗粒或有少数颗粒,此型细胞较少见,对诊断有重要意义。③淋巴样组织细胞。如淋巴细胞大小、外形和淋巴细胞或内皮细胞相似。细胞呈圆形、椭圆形、不规则圆形或狭长弯曲如拖尾状。胞核常偏于一侧,染色质较细致,偶见核仁,胞质浅蓝色,有时可含细小颗粒。④单核样组织细胞。形似单核细胞,但核染色质较粗,胞质浅蓝色,有时含细小颗粒。⑤吞噬性组织细胞。体积可以很大,单核或双核,椭圆形偏位,染色质疏松,核仁大而清楚,胞质中含有被吞噬的成熟红细胞或其碎片、幼红细胞、血小板及中性粒细胞等,一个吞噬性细胞最多可吞噬 20 余个红细胞。以上所列 5 种形态学类型组织细胞,以异形组织细胞和(或)多核巨组织细胞对恶组有诊断意义。吞噬性组织细胞因在其他疾病中也可出现,因此缺乏特异性诊断价值。

(二)细胞化学染色

中性粒细胞碱性磷酸酶积分显著减低,苏丹黑 B 和 β 葡萄糖醛酸酯酶呈阴性反应,恶组细胞酸性磷酸酶、非特异性酯酶呈弥散性中度到强阳性。以醋酸 α—萘酚为基质的特异性酯酶染色,单核细胞和异常组织细胞都为阳性,如改用 AS-D 萘酚作为基质,单核细胞可被氟化钠所抑制,而恶性组织细胞非特异性酯酶染色仍为阳性。恶组细胞胞质溶菌酶阳性,粒细胞碱性磷酸酶阳性率及积分均明显低于正常值,有助于感染性疾病引起的反应性组织细胞增多的鉴别。

(三)其他检查

恶性组织细胞单克隆抗体表面标记检查为 CD68$^+$、Ia$^+$、LeuM$_{3+}$、63D$_{3+}$,提示恶组细胞起源于单核—吞噬细胞系统。恶性组织细胞病染色体核型变化常以多倍体为著,有较高比例的亚三倍体和超二倍体,此外可有染色体易位,恶组细胞在第 5 对染色体长臂有恒定破裂点(5q35bp)。与 5q35 有关的染色体易位已在较多的儿童与青年患者中发现,这可能是一种与本病有关的重要标志。本病 62%的患者有血清谷丙转氨酶增高,54.3%尿素氮增高,47.6%血沉增生减低或增生异常,肝功能异常(血 LDH 显著增高,可超过 1000U/L)及凝血功能障碍(纤维蛋白原≤1.5g/L),伴高铁蛋白血症,噬血组织细胞占骨髓涂片有核细胞的 2%及以上,或(和)有累及骨髓、淋巴结、肝脾及中枢神经系统的组织学证据。

三、类白血病反应

类白血病反应是指机体对某些刺激因素所产生的类似白血病表现的血常规反应。类白血病反应简称类白反应。其特点:血常规类似白血病表现但非白血病,白细胞数显著增高,或有一定数量的原始和幼稚细胞出现;绝大多数病例有明显的致病原因,以感染和恶性肿瘤多见,其次是某些药物的毒性作用或中毒;在原发疾病好转或解除后,类白反应也迅速自然恢复;本病预后良好。根据外周血白细胞总数的多少可将类白反应分为白细胞增多性和白细胞不增多性两型,临床以增多性类白反应多见。若按病情的缓急可分为急性和慢性两型。按细胞的类型又可分为以下几种类型:

(一)类白反应的类型

1.中性粒细胞型

此型最常见。粒细胞显著增多,白细胞总数>50×10^9/L,可伴有中幼粒、早幼粒、甚至原始粒细胞出现。中性粒细胞碱性磷酸酶(NAP)积分显著增高。中性粒细胞常见中毒改变,如中毒性颗粒、核固缩、玻璃样变性和空泡等。本型见于各种感染、恶性肿瘤骨髓转移、有机农药或 CO 中毒、急性溶血或出血,严重外伤或大面积烧伤等,其中以急性化脓性感染为最常见。

2.淋巴细胞型

白细胞计数常为(20~30)×10^9/L,也有超过 50×10^9/L 者。分类淋巴细胞超过 40%,其中多数为成熟淋巴细胞,并见幼稚淋巴细胞和异形淋巴细胞。常见于某些病毒性感染,如传染性单核细胞增多症、百日咳、水痘、风疹等,也可见于粟粒性结核、猩红热、先天性梅毒、胃癌等。

本症原淋巴细胞和篮细胞增多不明显,是与急性淋巴细胞白血病相区别的指标之一。

3.嗜酸性粒细胞型

白细胞计数$>20×10^9/L$,嗜酸性粒细胞显著增多,超过20%,甚至达90%,但基本上均为成熟型嗜酸性粒细胞。常由寄生虫病、过敏性疾病所致,其他如风湿性疾病、霍奇金病、晚期癌症等也可发生。

4.单核细胞型

白细胞计数常$>30×10^9/L$,一般不超过$50×10^9/L$,其中单核细胞常$>30\%$,偶见幼单核细胞,表示单核－吞噬细胞系受刺激或活性增强。见于粟粒性结核、感染性心内膜炎、细菌性痢疾、斑疹伤寒、风湿病、血管内皮细胞增多症等。对单核细胞增高的病例,须长期随访观察。白细胞不增多性类白血病反应,报道见于结核、败血症和恶性肿瘤等。不论中性、酸性粒细胞型抑或淋巴、单核细胞型,其外周血有较多该种类型的幼稚细胞。此时均有必要做骨髓检查,以排除相应细胞类型的急性白血病。

(二)检验

1.血常规

外周血白细胞计数除少数病例不增多外,大多显著增加,常大于$50×10^9/L$,一般不超过$120×10^9/L$,按细胞类型分类分为中性粒细胞型、淋巴细胞型、嗜酸性粒细胞型、单核细胞型以及浆细胞型等。

不同类型的白细胞呈现形态异常如胞质中常见中毒颗粒、空泡、胞核固缩、分裂异常等。红细胞和血红蛋白无明显变化,血小板正常或增多。

2.骨髓象

类白反应患者骨髓象一般改变不大,除增生活跃及核左移外,常有毒性颗粒改变。少数病例原始和幼稚细胞增多,但形态正常。通常红细胞系和巨核细胞系无明显异常。

3.其他检查

中性粒细胞碱性磷酸酶活性和积分明显增高,Ph染色体阴性以及组织活检、病理学检查有助于排除白血病。

(三)诊断类白反应诊断条件可归纳如下

有明确的病因:如严重感染、中毒、恶性肿瘤、大出血、急性溶血、过敏性休克、服药史等。实验室检查:红细胞与血红蛋白测定值一般正常,血小板计数正常。粒细胞型:白细胞可多达$30×10^9/L$以上,或外周血出现幼稚细胞;血常规中成熟中性粒细胞胞质中往往出现中毒颗粒和空泡,骨髓象除了有增生、左移及中毒性改变外,没有白血病细胞的形态畸形等,没有染色体异常,NAP积分则明显增高。淋巴细胞型:白细胞计数轻度或明显增多,分类中成熟淋巴细胞占到40%以上,并可有幼稚淋巴细胞出现。单核细胞型:白细胞计数在$30×10^9/L$以上,单核细胞$>30\%$,并可有幼稚单核细胞出现。嗜酸性粒细胞型:血常规中嗜酸性粒细胞明显增加,以成熟型细胞为主,骨髓象原始细胞不增多,也无嗜酸性粒细胞形态异常以及Ph染色体等。红白血病型:外周血中有幼红及幼粒细胞,骨髓象除红细胞系增生外,尚有粒细胞系增生,但无红白血病中的细胞畸形。此外,还需排除其他骨髓疾病(如结核、纤维化、恶性肿瘤转移等)所致的幼粒幼红细胞增多症。白细胞不增多型类白反应:白细胞计数不增多,但血常规中出现幼稚细胞。治疗结果:原发病经治疗去除后,血常规变化随之恢复正常。另外值得一提的是,确诊前有必要排除真正的白血病和骨髓增生异常综合征(MDS),为此骨髓涂片检查必不可少。

第六节 血细胞计数仪在临床检验中的应用

一、血细胞计数原理

血液细胞自动分析仪的类型很多,从全自动型(全血直接吸入)到半自动手工稀释型约有数十种。但其基本原理主要有电阻型、光学型和离心式 3 种。

二、电阻式原理

其原理是根据血细胞非传导的性质,以电解质溶液中悬浮颗粒在通过小孔时引起的电阻变化为基础,当被稀释的血细胞悬液在负压的吸引下穿过一个小孔时,会引起通过微孔的恒定电流发生变化,该瞬间的电阻变化所产生的脉冲信号大小与细胞体积的大小成正比,经放大鉴别后被累加记录下来。因此在计数细胞的同时,每一个细胞的体积也被同时测量出来。测定白细胞的微孔孔径常为 $100\mu m$,测定红细胞和血小板的微孔孔径常在 $50\sim70\mu m$ 之间。

三、光学式原理

光学式原理也叫光散射式细胞计数。血液被稀释后,让悬浮在稀释液中的细胞排成单列顺序通过一个流通检测器,这时,细胞处于一束狭窄的聚焦光路中,每个血细胞穿过时,都会阻断一次光束,一定数量的细胞不断地打断光束,检测器就会检出单位时间内光线阻断的次数,从而计算出细胞的数量。光散射法还可依据每个细胞通过时所产生的散射角度来判断每个细胞的体积和形态等特征,从而进行白细胞分类。

四、离心式原理

离心式原理也叫干式细胞计数仪。将血充入含有吖啶橙(AC)荧光染色剂的毛细管内,使血液中的有形成分着色,在蓝紫光的激发下,各种细胞呈现出不同的荧光色,然后将毛细管放在一特制的离心机中离心,其有形成分根据比重不同分布于不同的细胞层中,由下至上分别为红细胞(比重 1.09)、中性粒细胞(1.08)、淋巴细胞(1.07)、血小板(1.06)。红细胞不着色,仍为暗红色,粒细胞呈橘黄色,单核细胞/淋巴细胞呈绿色,血小板呈淡黄色,通过对不同颜色细胞层的定量分析,即可获得精确的血液学参数。目前,此种血细胞分析仪只限于两分类,适用于中小医院使用。

五、血细胞计数仪的使用

(一)安装

新购入的仪器在安装时应注意以下事项:仔细阅读使用说明书,详细了解仪器的性能和各种安装参数,特别是电源部分,某些进口仪器具有 110/220V 电压选择,应该按国内的电压设置。仪器应安装在一个洁净的环境内,特别是高档仪器,应有相对隔离的房间,有条件的医院应安装空调设备。门窗关闭以防尘土。仪器应放置在平稳的试验台上,位置应相对固定。阳光不易直射,环境温度应在 15～30℃ 以内,避免在阴暗潮湿处安放仪器。应尽量避免与放射科、CT、理疗仪器、超声和电动机等用电量较大的仪器共同使用同一支电源线,以免造成干扰及瞬间电压过低。电压较低的地区应安装稳压电源。部分仪器带有易损零配件的备件如管道、保险丝、灯泡和小胶皮垫等,应仔细保管,以便在需要时更换方便。各类型仪器有相同处也有不尽一致的地方,局限性也各不一致,在安装和使用时应充分注重它们的条件和特点,不要凭借以前的经验安装和使用。

(二)校正

新购入的血细胞计数仪都需要进行校正,但是有些仪器在出厂前已为用户校正完毕,用户在使用标准品进行测定时,得到的数值均在允许范围以内,一些早期生产的血细胞计数仪,如 COUL-TREZF 型等,在使用前应做阈值选择,以分别确定该仪器做白细胞和红细胞计数的最佳阈值。一些新型的血细胞计数仪则可通过校正系数或调整计数时间等方法完成校正工作。

(三)阈值的选择

最初的电子血细胞计数仪不仅计数人血细胞,也可以计数其他细胞和颗粒,所以也称粒子计数器。因所计数的各种粒子,包括红细胞、白细胞、血小板的体积相差不一,所以应分别选择出计数各种粒子的最佳阈值、计数人血细胞的最佳阈值选择。按仪器要求的稀释倍数稀释血标本,为消除稀释误差可一次性稀释成 50mL 样品。测白细胞应先加入溶血剂,将标本放于计数样品台上,从阈值选择"1"开始,在每个阈值点上计数数次,记录每个阈值点上的计数值或均值。以细胞数为纵坐标,以阈值点为横坐标,画一曲线。如曲线中平坦部分太宽,则表示仪器不太敏感,曲线中平坦部分太窄则仪器工作重复性不好,误差大。应找出曲线平坦部位较为适中的曲线中间点或中间点偏低一侧的阈值点作为该项细胞计数的最佳工作点。阈值设置太高,会使体积较小的细胞不被计入,阈值设置太低则会使体积更小的颗粒、细胞碎片和仪器电子噪声误作细胞而被计入,使得结果偏高。因此仪器选定阈值对细胞计数的准确性是很重要的,该类型仪器以每半年重复校正 1 次阈值为好。新型的血细胞计数仪多数已由厂家按计数人血细胞的标准选择好了阈值的上下限,不需使用者更改。

(四)校准物校正法

许多国外仪器生产厂家为自己的仪器准备了商品校准物,如 4C-PLUS、S-CAL、HEAMA-QC 等。这种商品校准物一般包含 8～10 余项参数的平均值和范围,并有高、正常、低 3 种不同的浓度,有效期一般为 3 个月左右。国内目前有各检验中心制备的标准血红蛋白和白细胞等 3～4 种质控标准物。使用校准物时应将标本按要求进行稀释,每个指标应做 5 个稀释,测定 5 次,每个参数的 CV＜3%,求出每个参数的均值,它们应在校准物给定的范围以内。如不在该给定范围之内,首先应仔细查找原因,包括试剂、电压、稀释、操作、校准物本身等,一切外源性因素排除之后,要在有经验的技术人员仔细阅读说明书后,才可考虑调整仪器的校正机关。

(五)使用参考仪器校正法

取一份或几份不同浓度的新鲜 EDTA 抗凝血,选定一台经过校正的血细胞计数仪作为参考仪器,用该参考仪器对该份 EDTA 抗凝血进行定值,每项指标至少测定 10 次,求其平均值和 95% 的可信限范围(CV＜3%)。以各项目的平均值作为标准,按校准物校正来校正新购入

的仪器。此方法虽易于开展，但所选择的参考仪器必须严格掌握。如本单位无合格的仪器，可选用本市或本地区的经过校正的仪器，或经本地区及上级临床检验中心多次质控考核合格的仪器作为参考仪器。此外，也可采用显微镜下计数的方法，分光光度计法，温氏离心法来分别测定红白细胞，血红蛋白和血细胞比容。要求经验丰富的技术人员在最佳条件下反复测定多次，得到各项目的参考值范围。但是由于方法学上的差异，不易得到一个稳定的、精密度良好的参考值。故不推荐用显微镜计数法来校正电子血细胞计数仪。

(六)质量评价

1.精密度检测

精密度分批内精密度、批间精密度和总精密度，均以变异系数(CV)表示，最有实用价值的是总精密度，它是批内精密度、仪器稳定性和样品之间诸多因素的综合指标。批内精密度是一种评价仪器多次测定同一样品的重复性试验指标，即每次测定结果与均值接近的程度。用同一份标本，至少测定 10 次，用统计学方法求出均值和标准差，并计算出变异系数。一般血细胞计数仪主要项目的精密度：RBC，CV<3%；WBC，CV<3%；HGB，CV<2%；HCT，CV<2%；PLT，CV<5%。总精密度考核方法是随机取样，按常规法做各种指标的测定 20 份，然后隔 2h、4h 再重复测定，共测 3 次最后求出 CV 值。如按常规法测白细胞数($\times 10^9$/L)20 份，隔 2h、4h 后，分别重新测定，共测 3 次。

2.线性检测

线性检测指仪器在规定的范围内，其测定结果与参考方法具有相关性和可比性。

方法：取抗凝血 1 份，离心沉淀后分开血浆和红细胞。取血浆 0.3mL 加生理盐水至 150mL，此为稀释血浆。取压积红细胞 0.3mL 加生理盐水至 150mL，此为 100%红细胞悬液(相当于压积红细胞稀释 500 倍)。混匀后各取 0.1mL，分别与 9.9mL 生理盐水混合，进行测定。每个浓度测 3 次，求均值。然后以红细胞悬液浓度为横坐标，以测得值为纵坐标，在坐标纸上作图，找出线性范围。与仪器说明提供的线性范围做对照，看是否合乎要求。

也可按仪器说明提供的线性范围，制备 4～6 个不同浓度的稀释样品，浓度范围应包含该仪器线性范围的最高和最低浓度，每个浓度样品测定 5 次，求其均值，然后以参考值为纵坐标，实测均值为横坐标，绘出曲线，该线应为通过圆点的一条直线，与仪器提供的线性范围对照判定是否符合要求，知道了仪器的线性范围在测患者标本时，如果超出线性范围，应将标本稀释后再测定。

3.准确度检测

仪器的准确度可通过参考方法的对比试验来考评，也可用定值的参考品来考核，定值参考品简便易行，可用于经常性的监察，显微镜计数法也可作为考核血细胞计数仪准确性的辅助手段。用显微镜计数法考核仪器的准确度时，可用重复 20 次的均值求出偏差百分数来估计仪器的准确度。但由于方法上差异，一般不推荐使用显微镜计数来评价仪器的准确度。

(七)血细胞计数仪测定中几个参数的临床意义

1.白细胞分类

目前使用的血细胞计数仪白细胞分类形式主要有 4 种：一项式分类，指仅能分出淋巴细胞的百分比；二项式分类指粒细胞和非粒细胞；三项式分类指淋巴细胞、中性粒细胞和中间细胞

（含单核、嗜酸性及嗜碱性粒细胞）；五项式分类，指嗜中性、嗜酸性、嗜碱性粒细胞和淋巴细胞、单核细胞。

（1）用血细胞计数仪进行白细胞分类，其原理主要有下列几种。

离心分层分析法：将血液放在特殊的毛细血管内，各种血细胞被吖啶橙荧光染色剂染成不同的颜色，经离心后，根据各种白细胞在不同平面发生不同荧光的原理，将白细胞分为粒细胞和非粒细胞两种，两者之和为白细胞总数。

电阻分析法：在被稀释的血液中加入溶血剂后，所有的红细胞均被溶解，正常人的白细胞经溶血剂处理后体积从小到大是按淋巴细胞、嗜碱性粒细胞、单核细胞、嗜酸性粒细胞、中性分叶核粒细胞顺序排列，加溶血剂的血液稀释液。当白细胞通过小孔时，进入血细胞计数器后，不同体积大小的细胞产生不同的脉冲信号，然后通过脉冲编排器将不同体积大小的细胞放在具有 256 个通道的通道分析器中，每个通道放相应体积的细胞，产生一个白细胞分布图，然后根据细胞体积大小这一特性将其分为不同的细胞群，这是当前多数 1～3 项式白细胞分类仪器所采用的方法。

光电分类法：当悬浮在稀释液中的细胞用水动力聚焦法使细胞排成单列顺序穿过检测器时，细胞处于一束狭窄的聚焦光路中，每个细胞穿过时，都会阻断光束，一定数量的细胞不断地打断光束，根据检测器检出光线阻断的次数计算出细胞数量，并可根据散射角度判断每个细胞的体积和形态等特征。

多参数分析法（VCS）：是指利用体积测量法、电导性和光散射法三项高科技技术对每个白细胞进行分析，根据白细胞在这三维数据空间中的分布特点进行分类，采用此种方式可准确地将血液中常见的 5 种白细胞分类，并可在直方图和报告单上对异常细胞进行提示，建议做血涂片分类确诊。①体积测量法：是根据电阻抗原理。②电导性：是根据细胞壁能产生高频电流的性能采用高频电磁探针，测量细胞内部结构，细胞核与细胞核的比例及细胞内质粒的大小和密度。因此，电导性可辨别体积完全相同而性质不同的两个细胞群，如小淋巴细胞和嗜碱性粒细胞两者体积相同，由于它们的核浆比例不同而呈现出不同的信号，借此把它们区分开。③光散射：是根据细胞表面光散射的特点来鉴别细胞类型，单色激光光源的单色光束直接进入细胞池的敏感区，对每一个细胞的结构、形态进行扫描分析，接受光散射信息。光散射具有对细胞颗粒构型和颗粒质量的特别区别能力，细胞粗颗粒的光散射要比细颗粒更强，从而帮助仪器将粒细胞分开。根据以上 3 种方法检测数据，再经仪器内计算机处理，得出一个细胞分布图，进而报告出实验结果。

在我国目前使用的血细胞计数仪中，体积分析法应用较多，此种分类法只能将白细胞按照体积大小分成若干群，不能准确识别各种白细胞类型，更不能识别各种幼稚细胞和异常细胞，它只能作为一种白细胞分类的过筛手段，在必要的情况下必须用手工法分类确定各种白细胞所占的百分比，血细胞分析仪按照下列体积大小分群：①LYM 淋巴细胞群。35～90fL 大小，正常参考值 18.7%～47%。②MID 中间细胞群：90～160fL 大小，正常参考值 3.5%～7.9%。③GRAN 粒细胞群：160～450fL 大小，正常参考值 46.0%～76.5%。中间细胞群包括单核细胞、嗜酸性粒细胞、嗜碱性粒细胞或幼稚细胞。二分群低档血细胞分析仪，90fL 及以下，归于淋巴细胞群，90fL 以上归于粒细胞群。

（2）白细胞分类计数的绝对值：该值是指每升血液中各类白细胞的实测值。

（3）正常参考值。①LYM（淋巴细胞群）：$(1.0\sim3.3)\times10^9/L$。②MID（中间细胞群）：$(0.2\sim0.7)\times10^9/L$。③GRAN（粒细胞群）：$(1.8\sim6.4)\times10^9/L$。

2.红细胞体积分布宽度

红细胞体积分布宽度（RDW）是反映红细胞体积大小变化的参数，该参数通过血细胞分析仪直接对红细胞的体积测量后计算获得，常用红细胞体积大小的变异系数（CV%）来表示。由于 RDW 来自十几秒内近万个红细胞的检测数据，所以克服了人工观察的各种主观和客观误差，它比血涂片上红细胞形态大小不均的观察更为客观、准确，当 RDW 增大时才有临床意义。

用于缺铁性贫血（IDA）的诊断与疗效观察：缺铁性贫血时 RDW 增大，尤其是平均红细胞容积（MCV）尚处于参考值范围时（缺铁性贫血时 MCV 应下降），RDW 增大更是早期诊断缺铁性贫血的指征。当 MCV 减小时，RDW 增大更为显著，给予铁剂治疗有效时，RDW 将比给药前更大。产生这种现象的原因，主要是因补铁后产生的网织红细胞和正常红细胞与给药前的小红细胞并存的缘故，故 RDW 先增大，随着正常红细胞的增多和小红细胞的减少，RDW 逐渐降至参考范围。

用于小细胞低色素性贫血的鉴别诊断：IDA 和轻型地中海贫血时，MCV 均表现为减小。但 IDA 时 RDW 增大，而轻型地中海性贫血时 RDW 正常。

用于贫血的分类（Bessman 分类法）：MCV 只能反映红细胞平均体积的大小，不能代表红细胞体积大小的差异，对红细胞体积大小的评价，过去靠血涂片上红细胞形态的观察，这种观察受血涂片制做以及观察者的主观因素的影响较大，而且不能定量，RDW 能较好地反映红细胞体积的差异性，把 MCV 和 RDW 相结合用于贫血的分类将更为完善。

正常参考值：RDW<0.15（15%）。

3.平均血小板体积

平均血小板体积（MPV）指血液中血小板的平均体积，单位用飞升（fL）表示。MPV 主要有下列临床意义。

鉴别血小板减少原因：当骨髓造血功能损伤致血小板减少时，MPV 减小；当血小板在周围血液中破坏增多而导致血小板减少时，MPV 增大。当血小板分布异常致血小板减少时，MPV 正常。

MPV 增大可作为骨髓造血功能恢复的较早期指征：骨髓造血功能衰竭时，MPV 与 PLT 同时持续下降；造血功能抑制越严重，MPV 越小；当造血功能恢复时，MPV 增大常先于 PLT 升高。

其他方面应用：①MPV 增大：见于骨髓纤维化、原发性血小板减少性紫癜（ITP）、血栓性疾病及血栓前状态、脾切除、慢粒、巨大血小板综合征、镰刀细胞性贫血等。②MPV 减小：见于脾亢、化学治疗后、再生障碍性贫血、巨幼红细胞性贫血等。

正常参考值：MPV9.4~12.5fL。

4.血小板比积

血小板比积（PCT）指血小板在每升血液中所占的比积。PCT 与 PLT 和 MPV 呈正相关，所以 PCT 的增减随 PLT、MPV 而增减，其临床意义与 PLT 和 MPV 基本一致。

正常参考值:0.108~0.272(男);0.114~0.282(女)。

5.血小板体积分布宽度

血小板体积分布宽度(PDW)是反映血小板体积大小的异质性参数,以血小板体积变异系数(CV%)表示。PDW增大见于急非淋化学治疗后、巨幼细胞性贫血、慢粒、脾切除、巨大血小板综合征、血栓性疾病等。正常参考值:0.155~0.181。

6.血细胞体积分布直方图的应用

许多进口血细胞分析仪报告单中有红细胞、白细胞、血小板3个直方图,这3个直方图是根据各种细胞的体积大小和数量不同绘制出来的,具体原理如下。

血细胞体积直方图形成原理:当一个细胞通过血细胞计数仪的小孔管后,在示波器上会形成一个由小到大的脉冲信号,由于细胞体积的大小不同,脉冲信号也不一样。当大量细胞通过小孔管后,会形成许多大小各不相同的脉冲信号,脉冲编排器将处理过的细胞按其体积大小将其放置到有256个不同体积通道的分析器通道中,根据细胞体积大小不同放置相应的体积通道,然后由计算机拟合成一条平滑曲线,其横坐标为细胞体积,单位为飞升(fL)。纵坐标为不同体积的细胞数量,在正常情况下红细胞直方图呈正态分布,血小板直方图呈非正态分布,白细胞直方图根据细胞的形态大小及仪器类型呈现不同的曲线,一般是2~3个峰态曲线。

7.红细胞直方图分析

红细胞体积分布直方图:结合 MCV 和 RDW 进行综合分析,可直接观察红细胞体积的分布情况。正常人只现一个峰,峰值为80~94fL。小细胞性贫血时,峰值左移。大细胞性贫血时,峰值右移,当细胞大小不均时,曲线低部增宽。缺铁性贫血给予铁剂治疗有效时,可出现一个小细胞峰和另一个正红细胞(或网织红细胞)峰。巨幼(红)细胞性贫血给予叶酸、维生素 B_{12} 治疗有效时亦可出现两个峰,即正细胞峰和大细胞峰。白细胞体积分布直方图:正常人白细胞体积分布直方图是两个明显分离的峰,左峰为小细胞群(淋巴细胞),峰值为30~100fL,右峰为大细胞群(粒细胞),峰值为120~200fL,两峰之间的峰为中间细胞群(包括单核细胞、嗜碱性粒细胞和嗜酸性粒细胞)。从图形的变化可以估计被测血液中细胞群体的变化。

由于这种变化并无特异性。比如中间细胞群可包括大淋巴细胞、原始细胞、幼稚细胞、嗜酸性粒细胞、嗜碱性粒细胞,其中任一项细胞的增多,均可使直方图产生相似的变化。因此,异常的直方图只是提示检查者粗略判断细胞比例变化或有无异常细胞明显出现,进而在显微镜检查中注意这些变化。另外,一种情况应注意,白细胞直方图在50fL以下区域出现一个或大或小的峰,这可能是某些人为或病理的因素干扰,如周围血出现有核红细胞或巨大血小板,采血时由于技术原因造成血小板聚集或某些病理因素使红细胞膜对溶血剂有抵抗作用,使红细胞溶血不完全,或被检标本中有大量红细胞膜碎片等。因此当实验结果出现这种图形时,提示白细胞计数和分类计数均不准确,需要采取相应的手段进一步检测。急性白血病时,由于原始细胞和幼稚细胞增多,可见中间细胞明显增高,这时直方图上见一个峰,峰值常在90~160fL之间。这时必须推片染色镜检进行确诊。

血小板体积分布直方图:正常人血小板直方图只有一个峰,峰值在2~20fL之间,21~30fL之间有少量大血小板,一般仪器以30fL为最大分析界标。血小板体积增大时,直方图会出现明显拖尾现象。有小红细胞或红细胞碎片干扰时,直方图尾部会抬高。

第三篇　生物化学检验

第六章　蛋白质检验

第一节　血清总蛋白检验

一、双缩脲常规法

(一)原理

凡分子中含有两个氨基甲酰基($-CONH_2$)的化合物都能与碱性铜溶液作用,形成紫色复合物,这种反应称双缩脲反应。

蛋白质分子中有许多肽键都能起此反应,而且各种血浆蛋白显色程度基本相同,因此,在严格控制条件下,双缩脲反应可作为血浆蛋白总量测定的理想方法,从测定的吸光度值计算出蛋白含量。

(二)试剂

1.6mol/L 氢氧化钠

溶解 240g 优质纯氢氧化钠于新鲜制备的蒸馏水或刚煮沸冷却的去离子水中,稀释至 1L,置聚乙烯瓶内盖紧保存。

2.双缩脲试剂

称取未风化没有丢失结晶水的硫酸铜($CuSO_4 \cdot 5H_2O$)3g,溶于 500mL 新鲜制备的蒸馏水或刚煮沸冷却的去离子水中,加酒石酸钾钠 9g,碘化钾 5g,待完全溶解后,加入 6mol/L 氢氧化钠 100mL,并用蒸馏水稀释至 1L,置聚乙烯瓶内盖紧保存。

3.双缩脲空白试剂

溶解酒石酸钾钠 9g,碘化钾 5g,于新鲜制备的蒸馏水中。加 6mol/L 氢氧化钠 100mL,再加蒸馏水稀释至 1L。

4.蛋白标准液

收集混合血清,用凯氏定氮法测定蛋白含量,亦可用定值参考血清或清蛋白标准血清。

(三)操作

混匀,置 25℃水浴中 30min(或 37℃10min),在波长 540nm 处,以空白调零,读取各管的吸光度。

高脂血症、高胆红素血症及溶血标本,应做"标本空白管",即血清 0.1mL 加双缩脲空白试剂 5mL,以测定管吸光度减去标本空白管吸光度为测定管的标准吸光度。

(四)参考值

健康成人走动后血清总蛋白浓度为 64～83g/L,静卧时血清总蛋白浓度为 60～78g/L。

(五)附注

(1)血清蛋白质的含量一般用 g/L 表示,因为各种蛋白质的分子量不同,不能用 mol/L

表示。

(2)酚酞、溴磺肽钠在碱性溶液中呈色,影响双缩脲测定的结果,右旋糖酐可使测定管混浊影响结果,理论上这些干扰均可用相应的标本空白管来消除,但如果标本空白管吸光度太高,可影响结果准确度。

(3)含脂类极多的血清,呈色后混浊不清,可用乙醚 3mL 抽提后再进行比色。

二、双缩脲比吸光度法

(一)原理

按照 Doumas 方法所规定的配方配制双缩脲试剂、在控制反应条件和校准分光光度计的情况下,双缩脲反应的呈色强度是稳定的,可以根据蛋白质双缩脲复合物的比吸光度,直接计算血清总蛋白质浓度。

(二)试剂

同双缩脲法。

(三)操作

(1)取试管 2 支,标明"测定管"及"试剂空白管",各管准确加入双缩脲试剂 5.0mL。

(2)于"测定管"中准确加 100pL 血清,于"试剂空白管"中加入蒸馏水 100μL。

(3)另取第 3 支试管做"标本空白"管,加入双缩脲空白试剂 5.0mL 及血清 100μL。

(4)各管立即充分混匀后,置(25±1)℃水浴中保温 30min。

(5)用经过校准的高级分光光度计,在波长 540nm、比色杯光径 1.0cm 处读取各管吸光度。读"测定管"及"试剂空白管"吸光度时,用蒸馏水调零点。读"标本空白管"吸光度时,用双缩脲空白试剂调零点。

三、临床意义

(一)血清总蛋白浓度增高

(1)血清中水分减少,而使总蛋白浓度相对增高。凡体内水分排出大于水分的摄入时,均可引起血液浓缩,尤其是急性失水时(如呕吐、腹泻、高热等)变化更为显著,血清总蛋白浓度有时可达 100~150g/L。

又如休克时,由于毛细血管通透性的变化,血液也可发生浓缩。慢性肾上腺皮质功能减退患者,由于钠的丢失而致继发性水分丢失,血浆也可出现浓缩现象。

(2)血清蛋白合成增加,大多数发生在多发性骨髓瘤患者,此时主要是球蛋白增加,其量可超过 50g/L,总蛋白可超过 100g/L。

(二)血清总蛋白浓度降低

(1)合成障碍,主要为肝功能障碍。肝脏是合成蛋白质的唯一场所,肝功能严重损害时,蛋白质的合成减少,以清蛋白的下降最为显著。

(2)蛋白质丢失。如严重灼伤时,大量血浆渗出;或大出血时,大量血液的丢失;肾病综合征时,尿液中长期丢失蛋白质;溃疡性结肠炎可从粪便中长期丢失一定量的蛋白质,这些可使血清总蛋白浓度降低。

第二节　血清蛋白检验

常用溴甲酚绿法。

一、原理

在 pH4.2 的缓冲液中,清蛋白分子带正电荷,与带负电荷的溴甲酚绿(BCG)生成蓝绿色复合物,在波长 628nm 处有吸收峰。复合物的吸光度与清蛋白浓度成正比,与同样处理的清蛋白标准比较,可求得血清中清蛋白的浓度。

二、试剂

(1)BCG 试剂:向约 950mL 蒸馏水中加入 0.105g BCG(或 0.108g BCG 钠盐),8.85g 琥珀酸,0.100g 叠氮钠和 4mL Brij-35(聚氧化乙烯月桂醚,300g/L)。待完全溶解后,用 6mol/L 氢氧化钠溶液调节至 pH4.15~4.25。最后,用蒸馏水加至 1L。贮存于聚乙烯塑料瓶中,密封。该试剂置室温中至少可稳定 6 个月。

BCG 试剂配成后,分光光度计波长 628nm 蒸馏水调节零点,测定 BCG 试剂的吸光度,应在 0.150A 左右。

(2)BCG 空白试剂:除不加入 BCG 外,其余成分和配制程序完全同 BCG 试剂的配制方法。

(3)40g/L 清蛋白标准液,也可用定值参考血清作清蛋白标准,均须置冰箱保存。以上试剂建议应用批准文号的优质商品试剂盒。

三、操作

分光光度计波长 628nm,用空白管调零,然后逐管定量地加入 BCG 试剂,并立即混匀。每份血清标本或标准液与 BCG 试剂混合后(30±3)s,读取吸光度。

如遇脂血标本,可加做标本空白管:血清 0.02mL,加入 BCG 空白试剂 5.0mL,分光光度计波长 628nm,用 BCG 空白试剂调节零点,读取标本空白管吸光度,用测定管吸光度减去标本空白管吸光度后的净吸光度,计算血清蛋白浓度。

四、计算

血清蛋白(g/L)=测定管吸光度/标准管吸光度×清蛋白标准液的浓度(g/L)。

目前,生化自动分析仪同时测定血清总蛋白(双缩脲法)和清蛋白(BCG 法),并自动计算出球蛋白浓度和白/球蛋白比值。

五、参考值

4~14 岁儿童,血清蛋白浓度为 38~54g/L,健康成人血清蛋白浓度为 34~48g/L。清蛋白/球蛋白(A/G)=(1.5~2.5):1。

六、附注

(1)BCG 染料结合法测定血清蛋白,用什么蛋白质作标准是一个复杂的问题。实验证明,BCG 不但与清蛋白呈色,而且与血清中多种蛋白成分呈色,其中以 α_1 球蛋白、转铁蛋白、触珠蛋白更为显著,但其反应速度较清蛋白稍慢。实际上,当血清与 BCG 混合时,"慢反应"已经发生,不过实验证明,"慢反应"持续 1h 才完成。因此,有人主张用定值参考血清作标准比较理想。BCG 与血清混合后,在 30s 读取吸光度,可明显减少非特异性结合反应。

(2)当 60g/L 清蛋白标准液与 BCG 结合后,比色杯光径 1.0cm,在 628nm 测定的吸光度应为 0.811 ± 0.035,如达不到比值,表示灵敏度较差。

(3)此法测定正常血清标本的批间变异系数为 6.3% 左右。

(4)试剂中的聚氧化乙烯月桂醚也可用其他表面活性剂代替,如吐温 20 等,用量为 2mL/L。

七、临床意义

(1)血清蛋白在肝脏合成。血清蛋白浓度增高常见于严重失水,血浆浓缩,此时并非蛋白绝对量增多。临床上,尚未发现单纯清蛋白浓度增高的疾病,而以清蛋白浓度降低为多见。

(2)清蛋白浓度降低与总蛋白浓度降低的原因相同。但有时总蛋白浓度接近正常,而清蛋白浓度降低,同时又伴有球蛋白浓度增高。急性清蛋白浓度降低主要由于急性大量出血或严重灼伤时血浆大量丢失。慢性清蛋白浓度降低主要由于肝脏合成清蛋白功能障碍、腹腔积液形成时清蛋白的丢失和肾病时尿液中的丢失,严重时清蛋白浓度可低于 10g/L。清蛋白浓度低于 20g/L 时,由于胶体渗透压的下降,常可见到水肿等现象。

(3)妊娠,尤其是妊娠晚期,由于体内对蛋白质需要量增加,又同时伴有血浆容量增高,血清蛋白可明显下降,但分娩后可迅速恢复正常。

(4)球蛋白浓度增高。临床上常以 γ 球蛋白增高为主。球蛋白增高的原因除水分丢失的间接原因外,主要有下列因素。①炎症反应:如结核病、疟疾、黑热病、血吸虫病、麻风病等。②自身免疫性疾病:如播散性红斑狼疮、硬皮病、风湿热、类风湿关节炎、肝硬化等。③骨髓瘤和淋巴瘤:此时 γ 球蛋白可增至 20～50g/L。

(5)球蛋白浓度降低主要是合成减少。正常婴儿出生后至 3 岁内,由于肝脏和免疫系统尚未发育完全,球蛋白浓度较低,此属于生理性低球蛋白血症。肾上腺皮质激素和其他免疫抑制剂有抑制免疫功能的作用,会导致球蛋白合成减少。

第三节　血清蛋白电泳检验

一、原理

利用不同蛋白质的分子大小和表面电荷的差别,在直流电场中泳动速度不同,将蛋白质进行分离。蛋白电泳的速度与蛋白质分子的电荷多少、分子量的大小、分子的形态及等电点有关。带电荷越多泳动越快;分子量和体积越大的蛋白分子泳动速度越慢;等电点低的蛋白分子泳动快,等电点高的泳动慢。

电泳过程中电渗流从阳极向阴极流动,与蛋白电泳的方向相反,因此泳动最慢的 γ 球蛋白常位于原点,甚至移向负极。

蛋白电泳支持介质的种类近年来发展很多,如琼脂糖、聚丙烯酰胺、乙酸纤维素等,而以后者临床检验多用。乙酸纤维素薄膜分辨力较好,即使通电时间较短(一般持续 0.5~1h),区带界限也很清楚;其另一优点为对蛋白质的吸附很少,拖尾现象轻微,洗脱后几乎可得到无色的背景,便于扫描或洗脱定量。

二、仪器

(1)电泳仪:选用电子管或晶体管整流的稳压直流电源,电压 0~600V,电流 0~300mA。

(2)电泳槽:选购或自制适合乙酸纤维素薄膜(以下简称醋纤膜)的电泳槽,电泳槽的膜面空间与醋纤膜面积之比应为 $5cm^3/cm^2$,电极用铂(白金)丝。

(3)血清加样器:可用微量吸管(10pL,分度 0.5pL)或专用的电泳血清加样器。

(4)光密度计:国产或进口的各种型号均可。

(5)分光光度计。

三、材料

醋纤膜的质量要求应是质匀、孔细、吸水性强、染料吸附量少、蛋白区带分离鲜明、对蛋白染色稳定和电渗"拖尾"轻微者为佳品,规格为 2cm×8cm。各实验室可根据自己的需要选购。

四、试剂

(一)巴比妥-巴比妥钠缓冲液(pH8.6±0.1,离子强度 0.06)

称取巴比妥 2.21g,巴比妥钠 12.36g 放入 500mL 蒸馏水中,加热溶解,待冷至室温后,再用蒸馏水补足至 1L。

(二)染色液

(1)丽春红 S 染色液:称取丽春红 S0.4g 及三氯醋酸 6g,用蒸馏水溶解,并稀释至 100mL。

(2)氨基黑 10B 染色液:称取氨基黑 10B 0.1g,溶于无水乙醇 20mL 中,加冰醋酸 5mL,甘油 0.5mL,使溶解。另取磺基水杨酸 2.5g,溶于 74.5mL 蒸馏水中,再将两液混合摇匀。

(三)漂洗液

(1)5%(V/V)醋酸溶液:适用于丽春红染色的漂洗。

(2)甲醇 45mL、冰醋酸 5mL 和蒸馏水 50mL,混匀,适用于氨基黑 10B 染色的漂洗。

(四)透明液

称枸橼酸$(C_6H_5Na_3O_7 \cdot 2H_2O)$21g 和 N-甲基-2-吡咯烷酮 150g,以蒸馏水溶解,并稀释至 500mL。亦可选用十氢萘或液状石蜡透明。

(五)其他

0.4mol/L 氢氧化钠溶液。

五、操作

(1)将缓冲液加入电泳槽内,调节两侧槽内的缓冲液,使其在同一水平面。

(2)醋纤膜的准备:取醋纤膜(2cm×8cm)一张,在毛面的一端(负极侧)1.5cm 处用铅笔轻画一横线,做点样标记,编号后将醋纤膜置于巴比妥钠缓冲液中浸泡,待充分浸透后取出(一般约 20min),夹于洁净滤纸中间,吸去多余的缓冲液。

(3)将醋纤膜毛面向上贴于电泳槽的支架上拉直,用微量吸管吸取无溶血血清在横线处沿横线加 3~5μL。样品应与膜的边缘保持一定距离,以免电泳图谱中蛋白区带变形,加待血清渗入膜后,反转醋纤膜,使光面朝上平直地贴于电泳槽的支架上,用双层滤纸或 4 层纱布将膜的两端与缓冲液连通,稍待片刻。

(4)接通电源,注意醋纤膜上的正、负极,切勿接错。电压90～150V,电流0.4～0.6mA/cm宽(不同的电泳仪所需电压、电流可能不同,应灵活掌握),夏季通电45min,冬季通电60min,待电泳区带展开25～35mm,即可关闭电源。

(5)染色:通电完毕,取下薄膜直接浸于丽春红S或氨基黑10B染色液中,染色5～10min(以清蛋白带染透为止),然后在漂洗液中漂去剩余染料,直到背景无色为止。

(6)洗脱定量:将漂洗净的薄膜吸干,剪下各染色的蛋白区带放入相应的试管内,在清蛋白管内加0.4mol/L氢氧化钠6mL(计算时吸光度乘2),其余各加3mL,振摇数次,置37℃水箱20min,使其染料浸出。

氨基黑10B染色,用分光光度计,在600～620nm处读取各管吸光度,然后计算出各自的含量(在醋纤膜的无蛋白质区带部分,剪一条与清蛋白区带同宽度的膜条,作为空白对照)。

丽春红S染色,浸出液用0.1mol/L氢氧化钠,加入量同上,10min后,向清蛋白管内加40%(V/V)醋酸0.6mL(计算时吸光度×2)其余各加0.3mL,以中和部分氢氧化钠,使色泽加深。必要时离心沉淀,取上清液,用分光光度计,在520nm处,读取各管吸光度,然后计算出各自的含量(同上法做空白对照)。

(7)光密度计扫描定量:①透明:吸去薄膜上的漂洗液(为防止透明液被稀释影响透明效果),将薄膜浸入透明液中2～3min(延长一些时间亦无碍)。然后取出,以滚动方式平贴于洁净无划痕的载物玻璃上(勿产生气泡),将此玻璃片竖立片刻,除去一定量透明液后,置已恒温至90～100℃烘箱内,烘烤10～15min,取出冷却至室温。用此法透明的各蛋白区带鲜明,薄膜平整,可供直接扫描和永久保存(用十氢萘或液状石蜡透明,应将漂洗过的薄膜烘干后进行透明,此法透明的薄膜不能久藏,且易发生皱褶)。②扫描定量:将已透明的薄膜放入全自动光密度计暗箱内,进行扫描分析。

六、计算

各组分蛋白(%)=Ax/Aγ×100%

各组分蛋白(g/L)=各组分蛋白百分数%/100×血清总蛋白(g/L)

式中:Aγ表示各组分蛋白吸光度总和,Ax表示各个组分蛋白(清蛋白和α_1、$\alpha_2\beta$、γ球蛋白)吸光度。

七、参考值

由于各实验室采用的电泳条件(包括电泳仪、支持体、缓冲液和染料等)不同,故参考值可能有差异,各实验室宜根据自己的条件定出参考值。可用各组分蛋白的百分率或实际浓度(绝对值)两种方式报告。用百分率报告时,如遇一个主要组分含量有增减,而其他组分虽然绝对含量正常亦会引起相应的增、减。反之,在脱水或水分过多的情况下,血清蛋白浓度已改变,但其百分比仍正常。因此,报告时若有可能,最好同时报告两种结果。

八、附注

(1)每次电泳时应交换电极,可使两侧电泳槽内缓冲液的pH维持在一定水平。然而,每次使用薄膜的数量可能不等,所以其缓冲液经多次使用后,应将缓冲液弃去。

(2)电泳槽缓冲液的液面要保持一定高度,过低可能会增加γ球蛋白的电渗现象(向阴极移动)。同时电泳槽两侧的液面应保持同一水平面,否则,通过薄膜时有虹吸现象,将会影响蛋白分子的泳动速度。

(3)电泳失败的原因:①电泳图谱不整齐:点样不均匀、薄膜未完全浸透或温度过高致使膜面局部干燥或水分蒸发、缓冲液变质;电泳时薄膜放置不正确,使电流方向不平行。②蛋白各组分分离不佳:点样过多、电流过低、薄膜结构过分细密、透水性差、导电差等。③染色后清蛋白中间着色浅:由于染色时间不足或染色液陈旧所致。若因蛋白含量高引起,可减少血清用量或延长染色时间,一般以延长 2min 为宜。若时间过长,球蛋白百分比上升,A/G 比值会下降。④薄膜透明不完全:将标本放入烘箱,温度未达到 90℃以上,透明液陈旧和浸泡时间不足等。⑤透明膜上有气泡,玻璃片上有油脂,使薄膜部分脱开或贴膜时滚动不佳。

九、临床意义

血清蛋白醋纤膜电泳,通常可分离出五个组分,即清蛋白(ALb)、α_1、$\alpha_2\beta$、γ 球蛋白,正常人血清中各种蛋白质有一定差别,在许多疾病仅表现轻微蛋白量改变时,电泳结果没有特异的临床诊断意义。因此,大部分电泳图形是非特异性的。一般常见的是清蛋白降低,某种球蛋白升高。在各种疾病时血清蛋白电泳结果的主要变化如下:

(一)肝脏疾患

肝脏是合成血浆蛋白的主要器官,正常成人每天约合成清蛋白 18g,伴有肝功能损害的疾患往往导致血清蛋白降低,而由肝外合成的球蛋白尤其是 γ 球蛋白增高。在肝硬化时,可有典型的肝病血清蛋白电泳图形,γ 球蛋白明显增加。由于 γ 球蛋白的出现,使 γ 与 β 球蛋白连成一片不易分开,称为 β-连桥,常见于肝硬化。

(二)肾脏疾患

肾病综合征患者血清蛋白电泳图形特点为清蛋白减低,α_2 球蛋白显著增高,γ 球蛋白减低或正常。慢性肾炎常可见 γ 球蛋白中度增高。

(三)M 蛋白血症与骨髓瘤

M 蛋白在 α_2-γ 球蛋白区形成浓密区带,有时呈锯齿状。扫描时可画出基底较窄,高而尖锐的蛋白峰,其标准为在 α_2 球蛋白区蛋白峰的高与宽之比应>2:1;在 β 球蛋白区和 α_2 球蛋白区应>1:1。另血清总蛋白量 90%的患者含量增高(70%大于 100g/L),10%的患者正常或甚至偏低。

(四)炎症

在炎症反应时,有许多球蛋白都可以增加,如 α_1 和 α_2 球蛋白增高,但 γ 球蛋白正常。常见于链球菌感染、急性肺炎及上呼吸道感染等。在慢性炎症或感染时,由于网状内皮系统增生,产生抗体,可出现 γ 球蛋白增高。

第四节　血清黏蛋白检验

血清黏蛋白占血清总蛋白量的 1%～2%,是体内一种黏多糖与蛋白质分子结合成的耐热复合蛋白质,属于体内糖蛋白的一种,电泳时与 α 球蛋白一起泳动,主要存在于 α_1 和 α_2 球蛋白部分。其黏多糖往往是由氨基葡萄糖氨基半乳糖、甘露糖、岩藻糖及涎酸等组成。黏蛋白成分复杂,分类和命名尚未一致。Meyer 将糖与蛋白质的复合物以氨基己糖的含量进行分类,氨基己糖含量>40% 的称黏蛋白,<4% 的称糖蛋白。

黏蛋白不易发生热变性,也不易被通常的蛋白沉淀剂(如高氯酸、磺基水杨酸等)沉淀,便可被磷钨酸沉淀。临床检验中利用此特性将它与其他蛋白质分离后,再用蛋白试剂或糖试剂进行测定。目前测定黏蛋白的方法很多,其结果有以氨基己糖、己糖、酪氨酸及蛋白质四种类型的表示方法,无论以何种方式表示结果,均须说明所采用的方法及参考值。

一、原理

以 0.6mmol/L 过氯酸沉淀血清中蛋白质时,黏蛋白不被沉淀,而存留在滤液中,再加磷钨酸使黏蛋白沉淀,然后以酚试剂沉淀其中蛋白质的含量。

二、试剂

(1)154mmol/L 氯化钠溶液。

(2)1.8mmol/L 过氯酸:取含量为 70%~72% 过氯酸 28mL,加蒸馏水稀释至 200mL,并标定之。

(3)17.74mmol/L 磷钨酸溶液:称取磷钨酸 $H_7[P(W207)6]$ 5g 溶于 2mmol/L 盐酸中,并加至 100mL。

(4)酚试剂:于 1500mL 球形烧瓶中加入钨酸钠 ($Na_2MoO_4 \cdot 2H_2O$) 25g,水 700mL,浓磷酸 50mL,浓盐酸 100mL,缓缓回流蒸馏 10h。取下冷凝管,加硫酸锂 75g,蒸馏水 50mL,并加溴水 2~3 滴,再煮沸 15min,以除去多余的溴,冷却后稀释至 1000mL,制成的酚试剂应为鲜亮黄色,置棕色瓶保存,用前取出一部分,以等量蒸馏水稀释之。

(5)1.88mmol/L 碳酸钠溶液。

(6)标准酪氨酸溶液(0.05mg/mL),精确称取酪氨酸 5mg,以 0.1mol/L 盐酸溶解并稀释至 100mL。

三、操作

血清 0.5mL,加 154mmol/L 氯化钠 4.5mL,混匀,滴加 1.8mol/L 过氯酸溶液 2.5mL,静止 10min,用定量滤纸过滤或离心。取滤液 2.5mL,加 17.74mmol/L 磷钨酸 0.5mL,混匀,静止 10min,以 3000r/min,离心 10min。倾去上清液并沥干,再加磷钨酸溶液 2mL 悬浮沉淀物,同法离心后弃去上清液,沥干,取沉淀物备用。

混匀,放置 37℃水浴 15min,取出,用分光光度计 650nm,比色杯光径 1.0cm,以空白调零,读取各管吸光度。

四、参考值

(1)以蛋白计为 0.75~0.87g/L。

(2)以酪氨酸计为 31.5~56.7mg/L。

五、附注

(1)黏蛋白是一种糖蛋白,其蛋白质分子中酪氨酸含量为 4.2%,因此两种报告方式可互相换算。

(2)加过氯酸沉淀蛋白后,需放置 10min 后进行过滤。加磷钨酸后,也需放置 10min 后再离心。弃去上清液时,须细心操作,不能使沉淀丢失,否则结果偏低。

六、临床意义

血清黏蛋白增高常见于肿瘤(尤其是女性生殖器肿瘤)、结核、肺炎、系统性红斑狼疮、风湿热、风湿性关节炎等。血清黏蛋白减少常见于广泛性肝实质性病变。血清黏蛋白的连续测定对于同一病例的病程转归(病变的扩大或缩小、肿瘤有无转移、肿瘤手术切除或其他治疗效果)的判断有一定的参考价值。

第五节　脑脊液总蛋白检验

脑脊液(CSF)蛋白质主要由经脉络膜丛上的毛细血管壁的过滤作用而生成的,超滤过程已除去大部分血浆蛋白,还有一些蛋白质是脑脊液特有的蛋白,由中枢神经系统合成。脑脊液中总蛋白测定以前常用比浊法。由于清蛋白产生的浊度大于球蛋白产生的浊度,使其方法灵敏度低,且重复性稍差,渐渐被少用。双缩脲法测定脑脊液蛋白,产生的颜色很浅,只有用非常灵敏的仪器方可达到要求。酚试剂法(Lowry)在欧洲常用,但费时,线性关系差,且氯氮䓬利眠宁、水杨酸类、四环素和磺胺类药物对测定有干扰。染料结合法的标准化尚存在一些问题,但样本用量少,也有采用。本节介绍以下两种方法。

一、浊度法

(一)原理

脑脊液中蛋白质与磺基水杨酸硫酸钠试剂作用产生沉淀,形成的浊度用比浊法测定,与同样处理的校准液比较,测得其蛋白含量。

(二)试剂

(1)磺基水杨酸-硫酸钠试剂称取磺基水杨酸 3.0g,无水硫酸钠 7.0g,以蒸馏水溶解并稀释至 100mL,必要时过滤后使用。

(2)叠氮钠生理盐水称取氯化钠 0.9g,叠氮钠 0.1g,用蒸馏水溶解并稀释至 100mL。

(3)蛋白标准液将总蛋白测定用的标准液用叠氮钠生理盐水稀释成 500mg/L 后使用,冰箱保存。

(三)操作

混匀后室温下放置 10min,用分光光度计波长 530nm,比色杯光径 1.0cm,空白管调零,读取各管吸光度。

(四)计算

脑脊液蛋白(mg/L)=测定管吸光度/标准管吸光度×500

(五)参考值

150～450mg/L。

(六)附注

(1)磺基水杨酸－硫酸钠试剂放置日久会产生颜色或微细沉淀,应弃去重新配制。

(2)如脑脊液蛋白浓度过高,超过线性范围,一定要稀释后进行测定,否则影响结果。

(3)本法加试剂后 10min 内浊度进行性增加,到 10min 时到顶点,如遇絮状发生,应颠倒混合后进行比浊。

(4)常规使用时可绘制校正曲线。

二、染料结合法

(一)原理

在柠檬酸存在的酸性条件下,伊红 Y 染料离解成阴离子型,染料的黄色消退,使试剂空白吸光度降低;另外,蛋白质多肽链中的精氨酸、组氨酸、赖氨酸和色氨酸残基,离解生成带 $-NH_3^+$ 基团,与染料阴离子的羧基和酚基借静电吸引而结合成红色蛋白染料复合物,其吸光度大小与蛋白质浓度呈比例。

(二)试剂

(1)0.1％伊红 Y 贮存液。

(2)10％Brij-35 溶液。

(3)显色剂:取 0.1％伊红 Y 贮存液 3.75mL 于 50 mL 容量瓶内,加 10％Brij-35 溶液 0.4mL,加蒸馏水至 50mL 刻度,混匀,每次宜少量配制。

(4)10％枸橼酸溶液。

(5)蛋白标准应用液(700mg/L):取 70g/L 总蛋白标准液 1.0mL 于 100mL 容量瓶中,用叠氮钠生理盐水稀释至 100mL。

(三)操作

漩涡混匀。置室温 10min,分光光度计波长 540nm,比色杯光径 1cm,以空白管调"0",记录各管吸光度,30min 内比色完毕。

(四)计算

脑脊液蛋白(mg/L)＝测定管吸光度/标准管吸光度×700

(五)附注

(1)本法线性范围可达 1000mg/L,若 CSF 中蛋白含量过高,常规检查时潘迪试验达(＋＋)者,测定时 CSF 用量应适当减少,计算时相应修正。

(2)相同浓度的蛋白质,清蛋白呈色稍强,球蛋白稍低。

(3)本法呈色液在 1～5min 期间呈进行性缓慢下降,10～30min 趋于平稳,可稳定 2h。

(4)该法是两步法,枸橼酸是一个非常关键的试剂,其加入量必须准确,边加边摇匀,过多过少都会影响结果,用加样器定量加入,条件比较容易控制,试验的重复性也比较好。

(六)参考值

健康成年人脑脊液蛋白 150～450mg/L。

(七)临床意义

测定脑脊液总蛋白主要用于检查血－脑屏障对血浆蛋白质的通透性增加或检查鞘内分泌免疫球蛋白增加。血－脑屏障对血浆蛋白质通透性增加可由颅内压增高(由于脑肿瘤或脑内出血)引起,或由于炎症(细菌性或病毒性脑膜炎)、脑炎或脊髓灰质炎所引起。脑脊液总蛋白显著升高见于细菌性脑膜炎,少量升高发生于其他炎性疾病及肿瘤或出血。

第六节　血清前清蛋白检验

前清蛋白(PA)分子量 54 000,由肝细胞合成,PA 除了作为组织修补的材料外,可视为一种运载蛋白,它可结合 T_4 与 T_3,而对 T_3 的亲和力更大。PA 还可与维生素 A 结合蛋白形成复合物,具有运载维生素 A 的作用。在电泳分离时,PA 常显示在清蛋白的前方,其半衰期很短,约 12h。因此,测定其在血浆中的浓度对于了解蛋白质的营养状况、肝脏功能、比清蛋白和转铁蛋白具有更高的灵敏度。

测定血清前清蛋白大都用免疫化学技术,常用的方法有免疫扩散法、散射比浊法和透射比浊法。

其中免疫扩散法简单、方便,不需特殊设备,适合所有单位使用,但精密度和准确性均较差。散射比浊法灵敏度较高,但需要专用免疫分析仪(如特种蛋白分析仪)和配套的试剂盒。透射比浊法的灵敏度可满足常规工作的要求,且可在 340nm 波长的任何生化分析仪上进行,适用性较广。

一、方法
透射比浊法。

二、原理
血清中的 PA 与抗 PA 抗体在液相中反应生成抗原抗体复合物,使反应液呈现浊度。当一定量抗体存在时,浊度与血清中 PA(抗原)的含量呈正比。利用散射比浊或透射比浊技术,与同样处理的 PA 标准比较,求得样品中的 PA 含量。

三、试剂
(1)抗 PA 抗体血清工作液。
(2)PA 标准血清(冻干品)根据说明书指定的量,加蒸馏水复溶。以上试剂均须置 2~8℃冰箱保存,在有效期内使用。

四、操作
(1)手工、半自动生化分析:混匀,置 37℃保温 10min,波长 340nm,以空白管调零,读取各管吸光度。
(2)如用全自动生化分析仪测定,必须按照仪器说明书设定参数和操作程序进行测定。

五、计算
血清 PA(mg/L)=测定管吸光度/标准管次光度×PA 标准液浓度(mg/L)

六、参考值
健康成人血清 PA 浓度为 250~400mg/L,儿童水平约为成人水平的一半,青春期则急剧增加达成人水平。散射比浊法结果稍低,为 160~350mg/L,也可根据本单位条件建立本实验室的参考值。

七、临床意义

(一)血清前清蛋白浓度降低

(1)血清前清蛋白是一种负急性时相反应蛋白,在炎症和恶性疾病时其血清水平下降。据报告,手术创伤后 24h 即可见血清前清蛋白水平下降,2～3d 时达高峰,其下降可持续 1 周。

(2)前清蛋白在肝脏合成,各类肝炎、肝硬化致肝功能损害时,由于合成减少,血清前清蛋白水平降低,是肝功能障碍的一个敏感指标,对肝病的早期诊断有一定的价值。

(3)前清蛋白和维生素 A 结合蛋白可作为蛋白质营养状况的指征。由于它们的半衰期短,对蛋白摄入量的改变很敏感,一旦体内出现营养不良,血清前清蛋白即迅速下降,严重营养不良时可完全缺如。其他营养素的状况也影响血清前清蛋白浓度,如缺锌时前清蛋白可降低,短期补锌后,其值即升高。

(4)蛋白消耗性疾病或肾病时,血清前清蛋白浓度下降。

(5)妊娠或高雌激素血症时,血清前清蛋白浓度也下降。

(二)血清前清蛋白浓度增高

可见于 Hodgkin 病。肾病综合征患者在蛋白食物充足时血清前清蛋白可轻度升高。

第七节　血清肌红蛋白检验

血清肌红蛋白(Mb)存在于心肌与其他肌肉组织中,其分子量为 17 500,血清肌红蛋白是急性心肌梗死(AMI)患者升高的最早标志物之一。血清肌红蛋白测定方法有很多,由于分光光度法、电泳法及层析法不能测定低于微克水平的 Mb,现已不使用。免疫化学法较灵敏,但抗血清必须是对 Mb 特异的。放射免疫试验灵敏度高,对流免疫电泳是一种定性方法,且灵敏度较低,不适宜检测心肌梗死。乳胶凝集试验是个半定量试验,是用肉眼判断终点,具有一定的主观性,而且一些含有高浓度类风湿因子的血清会产生干扰。放射免疫试验灵敏度高,特异性强,但使用放射性核素,现已少用。胶乳增强透射比浊法灵敏度高,特异性好,测定速度快,适用于各型生化自动分析仪,现已在临床上普遍采用。

一、原理

Mb 致敏胶乳颗粒是大小均一的聚苯丙烯乳胶颗粒悬液,颗粒表面包被有兔抗人 Mb 抗体。样本中的 Mb 与胶乳颗粒表面的抗体结合后,使相邻的胶乳颗粒彼此交联,发生凝集反应产生浊度。该浊度与样本中的 Mb 浓度呈正比,在 570nm 处测定吸光度,可计算样本中 Mb 的浓度。

二、试剂

(1)试剂Ⅰ:甘氨酸缓冲液(pH9.0),NaNs 1.0g/L。

(2)试剂Ⅱ:致敏胶乳悬液,兔抗人 Mb IgG 致敏胶乳颗粒,NaNs 1.0g/L。

(3)Mb 校准品。

三、操作

温度:37℃。

波长:570nm。

比色杯光径:1.0cm。

反应时间:5min。

四、计算

$\Delta A = A_2 - A_1$ 采用非线性多点定标模式,以不同浓度标准品的 ΔA,绘制校正曲线,测定管 ΔA 从校正曲线上查出测定结果。

五、参考值

(1)健康成年人肌红蛋白$<70\mu L/L$。

(2)建议各实验室根据自己的条件,建立本地的参考值。

六、附注

(1)本法适用于各种类型的半自动、全自动生化分析仪,严格按照仪器说明书设定参数进行操作。

(2)本法试剂应避光,于 $2\sim 8℃$ 可保存 12 个月,$-20℃$ 可保存更长时间,但不宜反复冻融。

七、临床意义

(1)血清肌红蛋白是早期诊断 AMI 的敏感指标,在 AMI 发作后 $1\sim 2h$,在患者血清中的浓度即迅速增加。$6\sim 9h$ 几乎所有的 AMI 患者 Mb 都升高。Mb 在血液中清除的速度很快,在发病 24h 内可恢复到正常,所以连续检测血清中的 Mb 对评价患者在治疗期间是否有心肌梗死再次发生具有很重要的意义。患者在发作后第 1 天内血清肌红蛋白即可返回到基线浓度,当有再梗死时,则又迅速上升,形成“多峰”现象,可以反映局部缺血心肌周期性自发的冠脉再梗死和再灌注。

(2)心脏外科手术患者血清肌红蛋白升高,可以作为判断心肌损伤程度及愈合情况的一个重要客观指标。

(3)在临床肌病研究中发现假性肥大型肌营养不良患者血清肌红蛋白也升高。

第七章　肾功能检验

第一节　血清尿素检验

尿素是人体蛋白质代谢的终末产物。体内氨基酸经脱氨基作用分解成 α-酮酸和 NH_3、NH_3 在肝细胞内进入尿素循环与 CO_2 生成尿素。尿素的生成量取决于饮食蛋白质的摄入量、组织蛋白质的分解代谢和肝功能状况。生成的尿素经血液循环主要由肾脏排出,小部分经皮肤由汗液排出。经唾液、胃液、胆汁及肠液排至消化道内的尿素,绝大部分分解成 NH_3 吸收后又经肝脏合成尿素仍从肾脏排泄。

尿素的分子量小(60)。血浆中的尿素可全部从肾小球滤过,正常情况下 30％～40％被肾小管重吸收,肾小管亦可少量排泌尿素。血浆尿素浓度在一定程度上可反映肾小球的滤过功能,但只有当肾小球滤过功能下降到正常的 1/2 以上时,血浆尿素浓度才会升高,故血浆尿素测定不是反映肾小球功能损伤的灵敏指标。此外,肾外因素如组织分解代谢加快、消化道出血、摄食过多蛋白质等都可引起血浆尿素浓度升高,因而血浆尿素测定亦不是肾功能损伤的特异指标。尽管如此,因为尿素是由肾脏排泄的低分子含氮废物的主要成分,血浆尿素浓度对慢性肾脏疾病的病程、病情观察及预后判断均有意义,且血浆尿素测定方法比较成熟、简便,所以血浆尿素测定仍是目前肾脏疾病的主要检查项目之一。

尿素的测定方法主要分为两大类:一类是利用尿素酶(亦称脲酶)水解尿素生成氨和 CO_2 而测定,被认为是间接测定法。另一类是尿素与某些试剂如二乙酰一肟、二苯吡喃醇、邻苯二甲醛等直接反应,测定其产物。

一、二乙酰一肟法

(一)原理

在酸性反应环境中加热,尿素与二乙酰缩合成色素原二嗪化合物,称为 Fearon 反应。因为二乙酰不稳定,故通常由反应系统中二乙酰一肟与强酸作用,产生二乙酰。二乙酰和尿素反应,缩合成红色的二嗪。试剂主要有以下几种:

1.酸性试剂

在三角烧瓶中加蒸馏水约 100mL,然后加入浓硫酸 44mL 及 85％磷酸 66mL。冷至室温,加入氨基硫脲 50mg 及硫酸镉($CdSO_4 \cdot 8H_2O$)2g,溶解后用蒸馏水稀释至 1L,置棕色瓶中冰箱保存,可稳定半年。

2.二乙酰一肟溶液

称取二乙酰一肟 20g,加蒸馏水约 900mL,溶解后,再用蒸馏水稀释至 1L,置棕色瓶中,贮放冰箱内可保存半年不变。

3.尿素标准贮存液(100mm/L)

称取干燥纯尿素(分子量=60.06)0.6g,溶解于蒸馏水中,并稀释至 100mL,加 0.1g 叠氮钠防腐,置冰箱内可稳定 6 个月。

4.尿素标准应用液(5mmol/L)

取 5.0mL 贮存液用无氨蒸馏水稀释至 100mL。

(二)操作

混匀后,置沸水浴中加热 12min,置冷水中冷却 5min 后,用分光光度计波长 540nm,以空白管调零,比色读取标准管及测定管的吸光度。

(三)附注

(1)本法线性范围达 14mmol/L 尿素,如遇高于此浓度的标本,必须用生理盐水做适当的稀释后重测,然后乘以稀释倍数报告之。

(2)试剂中加入硫胺脲和镉离子,增进显色强度和色泽稳定性,但仍有轻度褪色现象(每小时<5%)。加热显色冷却后应及时比色。

(3)吸管必须校正,使用时务必注意清洁干净,加量务必准确。

(4)尿液尿素也可用此法进行测定,由于尿液中尿素含量高,标本需要用蒸馏水做1:50 稀释,如果显色后吸光度仍超过本法的线性范围,还需要将尿再稀释,重新测定,结果乘以稀释倍数。

二、酶偶联速率法

(一)原理

尿素在脲酶催化下,水解生成氨和二氧化碳,氨在 α-酮戊二酸和还原型辅酶Ⅰ存在下,经谷氨酸脱氢酶(GLDH)催化生成谷氨酸,同时,还原辅酶Ⅰ被氧化成氧化型辅酶Ⅰ。还原型辅酶Ⅰ在 340nm 波长处有吸收峰其吸光度下降的速度与待测样品中尿素的含量成正比。

(二)试剂

pH:8.0。

尿素酶:8000U/L。

还原型辅酶Ⅰ(NADH):0.3mmol/L。

ADP:1.5mmol/L。

Tris-琥珀酸缓冲液:150mmol/L。

谷氨酸脱氢酶(GLDH):700U/L。

α-酮戊二酸:15mmol/L。

以上酶试剂可以自配或购买试剂盒。液体酶试剂在冰箱存放可稳定 10d,室温(15～25℃)只能存放 3d。尿素标准应用液同二乙酰一肟法。

(三)操作

1.自动生化分析仪

二点法,温度 37℃,波长 340nm,延迟时间 30s,读数时间 60s。详细操作程序按照仪器和试剂盒说明书。

2.手工法

取 4 支试管标明测定、标准、空白、质控。

以上各管依次逐管加入酶试剂,混匀后立即在分光光度计上监测其吸光度的变化。

(四)附注

(1)在测定过程中,各种器材和蒸馏水应无氨离子污染,否则结果偏高。

(2)标本最好用血清。

(3)血氨升高可使尿素测定结果偏高,标本溶血对测定有干扰。

(五)参考值

$3.57\sim14.28$mmol/L。

三、脲酶-波氏比色法

(一)原理

测定分两个步骤,首先用尿素酶水解尿素,产生 2 分子氨和 1 分子二氧化碳。然后,氨在碱性介质中与苯酚及次氯酸反应,生成蓝色的吲哚酚,此过程需用硝普钠催化反应。蓝色吲哚酚的生成量与尿素含量成正比,在 630nm 波长比色测定。

(二)试剂

1.显色剂

苯酚 10g,硝普钠(含 2 分子水)0.05g,溶于 1000mL 去氨蒸馏水中,存放冰箱中,可保存 60d。

2.碱性次氯酸钠溶液

NaOH 5g 溶于去氨蒸馏水中,加"安替福民"8mL(相当于次氯酸钠 0.42g),再加蒸馏水至 1000mL,置棕色瓶内冰箱存放,稳定 2 个月。

3.尿素酶贮存液

尿素酶(比活性 $3000\sim4000$U/g)0.2g,悬浮于 20mL 50%(V/V)甘油中,置冰箱内可保存 6 个月。

4.尿素酶应用液

尿素酶贮存液 1mL 加 10g/L EDTA·2Na 溶液(pH6.5)至 100mL,置冰箱保存可稳定 1 个月。

5.尿素标准应用液

同二乙酰一肟法。

(三)操作

取 16mm×150mm 试管,标记测定管、标准管和空白管,混匀,37℃水溶 15min,向各管迅速加入酚显色剂 5mL,混匀,再加入碱性次氯酸钠溶液 5mL,混匀。各管置 37℃水溶 20min,使呈色反应完全。

分光光度计波长 560nm,比色杯光径 1.0cm,用空白管调"0",读取各管吸光度。

（四）参考值

2.9～8.2mmol/L（以尿素计）。

（五）附注

1.本法亦能测定尿液中的尿素，方法如下

取 1mL 尿标本，加入人造沸石（需预处理）0.5g，加去氨蒸馏水至 25mL，反复振摇数次，吸附尿中的游离氨盐，静置后吸取稀释尿液 1.0mL，按上述操作方法进行测定。所测结果乘以稀释倍数 25。

2.误差原因

空气中氨气对试剂或玻璃器皿的污染或使用铵盐抗凝剂可使结果偏高。高浓度氟化物可抑制尿素酶，引起结果假性偏低。

四、临床意义

（一）血浆尿素浓度的生理变化

男性血浆尿素浓度略高于女性；新生儿稍高于成人，出生 60d 以后与成人无明显差异，60 岁以后多略增高；在剧烈运动和高蛋白饮食后，血浆尿素浓度可增高；妊娠妇女由于血容量增加，尿素浓度可降低。

（二）血浆尿素浓度的病理变化

1.肾脏疾病

如慢性肾炎、肾动脉硬化症、严重肾盂肾炎、肾结核和肾肿瘤的晚期等，肾功能轻度受损时，尿素可无变化。当其高于正常时，说明有效肾单位的 60%～70% 已受到损害。因此血浆尿素测定不能作为肾脏疾病的早期功能测定的指标，但对肾衰竭，尤其是尿毒症的诊断有特殊价值。其增高的程度与病情严重性成正比，故对病情判断和预后的估价有重要意义。如慢性肾衰竭可根据尿素等的测定来决定其程度，可分为：①肾衰竭代偿期，内生肌酐清除率下降。血肌酐不升高（在 179.8μmol/L 以下），血尿素正常或轻度升高（在 9mmol/L 以下）。②肾衰竭失代偿期，又称氮质血症期（或尿毒症前期）。此时内生肌酐清除率下降明显，为 50mL/min 以下，血肌酐超过 176.8μmol/L、血尿素超过 9mmol/L。③尿毒症期，此时内生肌酐清除率下降至 20mL/min 以下，血肌酐超过 445mmol/L，血尿素超过 20mmol/L。

2.肾前或肾后因素引起尿量显著减少或尿闭

如脱水、水肿，腹腔积液、循环功能衰竭、尿路结石或前列腺肿大引起的尿路梗阻等。

3.体内蛋白质分解过多

如急性传染病、上消化道出血、大面积烧伤、大手术后和甲状腺功能亢进等。虽然血尿素增高，此时其他肾功能试验结果一般均正常。

第二节　血清肌酐检验

肌酐（Cr）是一种低分子量含氮化合物，分子量为 116。它是肌酸脱水或磷酸肌酸脱磷酸的产物,肌酸是由精氨酸、甘氨酸和蛋氨酸在肝脏和肾脏中合成,经由血液循环,在肌肉组织中以肌酸及肌酸磷酸的形式存在。肌酐是小分子物质,可以顺利通过肾小球滤过。在原尿中肾小管基本上不重吸收,近曲小管尚能分泌,尤其当血浆肌酐浓度升高时,肾小管对肌酐的分泌作用明显增强。因此,血浆肌酐浓度及尿液肌酐排泄量是肾小球滤过功能的有用指标。

肌酐的测定方法有两大类,即化学方法和酶学方法。大多数化学方法是根据 Jaffe 建立的碱性苦味酸反应,肌酐与苦味酸反应生成橘红色的化合物。由于许多化合物如蛋白质、葡萄糖维生素 C、丙酮、乙酰乙酸等也可生成 Jaffe 样色原,故 Jaffe 反应并非仅对肌酐特异,但根据肌酐与非肌酐物质的 Jaffe 反应动力学特点,利用"窗口期"肌酐动力学反应,可有效地提高测定特异性,操作简便,适用于各种自动分析仪。肌酐的酶学测定方法,主要有 3 种类型:①肌酐氨基水解酶法(也叫肌酐酶法)。②肌氨酸氧化酶法。③肌酐亚氨基水解酶法(即肌酐脱氨酶)法。酶学方法特异性高,结果准确,适用于各种自动分析仪。

一、肌氨酸氧化酶法

(一)原理

样品中的肌酐在肌酐酶的催化下水解生成肌酸。在肌酸酶的催化下肌酸水解产生肌氨酸和尿素。肌氨酸在肌氨酸氧化酶的催化下氧化成甘氨酸、甲醛和 H_2O_2,最后偶联 Trinder 反应,比色法测定。

(二)试剂

1.试剂 1

TAPS 缓冲液(pH8.1):30mmol/L。

肌酸酶(微生物):≥333μKat/L。

肌氨酸氧化酶(微生物):≥133pμKat/L。

HTIB:5.9mmol/L。

2.试剂 2

TAPS 缓冲液(pH8.0):50mmol/L。

肌酐酶(微生物):≥500μKat/L。

过氧化物酶(辣根):≥16.7μKat/L。

4-氨基安替比林:2.0mmol/L。

亚铁氰化钾:163μmol/L。

(三)操作

各管混匀,37℃孵育 5min,主波长 546nm,次波长 700nm,再测定各管吸光度 A2。

(四)参考值

1.男性

59～104μmol/L。

2.女性

45～84μmol/L。

(五)附注

(1)肌酐酶法因特异性好,其参考值略低于苦味速率法。建议各实验室最好建立本地区的参考值。

（2）肌酐的酶法分析是解决肌酐测定中非特异性干扰的根本途径。肌酐酶法分析中以肌酐酶偶联肌氨酸氧化酶法较为常用。

（3）肌酐酶偶联肌氨酸氧化酶法为了消除样品中肌酸的干扰，利用自动分析中双试剂法的特点，在第一试剂中加入了肌酸酶，二步反应可以消除内源性肌酸的干扰。

（4）肌酐酶偶联肌氨酸氧化酶法，以 Trinder 反应为指示系统。不同的色原物质其灵敏度差异很大，各试剂厂商都竞相研究并使用新型灵敏的色原物质。目前常用的色原物质有 3,5-二氯-2-羟基苯磺酸（DHBA）；N-乙基-(2-羟-3-磺丙基)-3,5-二甲氧基-4-氟苯胺（F-DAOS）；N-(2-羟-3-磺丙基)-3,5 二甲氧基苯胺（HDAOS）等。

（5）Trinder 反应受胆红素和维生素 C 的干扰，可在试剂 1 中加入亚铁氰化钾（或者亚硝基铁氰化钾）和维生素 C 氧化酶消除之。

（6）肝素、枸橼酸、EDTA、氟化钠等在常规用量下对本测定无干扰。

(六)临床意义

（1）急性、慢性肾小球肾炎等肾小球滤过功能减退时，由于肾的储备力和代偿力很强，故肾小球受损的早期或轻度损害时，血中浓度可正常，只有当肾小球滤过功能下降到正常人的 1/3 时，血中肌酐才明显上升。因此血中肌酐测定不能代表内生肌酐清除率测定，也不能反映肾早期受损的程度。

（2）肾源性或非肾源性血肌酐增高程度有所不同，如肾衰竭患者是由于肾源性所致，血肌酐常超过 $200\mu mol/L$。心力衰竭时血流经肾减少属非肾源性的，血肌酐浓度上升不超过 $200\mu mol/L$。

（3）血肌酐和尿素氮同时测定更有意义，如两者同时增高，表示肾功能已严重受损。如肌酐浓度超过 $200\mu mol/L$，病情继续恶化，则有发展成尿毒症的危险，超过 $400\mu mol/L$，预后较差，如仅有尿素升高，而血肌酐在正常范围内，则可能为肾外因素引起，如消化道出血或尿路梗阻等。

二、去蛋白终点法

(一)原理

血清(浆)中的肌酐与碱性苦味酸盐反应，生成黄色的苦味酸肌酐复合物，在 510nm 波长比色测定。

(二)试剂

1.0.04mol/L 苦味酸溶液

苦味酸（AR）9.3g，溶于 500mL 80℃蒸馏水中，冷却至室温。加蒸馏水至 1L，用 0.1mol/L 的氢氧化钠滴定，以酚酞作指示剂。根据滴定结果，用蒸馏水稀释至 0.04mol/L，贮存于棕色瓶中。

2.0.75mol/L 氢氧化钠

氢氧化钠（AR）30g，加蒸馏水使其溶解，冷却后用蒸馏水稀释至 1L。

3.35mmol/L 钨酸溶液

（1）取聚乙烯醇 1g 溶解于 100mL 蒸馏水中，加热助溶（不要煮沸），冷却。

(2)取钨酸钠 11.1g 溶解于 300mL 蒸馏水中,使完全溶解。

(3)取 300mL 蒸馏水慢慢加入 2.1mL 浓硫酸,冷却。将(1)液加入(2)液中于 1L 容量瓶中,再与(3)液混匀,再加蒸馏水至刻度,置室温中保存,至少稳定 1 年。

4.10mmol/L 肌酐标准贮存液

肌酐(MW113.12)113g 用 0.1mol/L 盐酸溶解,并移入 100mL 容量瓶中,再以 0.1mol/L 盐酸稀释至刻度,保存于冰箱内,稳定 1 年。

5.10μmol/L 肌酐标准应用液

准确吸取 10mmol/L 肌酐标准贮存液 1.0mL,加入 1000mL 容量瓶内,以 0.1mol/L 盐酸稀释至刻度,贮存于冰箱内。

(三)操作

于 16mm×100mm 试管中,置血清(或血浆)0.5mL 加入 35mmol/L 钨酸溶液 4.5mL,充分混匀,3000r/min,离心 10min,取上清液,尿液标本用蒸馏水做 1∶200 稀释。混匀后,室温放置 15min,分光光度计 510nm 波长,比色杯光径 1.0cm,以空白管调零比色,读取各管吸光度。

(四)参考值

1.男性

44~133μmol/L(0.5~1.5mg/dL)。

2.女性

70~106μmol/L(0.8~1.2mg/dL)。

(五)附注

(1)温度升高时,可使碱性苦味酸溶液显色增深,但标准管与测定管的加深程度不成比例。因此,测定时各管温度均须到室温。

(2)血清(血浆)标本如当天不测定,可于冰箱保存 3 天,若要保持较长时间,宜 -20℃ 保存,轻微溶血标本对肌酐无影响,但可使肌酸结果偏高。

(3)肌酐测定的回收率受无蛋白滤液的 pH 影响,滤液 pH 值在 3~4.5 时,回收率为 85%~90%;pH 值在 2 以下时,回收率为 100%。

三、速率法

(一)原理

肌酐的化学速率法测定是根据肌酐与苦味酸反应,生成橘红色的苦味酸肌酐复合物的反应速率。该反应拟一级反应动力学。在碱性反应环境中,样品中的肌酐或干扰物质和苦味酸的反应速度不同,选择适宜的速率监测时间,可以提高肌酐测定的特异性。

(二)试剂

(1)0.04mol/L 苦味酸溶液。

(2)0.32mol/L 氢氧化钠溶液。

(3)碱性苦味酸溶液:根据工作用量,将 0.04mol/L 苦味酸和 0.32mol/L 氢氧化钠等体积混合,可加适量的表面活性剂(如 Triton-X-100),放置 20min 以后即可应用。

(4)100μmol/L 肌酐标准应用液。

(三)操作

分析仪波长 510nm,比色杯光径 1.0cm,反应温度(37℃),样品体积 100μL,试剂体积 1000pL。在试剂与样品(或标准液)混合后准确反应20s,读取吸光度 $A_{1测}$ 和 $A_{1标}$,待反应进行至准确 60s,读取吸光度 $A_{2测}$ 和 $A_{2标}$。

(四)参考值

1.男性

62~115μmol/L(0.7~1.3mg/dL)。

2.女性

53~97μmol/L(0.6~1.1mg/dL)。

(五)附注

(1)干扰速率法测定的非肌酐色原性物质有两类:一类为快速反应假肌酐物质,在样品与碱性苦味酸混合后 20s 内迅速出现反应,产生非肌酐的有色化合物。测定时设置 20s 延迟期,可以排除此类干扰。另一类为慢速反应假肌酐物质,一般在样品和碱性苦味酸混合后80~100s 才开始反应。这样在 20~80s 之间,出现"窗口期",此时肌酐与苦味酸的呈色反应占主导地位。有研究者发现,"窗口期"的上限为 60s。为了提高速率法测定的特异性,速率测定时间选择在 25~60s 期间。有学者对速率法进行严格评价后指出,速率法仍受到 α-酮酸的正干扰和胆红素的负干扰。

(2)速率法线性范围可达 2000μmol/L。血清样本值过高可用盐水稀释;尿液标本用蒸馏水做 20~50 倍稀释。测定结果乘以稀释倍数。

(3)温度对呈色反应速度影响较大,标准管与测定管的温度必须保持一致。

四、内生肌酐清除率测定

(一)原理

通过测定血液和尿液中肌酐的含量来计算 24h 或每分钟血液中肌酐被肾脏清除之量(清除值),与正常人内生肌酐清除值相比较,求得内生肌酐清除率。

(二)操作

(1)受检者应禁食肉类 3d,不饮咖啡和茶,停用利尿剂,试验前避免剧烈运动。饮足量的水,使尿量不少于 1mL/min。

(2)准确收集 24h 尿液,测定尿液肌酐含量(测定方法见血清肌酐测定)。

(3)于收集尿样的同时,抽静脉血 3mL,测定血清肌酐含量。

(三)参考值

男(105±20)mL/min,女(95±20)mL/min。

(四)附注

(1)体表面积计算方法是根据患者的身高(cm)和体重(kg)。

(2)体表面积计算图用法:在图两边纵线中找到患者的身高(左)和体重(右)所在的两点,并将此两点连成直线,与中间纵线相交处的数值即为患者体表面积(m^2)。

(3)肌酐清除率随着年龄的增长而下降。

第三节　血清尿酸测定

尿酸(UA)是核酸(RNA 与 DNA)的分解代谢产物,嘌呤碱经水解、脱氨、氧化等作用生成的最终产物,经肾脏排出。当嘌呤代谢紊乱时,血中尿酸浓度增高,并以钠盐的形式沉着于关节、耳垂、皮肤,可引起结节和关节痛,临床上称为痛风病。正常成年人每日尿液排泄约 210mg/d 尿量,如含量增高可在泌尿道沉淀而形成结石。

尿酸的测定方法有磷钨酸还原法、尿酸氧化酶法和 HPLC 法。干化学方法也是应用尿酸氧化酶的方法。尿酸氧化酶法分为一步法和偶联法。目前最流行的方法是尿酸氧化酶—过氧化物酶反应体系。该法灵敏且不需要去蛋白,主要干扰物质是维生素 C 和胆红素。在反应体系中加入维生素 C 氧化酶和胆红素氧化酶,可以消除这两种物质的干扰。HPLC 方法利用离子交换树脂柱将尿酸纯化,在 293nm 检测柱流出液的吸光度,计算尿酸浓度。

一、尿酸氧化酶—过氧化物酶偶联法

(一)原理

尿酸在尿酸氧化酶催化下,氧化生成尿囊素和过氧化氢。过氧化氢与 4-氨基安替比林(4-AAP)和 3,5-二氯-2-羟苯磺酸(DHBS)在过氧化物酶的作用下,生成有色物质(醌亚胺化合物),其色泽与样品中尿酸浓度成正比。

(二)试剂

(1)酶混合试剂

以上各试剂为混合干粉试剂,在应用前用蒸馏水复溶,加水量根据干粉的分量而决定,复溶后的试剂在室温可稳定 48h,在 2~6℃可稳定 2 周,若发现干粉受潮结块或有颜色出现以及复溶后与定值质控血清测定值不符,说明试剂已变质,应弃去不用。

(2)300μmol/L 尿酸标准应用液。

(三)操作

(1)试剂准备:将干粉试剂按规定加入一定量蒸馏水复溶,在实验前半小时准备好。

(2)取 12mm×100mm 试管 4 支,标明测定、质控、标准和空白管,然后操作。混合,室温放置 10min,分光光度计波长 520nm,比色杯光径 1.0cm,以空白管调零,读取各管的吸光度。

(四)计算

血清尿酸(μmol/L)＝测定管吸光度/标准管吸光度×300。

(五)参考值

1.男性

208~428μmol/L。

2.女性

155~357μmol/L。

(六)附注

(1)本试剂适用于各种类型生化自动分析仪,测定程序和参数应参阅仪器说明所附的说明书。

（2）酶法测定尿酸特异性高,可分为紫外分光光度法和酶偶联法。两者共同特点是均应用尿酸氧化酶,氧化尿酸生成尿囊素和过氧化氢。然后可用 3 类方法进行测定。①紫外分光光度法测定:尿酸在波长 293nm 有吸收峰,而尿囊素则没有,因此在 293nm 波长的吸光度下降值与样品中尿酸含量呈正比。②尿酸氧化酶、过氧化物酶偶联反应法测定。③尿酸氧化酶、过氧化物酶和乙醛脱氢酶三联反应法测定:过氧化氢和乙醇在过氧化氢酶催化下,氧化生成乙醛;乙醛和 NAD＋在醛脱氢酶催化下生成乙酸和 NADH;在 340nm 波长监测样品管和标准管吸光度升高值,计算样品中尿酸的含量。

（3）高浓度维生素 C 的标本,可使测定结果偏低,故不少试剂盒中加入维生素 C 氧化酶,防止维生素 C 的干扰。

（七）临床意义

（1）血清尿酸测定对痛风诊断最有帮助,痛风患者血清中尿酸增高,但有时亦会出现正常尿酸值。

（2）在核酸代谢增加时,如白血病、多发性骨髓瘤、真性红细胞增多症等血清尿酸值亦常见增高。

（3）在肾功能减退时,常伴有血清尿酸增高。

（4）在氯仿中毒,四氯化碳中毒及铅中毒、子痫、妊娠反应及食用富含核酸的食物等,均可引起血中尿酸含量增高。

二、磷钨酸还原法

（一）原理

无蛋白血滤液中的尿酸在碱性溶液中被磷钨酸氧化成尿囊素及二氧化碳,磷钨酸在此反应中则被还原成钨蓝。钨蓝的生成量与反应液中尿酸含量呈正比,可进行比色测定。

（二）试剂

1.磷钨酸贮存液

称取钨酸钠 50g,溶于约 400mL 蒸馏水中,加浓磷酸 40mL 及玻璃珠数粒,煮沸回流 2h,冷却至室温,用蒸馏水稀释至 1L,贮存在棕色试剂瓶中。

2.磷钨酸应用液

取 10mL 磷钨酸贮存液,以蒸馏水稀释至 100mL。

3.0.3mol/L 钨酸钠溶液

称取钨酸钠（$Na_2WO_4 \cdot 2H_2O$,分子量 329.86）100g,用蒸馏水溶解后并稀释到 1L。

4.0.33mol/L 硫酸

取 18.5mL 浓硫酸加入 500mL 蒸馏水中,然后用蒸馏水稀释至 1L。

5.钨酸试剂

在 800mL 蒸馏水中,加入 50mL 0.3mol/L 钨酸钠溶液、0.05mL 浓磷酸和 50mL 0.33mol/L 硫酸,混匀,在室温中可稳定数月。

6.1mol/L 碳酸钠溶液

称取 106g 无水碳酸钠,溶解在蒸馏水中,并稀释至 1L,置塑料试剂瓶内,如有混浊,可过滤后使用。

7.6.0mmol/L尿酸标准贮存液

取 60mg 碳酸锂（AR）溶解在 40mL 蒸馏水中,加热至 60℃,使其完全溶解,精确称取尿酸（MW168.11）100.9mg,溶解于热碳酸锂溶液中,冷却至室温,移入 100mL 容量瓶中,用蒸馏水稀释至刻度,贮存在棕色瓶中。

8.300μmol/L 尿酸标准应用液

在 100mL 容量瓶中,加尿酸标准贮存液 5mL,加乙二醇 33mL,然后以蒸馏水稀释至刻度。

（三）操作

于 3 支 16mm×100mm 试管（测定、标准和空白）中各加 4.5mL 钨酸试剂,分别加入 0.5mL血清、0.5mL 标准应用液和 0.5mL 蒸馏水,混匀后静止数分钟,测定管离心沉淀。

混匀,室温放置 20min 后,用分光光度计在波长 660nm,比色杯光径 1.0cm,以空白管调零,读取各管吸光度。

（四）计算

血清尿酸（μmol/L）＝测定管吸光度/标准管吸光度×300。

（五）参考值

1.男性

262～452μmol/L（4.4～7.6mg/dL）。

2.女性

137～393μmol/L（2.3～6.6mg/dL）。

（六）附注

(1)红细胞内存在多种非特异性还原物质,因此,用血清或血浆测定比用全血好。

(2)因草酸钾与磷钨酸容易形成不溶性磷钨酸钾,造成显色液混浊。因此不能用草酸钾做抗凝剂。

(3)血清与尿液标本中的尿酸在室温可稳定 3d;尿液标本冷藏后,可引起尿酸盐沉淀,此时可调节 pH 至 7.5～8.0,并将标本加热到 50℃,待沉淀溶解后再进行测定。

(4)尿酸在水中溶解度极低,但易溶于碱性碳酸盐溶液中,配制标准液时,加碳酸锂并加热助溶。如无碳酸锂,可用碳酸钾或碳酸钠代替。

(5)用钨酸沉淀蛋白时,会引起尿酸与蛋白共沉淀,而且随滤液 pH 不同而变化。如滤液 pH 在 3 以下,尿酸回收明显减低。用 1/2 浓度的沉淀剂,滤液 pH 在 3.0～4.3 之间,回收率为 93%～103%;用全量沉淀剂时,滤液 pH 在 2.4～2.7,回收率为 74%～97%。此外不能用氢氧化锌做蛋白沉淀剂,锌能与尿酸形成不溶性的尿酸锌。

(6)以甲醛为防腐剂的商品尿酸标准液,仅可用于磷钨酸还原法,不能用于尿酸氧化酶法。

（七）临床意义

在肾功能减退时,常伴有血清尿酸的增高。另外,血清尿酸测定对痛风的诊断最有帮助。痛风患者血清中尿酸增高,但有时亦会呈现正常尿酸值。核酸代谢增高时,如白血病、多发性骨髓瘤、真性红细胞增多症等血清尿酸值亦常见增高。氯仿中毒、四氯化碳中毒及铅中毒、妊娠反应及食用富含核酸的食物等,均可引起血中尿酸含量增高。

第四节　肾小球滤过功能检验

肾小球的主要功能为滤过作用,反映其滤过功能的客观指标主要是肾小球滤过率(GFR)。正常成人每分钟流经肾的血液量为 1200～1400mL,其中血浆量为 600～800mL,有20%的血浆经肾小球滤过后,产生的滤过液为 120～160mL/min。在单位时间内(min)经肾小球滤出的血浆液体量,称肾小球滤过率,为测定肾小球滤过率,临床上设计了各种物质的血浆清除率试验。

各种物质经肾排出的方式大致分四种:①全部由肾小球滤出,肾小管不吸收、不分泌,如菊粉,它可作为肾小球滤过率测定的理想试剂,能完全反映肾小球滤过率。②全部由肾小球滤过并被肾小管排泌,如尿素、肌酐等。③全部由肾小球滤过后又被肾小管全部吸收,如葡萄糖,可作为肾小管最大吸收率测定。④除肾小球滤出外,大部分通过肾小管周围毛细血管向肾小管分泌后排出,如对氨马尿酸、碘锐特,可作为肾血流量测定试剂。

一、内生肌酐清除率测定

(一)原理

肌酐:是肌酸的代谢产物,在成人体内含肌酐约 100g,其中 98%存在于肌肉,每天约更新2%,肌酸在磷酸肌酸激酶作用下,形成带有高能键的磷酸肌酸,为肌肉收缩时的能量来源和储备形式,磷酸肌酸放出能量经脱水而变为肌酐,由肾排出,人体血液中肌酐的生成可有内、外源性两种,如在严格控制饮食条件和肌肉活动相对稳定的情况,血浆肌酐的生成量和尿的排出量较恒定,其含量的变化主要受内源肌酐的影响,而且肌酐大部分是从肾小球滤过,不被肾小管重吸收,排泌量很少,故肾单位时间内,把若干毫升血浆中的内生肌酐全部清除出去,称为内生肌酐清除率(Ccr)。

(二)方法

(1)患者连续进食低蛋白饮食 3 天,每日蛋白质应少于 40g,并禁食肉类(无肌酐饮食),试验当日不要饮茶或咖啡,停止用药,避免剧烈运动。

(2)于第 4 天早晨 8:00 时将尿液排净,然后收集 24h 尿液,并加入甲苯 4～5mL 以防腐。在 4 天内(任何时候均可),采取抗凝血 2～3mL,与 24h 尿液同时送检。

(3)测定尿及血浆中肌酐浓度,并测定 24h 尿量。

(三)参考值

男性清除率 105±20mL/min;女性是 95±20mL/min。清除率随年龄增加而减低。

(四)误差分析

(1)最常见误差来源是尿液收集时间记录不准,或部分尿液丢失。

(2)收集尿样期间不做剧烈运动。

(3)尿液有膀胱内潴留造成负误差。

(五)临床意义

1.判断肾小球滤过功能的敏感指标

多数急性肾小球肾炎内生肌酐清除率低到正常值的 80%以下,但血清尿素氮、肌酐测定仍在正常范围,故是较早的反映肾小球滤过功能。

2.初步估价肾功能的损害程度

轻度损害 Ccr 在 70~51mL/min;中度损害在 50~31mL/min;<3mL/min 为重度损害,慢性肾衰竭患者若清除率 20~11mL/min 为早期肾衰竭;10~61mL/min 为晚期肾衰竭;<5mL/min 为终末期肾衰竭。

3.指导治疗

内生肌酐清除率<30~40mL/min,应限制蛋白质摄入;<30mL/min 噻嗪类利尿剂治疗常无效;<10mL/min 应结合临床进行透析治疗,对利尿剂(如呋塞米、利尿酸钠)的反应已极差。此外,肾衰竭时凡由肾代谢或以肾排出的药物也可根据 Ccr 降低的程度来调节用药和决定用药的时间。

4.慢性肾炎临床分型的参考

慢性肾炎普通型 Ccr 常降低。而肾病型由于肾小管基底膜通透性增加,内生肌酐可从肾小管排泌,其 Ccr 结果相应的偏高。

二、菊粉清除率测定

(一)原理

菊粉是由果糖构成一种多糖体,静脉注射后,不被机体分解、结合、利用和破坏。因其分子量小为 5000,它可自由地通过肾小球,既不被肾小管排泌,也不被其重吸收,故能准确反映肾小球滤过率。

(二)方法

(1)试验时患者保持空腹和静卧状态。

(2)晨 7:00 饮 500mL 温开水,放入留置导尿管,使尿液不断流出。

(3)7:30 取 10mL 尿液和 4mL 静脉血作为空白试验用,接着静脉输入溶于 150mL 生理盐水的菊粉 5g。溶液需加温到 37℃,在 15min 内输完,然后再以菊粉 5g 溶于 400mL 温生理盐水中进行维持输液,以每分钟 4mL 的速度输注。

(4)8:30 将导尿管夹住,8:50 取静脉血 4mL,随后放空膀胱,测定尿量。用 20mL 温生理盐水冲洗膀胱,并注入 20mL 空气,使膀胱内的流体排尽,将排出的液体加入尿液标本内。充分混匀后取出 10mL 进行菊粉含量测定。

(5)9:10 第 1 次重复取血和尿标本,9:30 第 2 次重复取血和尿标本,其操作同(4)。

(三)参考值

2.0~2.3mL/s。

(四)临床意义

急性肾小球肾炎、慢性肾衰竭、心力衰竭时其菊粉清除率显著降低;慢性肾炎、肾动脉硬化、高血压晚期等可有不同程度的降低。由于本法操作步骤较繁杂,既需持续静脉滴注(口服会水解为单糖而被吸收,肌内注射又很难吸收)和多次抽血,又需置导尿管,因而不够方便;菊粉有时可引起发热反应故目前临床上尚不能常规使用,多用于临床实验研究工作。

三、尿素清除试验

(一)原理

尿素是蛋白质代谢产生的氨在肝脏经鸟氨酸循环生成的最终产物,由肾脏排出体外。血液中的尿素通过肾小球滤过而进入肾小管。经过肾小管的尿素大部分被排出,还有一部分被肾小管重吸收而返回血流。所以,尿素通过肾小球滤过并未完全被清除,尿素清除率较内生肌酐清除率要小,但仍是临床上简单而实用的肾功能试验之一。

尿素清除率随尿量多少而变。尿量越少,肾小管对尿素回收越多。尿量超过 2mL/min 时,尿素排泄量和尿素清除率达最大值。

(二)操作

1.标本收集

进行试验前受试患者可正常饮食,但不做剧烈运动,不饮茶或咖啡。采样前嘱患者饮水 300mL,半小时后令其排空尿液,弃去,记录时间。1h 后收集第 1 次尿液,令患者务必排尽尿液,记录时间。随即采血数毫升,置抗凝管内。同时嘱患者再饮水 300mL。在记时起的整 2h,再收集第 2 次尿液。

2.测定

准确计量两次尿量,计算每分钟尿量(mL/min)V_1 和 V_2。对两次尿样及血浆做尿素测定(测定方法见尿素测定),分别为 U_1、U_2 和 P。

(三)参考值

尿素最大清除率(Cm)为 $0.58 \sim 0.91 mL/(S \cdot m^2)$ $[60 \sim 95 mL/(min \cdot 1.73m^2)]$;尿素标准清除率(Cs)为 $0.36 \sim 0.63 m^2/(S \cdot m^2)$ $[40 \sim 65 mL/(min \cdot 1.73m^2)]$。尿素清除率为 $60\% \sim 125\%$。

(四)附注

(1)若患者之体表面积接近 $1.73m^2$,可以不做校正,误差不大。

(2)收集尿液标本时,每次都必须要求患者尽力排空尿液,而且计时准确。

(3)将前后两次收集尿液计算的清除率取均数报告结果。若每小时排尿量<25mL;两次清除率相差在 30% 以上,说明试验未做好,应重做。

(五)临床意义

病理变化的清除率为 $40\% \sim 60\%$ 时,肾轻度损害;为 $20\% \sim 40\%$ 时,肾中度损害;为 $5\% \sim 20\%$ 时,肾重度损害;5% 以下时,见于尿毒症昏迷时。

第四篇　微生物学检验

第八章　细菌检验

第一节　细菌性检验的基本要领

临床标本分离和鉴定细菌的基本要领如下。

一、重视标本送检申请单

标本送检申请单上通常均注明标本的来源及患者的主要临床情况,检验者应予以重视。这样,可有目的地去检出病原菌,避免走弯路。

二、认真识别污染菌

在从标本中分离出细菌时,应特别注意区分是否是人体正常菌群成员。并且要识别是否是污染菌,其识别法通常有以下几点。

(1)观察菌落是否在画线上。

(2)结合拟培养细菌的生长特点去对照判断(如菌落的形状、大小、边缘、透明度、湿润度、溶血现象等)。

(3)注意观察培养时间。非致病菌与致病菌的生长速度不同。例如布鲁菌与结核分枝杆菌生长缓慢。

(4)涂片染色检查,观察是否与目的菌一样。值得提出的是机体的某些部位通常是无菌的,若检出细菌,应视为致病菌(如血液、骨髓、脑脊液等)。

第二节　血液及骨髓标本的细菌学检验

一、标本采集

(一)操作方法

(1)将患者拟采血部位放平,扎以止血带,选好静脉穿刺点,以皮点为中心用2.5%~3%的碘酊从内向外周擦拭,待干后再以同法用75%的乙醇脱碘。消毒范围不得过小。

(2)以无菌手继续由静脉取血5mL,立即注入适当的液体增菌培养基内,迅速轻摇,使充分混合以防止凝固。

(二)注意事项

(1)血液标本应在患者发热1~2d内或发热高峰采集培养为宜,此时阳性率较高。

(2)培养基与血液的比例为10∶1。

(3)培养一般细菌用普通肉汤或酚红葡萄糖肉汤,培养对营养要求较高的细菌用肝浸液或胰胨肉汤等。

(4)采血和接种时应严格注意无菌操作,避免污染杂菌。

(5)磺胺和抗生素可影响细菌检出的结果。故在采集标本时应力争在抗菌药物治疗之前。如果患者曾服用磺胺类药物,应在每100mL培养基内加对氨苯甲酸5mg,以防止磺胺类药物对细菌的抑制作用。如果患者已用青霉素治疗,应在培养基中加入青霉素酶100U/50mL(青霉素酶不耐热,应在临用时加入)。若患者已用其他抗生素治疗时,可用硫酸镁肉汤增菌。

(6)标本的采取应以提高阳性检出率为目的。

二、检验方法及报告方式

(一)一般细菌的检验

(1)标本接种于肉汤培养基后,立即置35℃±1℃温箱内孵育,每天取出一次观察有无细菌生长,应特别注意观察肉汤内有无混浊、沉淀、菌膜、色素、血液变色、指示剂变色等现象,并记录之。如有细菌生长,肉汤可呈现各种不同的生长现象,若发生混浊,大多可疑为革兰阴性杆菌;若均匀混浊有绿色荧光,则可疑为绿脓杆菌;上面澄清,下面有沉淀,可疑为链球菌;若见自下而上的溶血现象,可疑为溶血性链球菌;若呈现肉冻样凝固现象,疑为葡萄球菌;若表面有灰白菌膜,疑为枯草杆菌或类白喉杆菌。

(2)当疑有细菌生长时,应以无菌操作挑取培养物涂片进行革兰染色镜检。一旦见有细菌生长,并能排除污染,应及时转种于血平板或其他培养基进行药物敏感试验或分离培养。根据菌落特征及菌体染色镜检形态,可得出初步印象,并须继续培养,按各种属细菌加以鉴定。报告"有×××菌生长"。

(3)如不见细菌生长,应继续培养至第7d,取出后接种于血平板,经培养仍无细菌生长时,可报告为:"经7d培养无细菌生长"。对于亚急性心内膜炎患者标本,应培养一个月,才能做出结论。

(二)布氏杆菌的检验

将可疑为布氏杆菌的血液标本接种于肝浸液2支,分别置于10％二氧化碳环境中及普通环境中35℃±1℃培养,每天观察一次,每隔5d移种一次血平板。培养1周后,若肝浸液有此菌生长时,出现肉眼可见的轻度混浊,久之可出现菌膜并有黏稠性沉淀物,此时应做涂片染色镜检,并立即移种于2份肝浸液平板或血平板,分别置于10％二氧化碳及普通环境下培养。如菌落及涂片染色镜检形态典型,再做布氏杆菌血清凝集试验,如为阳性,可报告为"培养出布氏杆菌"。必要时,可将分离的菌株进一步鉴定及分型。若培养3～4周后仍无细菌生长者,则可报告"经×周培养无细菌生长"。

(三)脑膜炎奈瑟菌培养

首先将胰胨肉汤或含2g/L葡萄糖的肝浸液(或肉浸液)预温至35℃,然后再将患者的血液标本注入培养基瓶中,摇匀后培养于10％二氧化碳环境中,每天观察一次。如疑有细菌生长,再移种于经35℃预温的巧克力色血平板或血平板进行画线分离,然后于35℃±1℃、5％～10％二氧化碳环境中培养18～48h,如发现平板上有光滑、湿润、透明、黏性的菌落且中等大小,经革兰染色为阴性双球菌者,可做出初步报告"有脑膜炎奈瑟菌生长"。同时挑取菌落接种于预温的巧克力色或血平板同上法行纯培养。经涂片染色镜检确定后,做糖发酵、氧化酶、自凝现象,血清玻片凝集等试验,以与其他奈瑟菌区别。如各项检查均符合此菌者,必要时再用分群血清做玻片凝集进行分群做出最后鉴定。

(四)伤寒沙门菌及其他沙门菌培养

行将患者的血液接种于葡萄糖胆汁肉汤或胆盐肉汤中,经增菌培养后,如疑有细菌生长,再移种到选择性平板(如 SS 琼脂平板,中国蓝平板等)上做画线分离,置35℃±61℃培养16~24h 后,挑取可疑菌落接种于双糖或三糖铁高层斜面培养基,观察其生化反应。根据生化反应,可初步区别细菌类属。再与多价诊断血清做稠凝集试验,即可做出初检报告。必要时,用纯培养物进一步做稠生化反应和选用适当的因子血清做凝集试验,加以鉴定,即可确诊。

若无细菌生长,培养至第 7d 即可报告"培养 7d 无细菌生长"。

(五)厌氧菌培养

将血液标本接种于肝浸汤培养基中,然后置厌氧环境中培养。如有细菌生长,移种两个血平板或 KVA 血平板(或 LKV、苯乙醇血平板)上,分别做厌氧培养和普通培养,经 35℃±1℃48~72h 培养后,观察结果。如在普通环境中培养不生长,而在厌氧环境中生长,观察其生长情况,并做涂片进行革兰染色镜检。根据形态,得出初步印象,然后对分离出的厌氧菌进行最后鉴定。并做出报告"厌氧培养有××菌生长"。如仅在普通环境中生长或者两者均生长,则按一般细菌进行鉴定。如无细菌生长,应继续培养 7d,仍无细菌生长时,即可报告"厌氧培养7d 无细菌生长"。

三、临床应用及常见病原菌

目前,血液培养仍然是菌血症和败血症的细菌学检验的基本方法,并且广泛地应用于伤寒、副伤寒及其他革兰阴性杆菌和各种化脓性细菌引起的败血症的诊断。菌血症系病原菌只一时性或间断地由局部进入血流,但并不在血中繁殖者,无血液受染的明显临床征象。常可发生在病灶感染或牙齿感染,尤以拔牙、扁桃体切除及脊髓炎手术后等多见。

败血症是指病原菌侵入血流,并在其中大量生长繁殖,造成身体的严重损害,引起显著的全身症状(如不规则高热与全身中毒等症状)。例如,化脓链球菌和葡萄球菌所致的手术后败血症,常可造成某处组织器官的败血性栓塞而形成局部感染性病变。败血症有时也可见于继发于组织器官感染,当机体抵抗力减弱时,虽然微小甚至隐蔽的病灶亦能引起败血症。从理论意义看任何病原菌都可引起败血症。在临床实践中,首先与地区性流行病、原发病灶和细菌的侵入途径有关。如疖、脓肿、痈和胃肠道黏膜炎及尿路感染等。其次当机体免疫功能低下、广谱抗生素和激素的应用及烧伤等都可有不同的菌类的感染。一般说,最常见者有葡萄球菌、肺炎链球菌、脑膜炎奈瑟菌、链球菌、伤寒和副伤寒沙门菌等,大肠埃希菌、粪产碱杆菌、肺炎克雷伯菌及黏球菌属等其他革兰阴性杆菌,以及炭疽杆菌和厌氧杆菌亦可见到。另外,绿脓杆菌和真菌性败血症日益增加,这与抗生素广泛应用有关,其原发病变多见于皮肤感染(包括烧伤)、尿路感染、消化系感染、血液病及麻疹肺炎等。

目前 L 型菌感染败血症亦有报告,主要是由于使用抑制菌细胞壁合成的抗菌药物(青霉素 G、氨基苄青霉素、苯唑青霉素、先锋霉素、万古霉素和环丝霉素等)治疗过程中,失去细胞壁的菌体继续繁殖感染所致。

第三节　鼻、咽、眼、耳拭子的细菌学检验

一、标本的采集

(一)操作方法

(1)拟检查白喉杆菌采集标本时,应使患者对光而坐,头部上仰口张大,用压舌板轻轻压舌根,直接用棉拭子擦拭患者咽、鼻黏膜、假膜边缘部分或组织深层的分泌物做直接涂片和分离培养。若无局部病变或做带菌者检查则应于咽部或扁桃体上擦拭。

(2)拟检查百日咳杆菌或脑膜炎奈瑟菌时,应自鼻咽部采集标本。即用无菌的鼻咽拭子(一端弯曲的金属棉拭)由口腔进入伸向鼻咽部,到达咽后壁涂擦取标本,对患百日咳患儿做标本培养时可采用咳碟法。

(3)眼、耳道疖肿或化脓性疾病通常以无菌棉拭子直接采取分泌物送检即可。

(二)注意事项

(1)标本采取前数小时不得用消毒药物漱口或涂抹病灶局部。对刚治疗过或用药物冲洗过眼部的患者,最好在12~24h后采集标本,以免药物影响。

(2)用棉拭子采集标本时应小心、认真、准确地在采集部位采取,避免触及舌、口腔黏膜和唾液,以免污染。

(3)疑为白喉时,应在咽喉部深层组织中采取标本,而表面渗出液多为类白喉杆菌和葡萄球菌。

(4)采集扁桃体标本时应以小窝部为宜。

(5)标本采集后,一般应立即送检,防止干燥。若不能立即接种,将其置于灭菌肉汤管内(含肉汤0.5mL),避免由于干燥而使某些细菌死亡。

二、检验方法和报告方式

(一)直接涂片检查

1.一般细菌涂片检查

取洁净玻片1张,将分泌物涂在其上,经火焰固定后进行革兰染色镜检。根据其形态染色特点首先得出初步印象。

2.白喉杆菌涂片检查

取棉拭子标本制成两张涂片,一张行革兰染色,一张行亚甲蓝或异染颗粒染色,若发现有革兰阳性棒状杆菌,排列不规则,有明显的异染颗粒时,即可做出初步报告。但须注意白喉杆菌与形态类似的其他棒状杆菌相鉴别。

3.奋森螺旋体和梭形杆菌的涂片检查

首先将擦拭咽喉部的棉拭子轻轻涂在洁净的玻片上,然后行革兰染色(复染时间稍加延长)镜检。如找到淡红色细长的疏螺旋体及微弯弧形细长而两头尖的革兰阳性或阴性杆菌时(梭形杆菌革兰染色反应不定),即可报告"咽拭子涂片找到形似奋森螺旋体及梭形杆菌"。

4.结核杆菌涂片检查

涂片方法同白喉杆菌,但稍涂厚些并应集中,按抗酸染色镜检报告。

5.麻风杆菌涂片检查

将鼻黏膜棉拭子涂片待干后固定即行抗酸染色检查。若发现形态细长、笔直、两端略尖细的抗酸性杆菌,聚集于细胞内或平行排列而聚成束时,可报告"找到形似麻风杆菌"。对于麻风的诊断须慎重,必须细菌学检查与临床症状及病史等结合起来进行综合分析,方可做出诊断。

6.假丝酵母菌涂片检查

首先将棉拭子标本涂于洁净玻片上,加生理盐水一滴,盖上盖玻片,以高倍镜检查。若发现有酵母样细胞及假菌丝,可报告"找到酵母样菌,形似假丝酵母菌"。也可涂片做革兰染色镜检,若发现有革兰阳性、单独散在或丛生聚集的卵圆形、薄壁、芽生的酵母样菌,甚至菌体伸长形成假菌丝者,即可报告"找到酵母样真菌,形似假丝酵母菌。"

7.淋病奈瑟菌

取棉拭子标本涂于两张玻片上,一张以革兰染色,另一张以亚甲蓝染色镜检,如查见有革兰阴性形态典型的双球菌,在细胞内(或细胞外)可初步报告"找到革兰阴性双球菌,在细胞内(或细胞外),形似淋病奈瑟菌。"

8.沙眼衣原体

标本采取后,涂片,自然干燥,甲醇固定1～5min,空气中风干后,加稀释的Giemsa染色液染色15～24h后,蒸馏水冲洗,镜检。包涵体呈蓝色、深蓝色或暗紫色。

(二)细菌培养

1.一般细菌培养

首先以无菌的方式涂抹接种于血平板的一角,然后再以接种环画线分离,置35℃±1℃孵箱培养24～48h观察结果,挑选可疑菌落进行涂片染色、生化反应、血清学反应和动物试验等,根据鉴定结果可做出报告"检出××菌"或"××菌纯培养"。应当指出,有时在血平板上未检出特定的病原菌,而某种常居菌生长茂盛或呈纯培养时,应考虑这种菌也可能与疾病有关,此时可报告"××菌生长茂盛"或"培养出××菌"供临床医师参考。若经培养全系正常咽喉部杂菌,可报告"未检出致病菌"。

2.溶血性链球菌培养

首先以无菌方法将标本接种于血平板上,置35℃±1℃培养18～24h,取出观察有无β型溶血现象。如溶血环不清楚,可放在低倍镜下观察。如溶血环区内无完整的红细胞时,则为β型溶血。溶血性链球菌的菌落小、透明,但有时也有扁平、较大不透明的菌落。溶血性嗜血杆菌及溶血性副流感杆菌的溶血环与溶血性(β型)链球菌的溶血环甚相似,必须加以区别。可涂片做革兰染色加以区别或移种于葡萄糖肉汤培养过夜后,再做涂片染色镜检予以区别。如溶血现象不易确定时,可做倾注平板法或做试管溶血试验确定之。一般应根据溶血性链球菌的菌落与形态特性以及溶血现象等进行鉴定。

3.白喉杆菌培养

首先以无菌方法将标本接种于吕氏血清斜面或鸡蛋培养基上,经35℃±1℃12h增菌后,观察菌苔生长情况。在血清斜面上若呈现灰白色有光泽的菌苔,或呈现圆形灰白色或淡黄色的凸起菌落,即涂片染色镜检。其菌体形态及异染颗粒的染色特征均典型者,结合临床,可做出初步报告"有白喉杆菌生长"。然后再取菌落画线接种于亚碲酸钾血琼脂平板,置 35℃±1℃经 48h 培养后,白喉杆菌因能还原碲盐,菌体吸收金属碲而呈黑色或灰黑色的菌落,且菌落呈光滑、较湿润、圆形、易乳化。用接种针挑取典型菌落中央部分,再移种于血清斜面做进一步纯培养,根据形态染色、生化反应和毒力试验证实后,做出鉴定。也可在亚碲酸钾血琼脂平板上选择典型菌落,接种于尿素蛋黄双糖培养基上,经 35℃±1℃18～24h 培养后,即可得出初步鉴定。

4.百日咳杆菌培养

首先以无菌方法将鼻咽拭子标本直接接种于鲍金平板上,并进行画线分离。也可采用咳碟法(可不必画线),由于百日咳杆菌生长较慢,而且常需较高的湿度。因此应将接种标本后的培养基放入有盖的玻璃缸内,缸底加些清水。为防止长霉也可投入硫酸铜一小块,使水呈淡蓝色。置 35℃±1℃培养 48h 后,观察结果。百日咳杆菌一般呈细小隆起的小菌落,隐约可见狭小的溶血环,3d 后菌落表面光滑、边缘整齐、灰色不透明、似水银滴状。将可疑菌落涂片染色后镜检,如有革兰阴性、单个或成双的卵圆形小杆菌时,结合菌落特征,即可做出初步诊断。然后再做血清凝集试验及生化反应、营养要求等做鉴别试验。若培养 6～7d 仍无细菌生长时,方可做出阴性报告。

5.奈瑟菌培养

奈瑟菌培养系从鼻咽拭子或眼分泌物标本分离的脑膜炎奈瑟菌或淋病奈瑟菌。主要用于带菌者检查或新生儿眼炎检查。当收到标本后应及时以无菌操作的方法将其接种于预温 35℃的血平板(或卵黄双抗琼脂平板)及巧克力色血平板画线分离,置 5%～10%二氧化碳环境中 35℃±1℃培养 24～48h 后,观察结果。如经涂片染色镜检无奈瑟菌者,可报告"经培养未检出×××奈瑟菌"。

三、临床应用及常见病原菌

在正常人的咽喉部常见有葡萄球菌、链球菌、肺炎克雷伯菌、枯草杆菌、卡他球菌和类白喉杆菌等。这给临床细菌学检查增加了解释上的困难。鼻咽部细菌学检查对脑膜炎奈瑟菌带菌者的检出有重要意义,有助于传染源的检定。咳碟法的细菌学培养对早期百日咳患者的诊断很有价值。如果咳碟法不成功则可采用特殊棉拭从鼻咽部采取分泌物做画线培养。

在正常鼻黏膜上有多种细菌存在,研究表明,正常鼻部为非致病菌。有意义的致病菌,如肺炎链球菌、β型溶血性链球菌、流感杆菌、副流感杆菌、金黄色葡萄球菌及肺炎克雷伯菌等,数量特别多时,提示可能有感染存在,如无重要性细菌的生长则表明为非感染性。眼标本的细菌学检验对眼睑、泪囊、结膜、巩膜、角膜和前房等感染亦有诊断价值。由于眼部抵抗力很低,极易造成手术后感染,这也是关系到术后是否良好的大问题,故应引起足够的重视,必要时要及时做细菌学培养。耳及乳突标本的细菌学检验对于耳及乳突部病患的病原学诊断及临床治疗均有一定的意义,乳突炎患者标本的采集一般均在手术时进行,对中耳炎患者采用鼓膜穿刺法采集标本常能获纯培养,外耳正常可有细菌寄存,故采集标本时应切实防止污染,局部需进行必要的消毒。

第四节　胆汁标本的细菌学检验

胆汁的细菌学检验对于胆囊和胆道内细菌感染的诊断有重要意义。

一、标本采集

一般胆汁采取的方法有 3 种,即十二指肠引流法、胆囊穿刺法及手术直接采取法。

(一)十二指肠引流法

在无菌操作下用导管做十二指肠引流采集,所采的胆汁分为 A、B、C 三部分。因采集时通过口腔,常易混入口腔正常菌群,所以一般认为 B 液做细菌培养意义较大。

(二)胆囊穿刺法

在进行胆囊造影术时,可同时采取胆汁。本法所采胆汁不易污染,适宜做细菌培养。

(三)手术采取法

在进行胆囊及胆管手术时可由胆总管,胆囊直接穿刺采取胆汁。本法所采集的胆汁也不易污染,适宜做细菌学检验。以上标本采集后立即送检,否则应保存于 4℃冰箱中。

二、检验方法

(一)涂片检查

经十二指肠引流采集的胆汁,一般不做直接涂片检查,如需要时可将胆汁离心后制成涂片做革兰染色或抗酸染色。可根据细菌形态及染色特征做出初步报告,并由此确定所采用的培养方法。

(二)细菌分离培养

一般化脓菌要将沉淀物接种于血琼脂平皿及麦康凯平皿,或接种于肉汤培养基中增菌,35℃18～24h 后观察有无细菌生长。并做进一步鉴定,48h 培养无菌生长方可报告。细菌生长后:按各类细菌的生物学特性进行鉴定,将胆汁沉淀物接种于厌氧血平皿,按厌氧培养分离技术进行。

三、常见病原菌及临床应用

正常人的胆汁是无菌的。胆道感染患者的胆汁中,主要为革兰阴性杆菌,但混合感染较多见。经手术取得的胆汁,如有细菌生长,可认为是感染病原菌,经十二指肠引流采集的标本常混有唾液及胃液,如发现有奈瑟细菌,草绿色链球菌,则可能为来自唾液的细菌,如为大肠埃希菌,肺炎克雷伯菌且细菌计数$>10^4$/mL 以上时,则常为病原菌。

第五节　上呼吸道标本的细菌学检验

上呼吸道感染一般表现为咽炎、鼻咽炎、中耳炎、鼻窦炎、会厌炎。引起咽喉部感染的主要病原菌为化脓性链球菌和白喉杆菌,其次为白色念珠菌。由于上呼吸道正常菌群数量较多,应注意与致病菌区别。链球菌属鉴定已如前述,白喉杆菌形态比较典型,结合培养检查,鉴定不为困难。

一、上呼吸道标本中可能发现的细菌

(一)革兰阳性球菌

葡萄球菌、链球菌、肺炎链球菌、四联球菌。

(二)革兰阴性球菌

卡他布兰汉菌、脑膜炎奈瑟菌、黄色球菌。

(三)革兰阳性杆菌

炭疽芽孢杆菌、白喉棒状杆菌、类白喉棒状杆菌、结核分枝杆菌。

(四)革兰阴性杆菌

大肠埃希菌、铜绿假单胞菌、变形杆菌、产气肠杆菌、鼠疫耶尔森菌、肺炎克雷伯菌、流感嗜血杆菌、百日咳鲍特菌。

(五)其他

以色列放线菌、白色假丝酵母菌、奋森螺旋体、酵母菌。

二、标本的采集

(1)标本采取前数小时不得用消毒药物漱口或涂抹病灶局部。

(2)用棉拭子采集标本时应小心、认真、准确地在采集部位采取,避免触及舌、口腔黏膜和唾液,以防污染。

(3)疑为白喉时,应在咽部深层组织中采取标本,而表面渗出液多为类白喉棒状杆菌和葡萄球菌。

(4)采集扁桃体标本时,应以扁桃体窝部为宜。

(5)标本采集后,一般应立即送检,尤其是鼻咽拭子更应防止干燥。若不能立即接种,应将其置于灭菌肉汤管内,避免由于干燥而使某些细菌死亡。

三、检验方法及报告方式

(一)直接涂片检查

1.一般细菌涂片检查

取洁净玻片一张,将分泌物涂在其上,经火焰固定后进行革兰染色镜检。根据其形态染色特点首先得出初步印象。

2.奋森螺旋体和梭形杆菌的涂片检查

首先将擦拭咽喉部的棉拭子轻轻涂在洁净的玻片上。然后进行革兰染色(复染时间稍加延长)镜检。如找到淡红色细长的疏螺旋体及微弯弧形细长而两头尖的革兰阳性或阴性杆菌时(梭形杆菌革兰染色反应不定),即可报告"咽拭子涂片找到形似奋森螺旋体及梭形杆菌"。

3.结核分枝杆菌涂片检查

涂片方法同白喉棒状杆菌。涂片稍厚并应集中,按抗酸染色镜检、报告。

4.麻风分枝杆菌涂片检查

将鼻黏膜棉拭子涂片待干后固定即行抗酸染色检查。若发现形态细长、笔直、两端略尖细的抗酸性杆菌,聚集于细胞内或平行排列而聚成束时,可报告"找到形似麻风分枝杆菌"。对于麻风的诊断须慎重,必须细菌检查与临床症状及病史等结合起来,进行综合性分析,方可做出诊断。

5.假丝酵母菌涂片检查

首先将棉拭子标本涂于洁净玻片上,加生理盐水一滴,并盖上盖玻片,以高倍镜检查。若发现有酵母样细胞及假菌丝,可报告"找到酵母样菌,形似假丝酵母菌"。也可涂片做革兰染色镜检,若发现有革兰阳性,单独散在或丛生聚集的卵圆形、薄壁、芽生的酵母样菌,甚至菌体伸长形成假菌丝者,即可报告"找到酵母样真菌,形似假丝酵母菌"。

(二)培养检查

1.一般细菌培养

首先以无菌的方式涂抹接种于血平板的一角,然后再以白金耳画线分离,置37℃孵箱培养24~48h观察结果,挑选可疑菌落进行涂片染色、生化反应、血清学反应和动物试验等,根据鉴定结果可做出报告"检出××菌"或"××菌纯培养"。应当指出,有时在血平板上未检出特定的病原菌,而某种常居菌生长茂盛或呈纯培养时,应考虑这种菌也可能与疾病有关,此时可报告"××菌生长茂盛"或"培养出××菌"供临床医师参考。若经培养全系正常咽喉部正常菌群,可报告"未检出致病菌"。

2.乙型溶血性链球菌培养

首先以无菌方法将标本接种于血平板上,经37℃18~24h培养,取出观察有无乙型溶血现象。如溶血环不清楚,可放在低倍镜下观察。乙型溶血性链球菌的菌落小、透明,但有时也有扁平、较大不透明的菌落。溶血性嗜血杆菌及副流感嗜血杆菌的溶血环与乙型溶血性链球菌的溶血环甚相似,必须加以区别。可涂片做革兰染色加以区别或移种于葡萄糖肉汤培养过夜后,再做涂片染色镜检予以区别。如溶血现象不易确定时,可做倾注平板法或做试管溶血试验确定之。一般应根据溶血性链球菌的菌落与形态特性以及溶血现象等进行鉴定。

3.百日咳鲍特菌培养

首先以无菌方法将鼻咽拭子标本直接接种于鲍金平板上,并进行画线分离。也可采用咳碟法(可不必画线),由于百日咳鲍特菌生长较慢,而且常需较高的温度。因此,应将接种标本后的培养基放入有盖的玻璃缸内,缸底加些清水。为防止长霉也可投入硫酸铜一小块,使水呈淡蓝色。置37℃培养48h后,观察结果。百日咳鲍特菌一般呈细小隆起的小菌落,隐约可见狭小的溶血环、3d后菌落表面光滑,边缘整齐,灰色不透明,似水银滴状。将可疑菌落涂片染色镜检,如有革兰阴性、单个或成双的卵圆形小杆菌时,结合菌落特征,即可做出初步诊断。然后再做血清凝集试验及生化反应,营养要求试验等进行鉴别。若培养6~7d仍无细菌生长时,方可做出阴性报告。

4.脑膜炎奈瑟菌培养

脑膜炎奈瑟菌培养系从鼻咽拭子标本分离脑膜炎奈瑟菌,主要用于带菌者检查。当收到标本后应及时以无菌操作的方法将其于预温37℃的血平板(或卵黄双抗琼脂平板)及巧克力色血平板画线分离,置5%~10%二氧化碳环境中37℃培养24~48h后,观察结果。如经涂片染色镜检无脑膜炎奈瑟菌者,可报告"经培养未检出脑膜炎奈瑟菌"。

(三)抗生素敏感试验提示

咽喉部分离出的细菌一般不需进行常规抗生素敏感试验,细菌性咽炎的两个主要病原菌为化脓性链球菌和白喉杆菌,用青霉素或红霉素治疗即可。

四、棒状杆菌属常规鉴定

(一)生物学特性

棒状杆菌属是一群革兰阳性、菌体一端或两端膨大呈棒形的直的或微弯曲杆菌。有些菌种呈逗点状多形态性,染色不均匀,深浅相间的节或颗粒状。用亚甲蓝、甲苯胺蓝或奈瑟染色,菌体一端、两端或中央可见明显深染颗粒,称为异染颗粒。抗酸染色阴性。菌细胞分裂呈棱角状或栅形排列,不产生芽孢,无荚膜。该属中白喉棒状杆菌除具有上述特性外,对营养要求较严格,在一般培养基上生长不良,需一种或多种维生素、氨基酸、嘌呤及嘧啶,含有血清或其他体液的培养基有助于生长。白喉棒状杆菌在液体培养基中生长,表面形成菌膜,同时有颗粒沉淀。触酶和硝酸盐还原阳性,不水解尿素、发酵葡萄糖和麦芽糖,产酸不产气,覃糖和蔗糖阴性,但有发酵蔗糖而产毒素的菌株,如贝尔法梯亚种是轻型亚种的变异株,而且不还原硝酸盐。大多数中间亚种为嗜脂性,在常规培养基中无血清、血液或吐温 80 培养基则生长受抑制。轻型亚种在血琼脂平板上呈轻度溶血。它们在吕氏血清斜面上生长良好,菌落呈灰白和奶油色,不液化凝固血清斜面。DNA 中 G+C 含量:51%~59%mol。模式菌种:白喉棒状杆菌。

(二)常规鉴定

1.直接涂片染色镜检

将检材直接制成两张涂片,分别作革兰染色和异染颗粒染色,镜检如出现革兰阳性棒状杆菌,形态典型具有明显异染颗粒即可初步报告"直接涂片检出有异染颗粒革兰阳性杆菌"。

2.分离培养

接种吕氏血清斜面、亚碲酸钾血平板及血琼脂平板,35℃48h 孵育,挑取可疑菌落进行革兰染色和异染颗粒染色镜检。

3.白喉棒状杆菌鉴定要点

革兰阳性,着色不均匀,菌体细长微弯曲,排列不规则,具有异染颗粒,触酶阳性,无动力,无芽孢,在吕氏血清斜面为灰白色小菌落。亚碲酸盐血平板为黑色菌落或灰黑色菌落。

4.毒力试验

有条件的实验室可做,具体方法参考其他资料。

5.其他棒状杆菌的鉴定

这类细菌多数是口腔或皮肤的寄生菌,但是当从机体无菌部位分离检到时,可能是机会致病菌,应予以鉴定。鉴定这些菌可用硝酸盐还原试验、尿素及糖类分解试验等。

五、念珠菌属常规鉴定

(一)生物学特性

念珠菌细胞呈圆形或卵圆形,直径 3~6μm,芽生孢子形态不稳定,从圆、卵圆到伸长。大多数白色念珠菌需氧,25~30℃生长良好,也可在 37℃以上生长。菌落呈奶油色、馅饼状,光滑。在玉米-吐温 80 琼脂平板上 25℃72h 培养显微镜下形态:假菌丝中隔部伴有成簇的圆形分生孢子,顶端有厚壁的厚膜孢子,芽管试验阳性。与该菌形态相似的菌种为类星形念珠菌,两者区别在于后者不同化蔗糖,不发酵半乳糖。

(二)常规鉴定

念珠菌与酵母菌,两者菌落形态很相像,易造成混淆。生长在玉米－吐温 80 培养基的念珠菌可产生假菌丝,镜下观察即可与酵母菌区分开。

在鉴定念珠菌属时,假菌丝中隔处连接芽生孢子,为其重要特征,亦是与球拟酵母菌、地丝菌属的鉴别点。各种念珠菌的鉴别一般可用 TTC 还原反应、厚膜孢子、是否表面生长以及糖发酵、糖同化试验相区别。在这些试验中,TTC 还原反应是念珠菌初步鉴定的最好方法。热带念珠菌反应最强,形成紫红色的菌落;白色念珠菌几乎无反应或反应很弱,形成白色菌落,其他念珠菌反应介于两者之间,呈现红色菌落。白色念珠菌厚膜孢子为阳性,热带念珠菌有时可见极少泪滴状厚膜孢子。液体培养基表面生长只有热带念珠菌、克柔念珠菌,两者间可用糖发酵鉴别。

(三)试验方法

1.放线菌酮－氯霉素琼脂培养基

葡萄糖 40g,蛋白胨 10g,琼脂 17～20g,蒸馏水 1000mL,氯霉素 50.0mg,溶于 10mL95％的乙醇中;放线菌酮 500mg 溶于 10mL 丙酮中。上述前 4 项成分溶于蒸馏水。高压灭菌 121℃10min 后,加入氯霉素乙醇液和放线菌酮丙酮液,分装、备用。

2.糖发酵试验

酵母样菌发酵糖类,产生二氧化碳和乙醇,全部试验管中应放入倒管,以捕捉气体。能见到气体产生,才确认是发酵。凡是发酵糖类都是同化,但所有同化未必皆发酵。

培养基:胰蛋白胨 2g,NaCl 0.5g,蒸馏水 100mL,0.4％溴麝香草酚蓝 1.2mL,糖含量 2％。上述成分溶于蒸馏水,116℃15min 高压蒸汽灭菌,分装备用。

3.糖同化试验

培养基:硫酸铵 5g,磷酸二氢钾 1g,结晶硫酸镁 0.5g,酵母浸膏 0.5g,琼脂 20g,蒸馏水 1000mL。上述成分溶于蒸馏水,116℃15min 高压蒸汽灭菌,分装备用。

方法:融化 20mL 上述含氮基础培养基(糖同化试验培养基),冷至 48℃,将培养 24～72h 被鉴定酵母菌株,混悬于 4mL 无菌盐水中,调整浊度相当于 McFarland 4 号管,全部菌液加入培养基中,混匀倾注成平板,凝固后,将含各种糖类纸片贴在平板表面,孵育于 25～30℃10～24h,检查被检菌在纸片周围生长与否,如观察不清楚,可继续孵育 24h。

4.芽管形成试验

芽管试验是一种价值大又简单的快速推断性鉴定白色念珠菌方法。具体方法有以下几种。

(1)玻片法。在载物玻片上加 1 滴血清。接种少量被检菌,盖上盖玻片,放于湿润平皿内。置 35℃孵箱中,每隔 1h 检查 1 次,共检查 3～4 次。

(2)试管法。用无菌试管,加血清 0.2mL,接种被检菌,混匀后置 37℃水浴箱中,每隔 1h,用白金耳取出含菌血清,置于载玻片上进行镜检。

(3)毛细吸管法。含有 0.5mL 小牛血清的毛细吸管,蘸取鉴定菌落部分,乳化混匀,该毛细管置于试管中,35℃孵育 2～4h,取出 1 滴,置显微镜下检测。

实验注意问题:有许多材料皆可用于芽管试验,如鸡蛋白、小牛血清、兔血清、羊血清及血库中血清,但在许多实验室始终认为小牛血清最好,它可以解除潜在的白色念珠菌的抗体、肝炎病毒和 AIDS 病毒问题。值得注意的是,芽管和芽生孢子出芽,两者区别在于白色念珠菌产生芽管和芽生孢子连接处,不出现收缩现象,称为箭状;而其他念珠菌在起始菌丝体和母体芽生孢子连接处呈紧缩现象。

上述试验必须用白色念珠菌、热带念珠菌、光滑球拟酵母菌做质量控制。试验卵孵育时间,不超过 4h,因为其他产生假菌丝的念珠菌在上述时间之后开始发芽,出现起始菌丝体。

六、隐球菌属常规鉴定

(一)生物学特性

菌细胞为圆形、卵圆形酵母样真菌,大小一般在 $3.5\sim8\mu m$。单个发芽,母体与子体细胞连接间有狭窄项颈。偶尔可见各种各样出芽,但假菌丝极少见,细胞壁易破碎,常成月牙形或缺陷细胞,尤其是在组织内被染色后显现。在菌细胞周围存在黏多糖荚膜物,应用印度墨汁湿片法能证明荚膜的存在。带有荚膜的典型菌落呈黏液状,随着菌龄的增长变成干燥、灰暗,伴有奶油、棕黄、粉红或黄色菌落。所有菌种皆能产生脲酶和同化各种各样糖类,但不发酵。区别各个菌种,根据同化各种糖类和硝酸钾利用试验。新型隐球菌的生化反应和 37℃生长,有别于其他菌种的鉴别,但白色隐球菌和罗伦隐球菌亦可在 37℃生长。

(二)常规鉴定

隐球菌属是酵母样真菌,不形成假菌丝,用这个特点与念珠菌相互区别,隐球菌尿素酶阳性,而念珠菌只有溶脂念珠菌和克氏念珠菌中的部分菌株为阳性。与红色酵母菌的鉴别在于后者不同化肌醇和产生胡萝卜素。隐球菌可产生荚膜。从临床标本直接涂片可检测到,但经培养后得到的菌细胞一般无荚膜,必须将菌种接种到动物体内,如小白鼠脑内注射,待动物发病后,取组织或组织液直接做涂片,才可见到荚膜。隐球菌属内各菌种的鉴别可利用 37℃是否生长及糖同化试验。新型隐球菌是较重要的致病菌,该菌氧化酶阳性,很易与其他菌种区别。

第六节　下呼吸道标本的细菌学检验

一、标本的采集

(1)痰液标本的采集以清晨为佳,因为此时患者痰量较多且含菌量也多。

(2)咳痰时应尽量防止唾液及鼻咽部分泌物混入,以减少污染。

(3)标本采集后要及时送检。做结核杆菌或真菌培养的痰液如不能立即送检,应放入冰箱贮存,以防杂菌生长。

二、检验方法及报告方式

(一)直接涂片检查

一般用无菌的顶端粗糙的小竹签挑取痰液(挑取脓性或带血部分)在洁净的玻片上涂成均

匀薄膜,置室温自然待干。经火焰固定后,按检验目的之不同,染色镜检。一般用革兰染色,其次根据需要再做抗酸染色或亚甲染色等。

1.一般细菌检查

痰液支气管分泌物标本内常混有口腔及鼻咽部固有的细菌。因此,要求在镜检时仔细观察,然后按各种细菌的形态特征,分别将所见的细菌报告。若查到排列成葡萄状的革兰阳性球菌,可报告为"找到革兰阳性球菌,形似葡萄球菌";若查到瓜子仁形或矛头状的尖端相背,成双排列具有明显荚膜的革兰阴性球菌时,可报告为"找到革兰×性形态似××菌"。

2.结核杆菌涂片检查

首先将痰液标本在洁净无纹痕玻片上涂成厚度适宜的均匀薄膜,置室温或37℃温箱内待干,火焰固定后,行抗酸染色镜检。

若查到形态及染色似结核杆菌时,可报告"找到抗酸杆菌",但不能报告找到结核杆菌,必须通过培养或动物试验方法证实后,才能报告。如经过仔细镜检未发现形态可疑的杆菌时,则可报告"未找到结核杆菌"。

3.假丝酵母菌及熏烟色曲霉菌涂片检查

(1)首先以无菌竹签挑取脓性或带血部分痰液,涂于玻片中央。

(2)然后滴加100g/L的氢氧化钾溶液一滴混合后,加盖玻片,在火焰上稍加温,并轻压盖片使标本变薄而易于观察。

(3)最后用显微镜观察未染色形态,观察后再除去盖玻片,待干,固定,做革兰染色检查。白色假丝酵母菌(白色念珠菌)在新鲜湿片中,低倍镜观察可见成群的卵圆形、生芽或不生芽、薄壁的酵母样细胞;有时也能见到由于细胞生芽延长后所形成的假菌丝。革兰染色阳性,可报告"找到酵母样真菌,形似白色假丝酵母菌"。熏烟色曲霉菌在新鲜湿片中,可见到类似菌丝的碎片和许多小而圆形呈暗绿色的孢子,散布在整个视野中。可报告"找到有隔的真菌菌丝及孢子"。

(二)细菌培养

1.一般细菌培养

直接挑取痰液标本或将经无菌盐水洗涤并充分研磨的痰标本接种于血平板上,经35℃±1℃培养18～24h后观察结果。再以接种环挑取各种可疑菌落,分别做涂片,革兰染色镜检。根据菌落及镜检形态,得出初步印象,然后按各类细菌的特征做进一步鉴定。

2.厌氧培养

取新鲜标本分别接种于两个血平板上,一个血平板按一般的培养方法进行需氧培养,另一个置厌氧罐(或厌氧袋)内进行厌氧培养,经35℃±1℃培养2～4d后,认真观察生长情况和菌落特征,并挑取菌落涂片革兰染色镜检,根据形态特征得出初步印象,再按各类厌氧菌的特征进行鉴定。若厌氧培养有菌生长,而需氧培养无同样细菌生长时,经过鉴定为某种菌后,可报告"厌氧培养有××菌生长",不能鉴定时,可报告"厌氧培养有革兰×性×菌生长"。

若厌氧培养无细菌生长,而需氧培养有菌生长,或厌氧及需氧培养均无细菌生长,可报告"厌氧培养无细菌生长"。厌氧培养和需氧培养均有同种细菌生长,则应报告"无专性厌氧菌生长"。如能鉴定到种,则可报告"有××菌生长"。

3.真菌培养

(1)白色假丝酵母菌:首先将痰液标本以无菌生理盐水洗涤后做成悬浮液。然后取此悬浮液接种于两管沙保弱培养基上,并分别置于 37℃ 及 22℃ 或室温中培养 2～7d。如有中等大小、湿润黄、白色乳酪样或糯糊状,具有显著酵母样气味的菌落时可得出初步诊断。再有厚膜孢子及假菌丝,糖发酵反应(葡萄糖＋、麦芽糖＋、蔗糖＋、乳糖－)符合时即可报告"真菌培养有白色假丝酵母菌生长"。

(2)熏烟曲霉菌:标本的处理与接种方法同上。熏烟曲霉菌一般生长迅速,最初在沙保弱斜面上形成白色细丝样生长,当产生孢子时迅速变成绿色至暗绿色菌落。将培养管放在低倍镜下观察时,可见典型的分生孢子柄(柄的末端扩展成顶囊,表面为多数带串孢子所遮盖),特别在菌落边缘更清楚易见。根据本菌的特点如符合鉴定依据中各项,即可报告"真菌培养有熏烟曲霉菌生长"。

三、临床应用及常见病原菌

痰液及支气管分泌物的细菌学检验对于某些疾病的诊断、治疗具有非常重要的意义。对无法咳痰的患者,用咳嗽后的咽拭子做涂片或培养检查,仍是发现致病菌的主要依据。但在采取标本培养时,应注意正常口腔内可能存在的肺炎链球菌等。若能获得肺炎患者铁锈色痰液做检查,可明显提高肺炎链球菌的阳性检出率。对其他细菌的诊断,常根据涂片或培养中占最多数细菌为依据,因此实验室报告时应尽可能按此法报告,如看不到数量上占优势,又可能为致病菌者应重复检查。

四、注意事项

痰液标本的收集过程常受到唾液或后鼻腔及咽部分泌液的非病原性细菌所污染,尤以慢性呼吸道感染多见,这直接干扰细菌学检查结果;患者接受某些药物的治疗,使有关菌受到抑制,这样也可影响阳性检出率。因此,在分析结果时,应密切结合临床。对于急性传染性疾病不易受上述两个原因影响而引起混淆,因病原菌大多以显著数目出现。而在慢性支气管炎、支气管扩张和肺脓肿时,痰液的检查应注意,最好直接自支气管抽取分泌物进行检查。一般均收集晨痰,但在咳前必须充分漱口,避免口腔和鼻腔分泌物的污染。做结核分枝杆菌检查,通常最好收集 24h 的痰液,也可用晨痰。痰和支气管分泌物标本取得后,如不能及时接种,应放在冰箱中,以免杂菌增多。婴幼儿患肺结核病,由于不会将痰吐出,又常有不自觉的吞咽现象,因此,采取胃液标本进行检查,常可弥补不足。须指出,由于胃液中经常有抗酸性腐物寄生菌,且在显微镜下不好区别,故在未做培养和致病性鉴定时,不宜过早地做出报告。

第九章　真菌检验

第一节　真菌的分离及鉴定技术

一、真菌诊断的注意事项

(1)真菌的操作必须在生物安全柜内进行,每天工作前和工作后,工作台均要用消毒液擦拭。

(2)用于培养的标本及真菌污染的物品丢弃前必须高压灭菌。

(3)进行真菌检查时,不要试着闻培养基中的特殊气味。

(4)不可对荚膜组织胞浆菌和粗球孢子菌进行载玻片培养,因为它们的孢子具有高度感染性,能够随空气传播。

(5)避免在潮湿的琼脂表面接种标本或次培养真菌,较干燥的琼脂表面较适合气中菌丝和孢子的产生,并避免污染菌的扩散。

(6)临床微生物室必须熟悉以下致病性真菌的菌落形态荚膜组织胞浆菌、粗球孢子菌、皮炎芽生菌、新型隐球菌。这些致病真菌的鉴定必须在生物安全柜中进行。

(7)如果用平板接种标本,必须将平板培养基用胶口胶封闭,以免发生危险。

(8)培养基中添加抗生素可抑制大多数细菌及一些快速生长的酵母菌,但仍不能抑制所有酵母菌生长。预防酵母菌过度生长的最好办法是将标本涂划在平板培养基表面。

(9)平板培养基必须含 30mL 的量,并保持培养箱 60% 以上的湿度,同时增加琼脂的浓度至 2%,以免脱水。

二、临床标本的收集与处理

标本的选择、收集和运送关系到检验结果的可靠性、有效性,收集的标本和部位应代表疾病的状态和进程。所有的真菌标本应立即送检,如果不能立即送检也应适当保存。这样可避免真菌和细菌过度繁殖而抑制病菌的生长。

(一)血液标本

对所有怀疑深部真菌感染的病例均应进行血培养,以无菌技术收集至少 20mL 的血液。对于高度深部真菌怀疑的患者,如果静脉血培养不成功,应采用动脉血培养。确保对高危患者重复进行培养,每周 3~4 次,连续检测 2 周。培养时间应至少延长到 2 周,如 2 周后没生长,即可提出阴性培养报告,可再培养 2 周,然后丢弃。

(二)下呼吸道标本

理想的标本是清晨、新鲜的痰液,以无菌容器收集,2h 内处理。痰液不可用 2%~4% NaOH 处理,否则将杀死真菌。一般推荐 3 次以上痰标本送检和培养,但对真菌感染不必进行 24h 的连续培养,每星期检查 3 次。对免疫力低下的患者,收集下呼吸道标本最有效的程序是支气管灌洗液,并将标本离心取沉淀检查。

(三)组织和无菌体液标本

收集体液必须使用严格的无菌技术,将标本离心,沉淀培养。对于脑脊液标本,最理想的收集量是 3～5mL。组织标本可在无菌的研钵中处理,加入心浸液使其成 10%的悬浮液。脑脊液标本必须用印度墨水进行染色。

(四)尿液标本

新鲜的中段尿最适于真菌学检查,应注意防止阴道或肛周感染的污染。芽生菌病或隐球菌病患者可能伴有前列腺感染,应在按摩前列腺后收集尿标本。标本应离心,沉淀部分进行培养。

(五)皮肤、指甲、毛发标本

首先以 70%的乙醇清理病灶,以减少细菌污染的机会。等乙醇干后,以无菌的解剖刀在病灶边缘或囊孢刮取皮层或角质层于无菌培养皿中;感染的指甲将其截断,加深部位用刀片刮取;取毛发时,破碎的毛发残根应以镊子拔取。将标本置于载玻片上,加 1～2 滴 10%KOH,盖上盖玻片在火焰上温和的加热,不可使其沸腾,指甲需要较长时间加热才能变软。将盖玻片静置约 10min,再压碎标本进行检查。

(六)脓和口腔黏膜标本

收集方法同细菌检查。耳的内容物可用 10% KOH 处理。

三、鉴定真菌的实验室技术

(一)直接镜检

临床标本的直接镜检可在几分钟内完成,是最简单、有用的实验室诊断方法,其优点在于简便、快速、阳性结果可确定真菌感染,但由于阳性率较低,阴性结果也不能排除诊断。直接镜检对于浅表和皮下真菌感染最有帮助。

1.氢氧化钾法(KOH)

鳞屑、指甲、皮肤、口腔黏膜标本常用此法。方法是在一干净的载玻片上滴一滴 KOH,取被检物放于其上,混匀后轻压盖玻片,驱逐气泡将标本压薄,然后在火焰上加热 2～3 次,不要使之沸腾,冷却后用低倍镜观察。KOH 可消化蛋白质残余并使角化组织透明,可以更清楚地观察到标本中的真菌。一般用 10%～20%的 KOH。

2.派克(Parker)墨水染色法

KOH 可加入蓝或黑 Parker 墨水,使真菌着色,镜下易于辨认。4 份 20%的 KOH 加入 1 份 Parker 墨水,菌体极易染成蓝色。

3.乳酸酚棉蓝染色法

棉蓝染液是真菌镜检的标准浮载剂。

(1)染色液配制方法:结晶石炭酸 20g、乳酸 20g(16mL)、甘油 40g(31mL)、蒸馏水 20mL,将上述成分温和加热使其溶解后,加入 0.05g 棉蓝染剂。

(2)原理:棉蓝是酸性染料,能使真菌着色呈蓝色;乳酸对真菌有杀灭作用;甘油能使涂片保存相当的时间,可以保存真菌的结构,也是常用的封固保存液。

4.负染色法观察

新型隐球菌的荚膜常用此法。将玻片上加1滴印度墨水,再加1滴离心后的脑脊液沉淀物,使之混匀,加盖玻片镜检。印度墨汁不能使新型隐球菌的荚膜多糖着色,但可提供黑色背景而使荚膜更亮,易于观察。此法的缺点是阳性率低,所以其临床意义有限。

5.生理盐水法

生理盐水法的优点是可直接观察黏膜或组织碎块。缺点是易干燥,只适用于短时间检查。还可用于观察真菌孢子的出芽现象,先在载玻片上滴1滴生理盐水,接种菌悬液后盖上盖玻片,用凡士林封固,置室温或37℃孵化24h后观察有无出芽现象。

6.透明胶带法

将透明胶带用拇指和示指分开,使黏的一面朝外,然后紧压于真菌菌落表面,待气中菌丝粘在黏的胶带面后,小心地由菌落表面拉开,将胶带放在含有1滴棉蓝染液的载玻片上。此法保留了孢子和菌丝原来连接的完整性,是一种不破坏分生孢子结构的快捷方法,但如果胶带没有紧压菌落表面,则所得的样本会不足。透明胶带法不适用于含少量气中菌丝的真菌或其湿黏性的酵母菌。

(二)染色检查

1.革兰染色法

所有真菌、放线菌均为革兰染色阳性,被染成蓝色。适用于酵母菌、孢子丝菌、组织胞浆菌、奴卡菌和放线菌的感染。

2.吉姆萨染色

吉姆萨染色适用于骨髓标本涂片和其他标本中组织胞浆菌和马尔尼菲青霉菌的检测。

3.过碘酸—雪夫感染色(PAS)

在PAS染色中真菌细胞壁中糖类上的羟基被氧化为醛。醛基与复红形成淡紫色化合物,这种复合物的颜色不被偏亚硫酸钠脱色。采用这种染色方法菌丝或酵母被染成鲜红色,背景染成青色。

4.荧光检查法

荧光检查法检查酵母型菌落,先在试管中加0.01%~0.1%吖啶橙溶液2mL,然后混入酵母样真菌5min,离心沉淀,弃去上清;再加入生理盐水5mL,混合后离心,去上清液;再用生理盐水2mL制成悬液,取少量菌液在荧光显微镜下观察。

(三)真菌的培养

1.培养特性

真菌的最适培养温度为22~36℃,湿度为95%~100%,pH为5~6.5。每种标本应接种两套分离平板,一套培养在37℃,一套培养在25℃。

2.小培养技术

需要观察孢子或分生孢子时可用小培养,又称玻片培养。培养基可选用马铃薯琼脂、玉米琼脂。常规的玻片制作过程:

(1)将滤纸及V形玻棒放在培养皿底部。

(2)标示载玻片和培养皿。

（3）将载玻片浸入乙醇，晾干后，以火焰处理，再将载玻片置于培养皿盖上盖子。

（4）在刀片上放乙醇，然后火焰处理，再切割培养基成 10mm×10mm 的小块，块不要太大。

（5）挑起琼脂块放在载玻片中央，即刻盖上培养皿盖子。

（6）以火焰处理接种针，冷却后再挑起菌落的小部分或芽孢。

（7）接种琼脂块的 4 周，如果必要可重新挑取菌丝接种，如需鉴定的真菌为快速生长菌，仅需微量接种。

（8）将盖玻片浸入乙醇，取出晾干后，再以火焰处理，冷却后将盖玻片放在琼脂块上，轻轻压下，务必使接触良好。

（9）加大约 8mL 无菌蒸馏水，盖上盖子，置于室温培养。

（10）定期检查生长情况，如果平板干枯，必须再加入无菌生理盐水，生长足够再进行镜检。

(四)其他检查法

1.生化鉴定法

生化鉴定法可用于酵母菌的鉴定。该法费时、费力，不适合临床实验。

2.微生物自动鉴定系统

Vitek、autoSCAN-4、Biolog 等自动鉴定系统，可以较满意的鉴定临床上的常见致病菌。

3.血清学方法

血清学方法可以检测抗原、抗体。烯醇化酶、beta-葡聚糖、甘露糖和 Cand-Tec 等是真菌胞壁或细胞内的组成成分，目前的血清学检查主要针对真菌胞壁或胞内成分－烯醇化酶、beta-葡聚糖、甘露糖和 Cand-Tec 抗原等。(1→3)β-D-葡糖糖的检测在深部真菌感染的早期诊断中具有较高敏感性和特异性。

4.分子生物学方法

近年来分子生物学技术的成熟使之应用于真菌检测成为可能。包括真菌 DNA 的提取、聚合酶链反应、限制性长度多态性分析、DNA 序列分析等。

5.电镜技术

电子显微镜在真菌形态结构的观察方面起着不可替代的作用。通过电镜可以观察真菌分生孢子的个体发育、真菌细胞超微结构及抗真菌疗效、真菌感染组织的超微结构改变。

第二节　酵母菌及致病酵母检验

一、念珠菌属

念珠菌的感染是人类真菌病中最常见的，念珠菌正常寄居于人和动物黏膜表面，所以念珠菌感染肯定是内源性的。念珠菌病常发生于免疫缺陷的患者中，特别是细胞免疫缺陷的患者，以黏膜感染最常见，念珠菌还可传播到肺部、肾脏或其他组织引起感染。其致病的可能性正随广谱抗生素、肾上腺皮质素、类固醇与抗癌药剂等的大量使用而增加，病原体侵入机体后能否致病取决于其独立、数量、入侵途径与机体的适应性。本节主要介绍几种常见的念珠菌。

(一)白色念珠菌

1.培养和镜检

25℃在沙保弱培养基上培养48h后,在培养基表面形成乳白色,圆形隆起似奶酪样;培养4周后,菌落表面变得粗糙,形成隆起的花纹。在显色培养基上呈蓝绿色菌落。

白色念珠菌与其他念珠菌的不同在于形态和生化特性。该菌为革兰阳性、卵圆形的孢子,孢子直径大约$5\mu m$。在玉米培养基上镜检所见:菌丝很少分枝,有少量芽生孢子,常延假菌丝以规律的间隔浓密的集结在一起。菌丝的顶端或侧缘有厚膜孢子,但35℃培养不产生厚膜孢子。在37℃放置2～3h后,血清芽管试验可产生芽管。

2.生化性质

不凝固牛奶、不液化明胶、同化硫酸铵、不同化硝酸钾、同化葡萄糖、麦芽糖、蔗糖。

3.鉴定要点

(1)在显色培养基上呈绿色菌落。

(2)在米粉培养基培养24～48h,可见厚膜孢子。

(3)接种正常人血清,37℃培养2～3h后,可产生芽管。

(4)同化试验。

(二)热带念珠菌

(1)培养和镜检:于25℃在沙保弱培养基上培养,菌落平滑有光泽,白色。时间较久表面有皱纹,黏稠,甚至有毛样外观。显色培养基产生暗蓝、蓝灰色菌落。镜检所见:卵圆形细胞或球形,在玉米琼脂上产生丰富的假菌丝及发育良好芽生孢子,但无厚膜孢子生长。芽生孢子的数目比白色念珠菌少,通常是单生或小群聚集。芽生孢子沿假菌丝稀疏分布而非浓密聚集。

(2)生化性质糖发酵。

(3)鉴定要点:显色培养基上,24h出现蓝灰色;同化试验。

(三)克柔念珠菌

(1)培养和镜检:于25℃在沙保弱培养基上培养,菌落扁平、平滑、干燥,有时表面有皱折,通常为乳白色到淡黄色。在显色培养基上呈淡粉色、紫色菌落。镜检所见:大多数孢子是较大的柱状,亦有少数短卵圆形孢子。假菌丝丰富,芽生孢子在菌丝上轮生,长形,在假菌丝的节集结。在玉米琼脂中产生对称分枝的菌丝,芽生孢子较少,无厚膜孢子。

(2)生化性质糖发酵。

(3)鉴定要点:显色培养基上,24h出现淡粉红色;同化试验。

(四)光滑念珠菌

(1)培养和镜检:于25℃在沙保弱培养基上培养,菌落扁平、平滑、奶油样。在显色培养基上呈白色、粉紫色菌落。镜检所见:沙保弱培养基培养后有多数卵圆形细胞一般从细胞的尖端出芽。在玉米琼脂上无假菌丝,只有芽孢,有时可见酵母细胞连成串,或有分枝。

(2)生化性质糖发酵。

(3)鉴定要点:显色培养基上,24h出现紫色;同化试验。

(4)致病性:此菌可以使患有败血症的儿科患者病死率接近21%,最近报道的感染包括角膜、心内膜、阴道和口腔。

(五)近平滑念珠菌

(1)培养和镜检：置25℃在沙保弱培养基上培养，表面光滑、柔软，陈旧菌落奶油样、白色、闪光，有时黄色，平滑或有皱折。显色培养基上呈白色、粉红色菌落。镜检所见：卵圆形芽生孢子，菌丝体通常是纤细的，形成外观似山楂树或交叉火柴棒的卫星形菌落，假菌丝形成丰富。玉米琼脂培养后，侧生芽生孢子较多，无厚膜孢子。

(2)生化性质糖发酵。

(3)鉴定要点：显色培养基上，24h出现粉红色；同化试验。

(六)季也蒙念珠菌

(1)培养和镜检：置25℃在沙保弱培养基上培养，表面光滑、闪光、奶油样，陈旧菌落变黄色或粉色菌落。显色培养基上呈紫色、淡粉红色菌落。镜检所见：卵圆形芽生孢子。玉米琼脂培养后，芽生孢子成串，在假菌丝之间散布。

(2)生化性质糖发酵试验。

二、隐球菌属

隐球菌大约有78个种，只有新型隐球菌是致病菌，在土壤中广泛存在。鸽子是本菌的自然宿主，鸽粪被认为是最重要的传染源。吸入空气中的孢子为主要的感染途径，引起肺部感染，可为一过性，然后播及全身。创伤性皮肤接种和吃进带菌食物，经肠道播散全身也可引起感染。健康人由于对该菌具有有效的免疫力，可以成为携带者。

新型隐球菌

1.形态学检查

将脑脊液标本离心，取1滴印度墨汁置于洁净玻片上，加1滴脑脊液的沉淀物混匀，加上盖玻片于暗光下观察孢子和周围的荚膜，黑背景中透明的荚膜似晕轮，可见厚膜孢子。厚膜孢子是鉴定致病菌和非致病菌的依据之一，非致病菌无厚膜。有时可见生芽的新型隐球菌，孢内有一较大的反光颗粒或许多小颗粒，可与白细胞或淋巴细胞鉴别。

2.培养和镜检

(1)培养：置25℃在沙保弱培养基上培养，菌落呈奶油色酵母菌落，有时黄色或带粉色，培养时间延长后，菌落呈黏液性、不规则圆形，菌落增厚，颜色由乳白、奶油转为橘黄色。非致病性隐球菌在37℃不生长。

(2)镜检：圆形或卵圆形孢子，多数有芽，第一代培养物孢子外围有荚膜，但荚膜开始很窄，继代培养不见荚膜。无真菌丝和子囊孢子，但可有芽管。

3.生化特性

新型隐球菌不发酵各种糖类，但能同化肌醇、葡萄糖、麦芽糖、蔗糖，不能同化乳糖，尿素酶试验阳性。淀粉样物质生成试验阳性。

4.鉴定要点

(1)直接镜检墨汁染色阳性，厚荚膜。

(2)37℃下生长可与非致病隐球菌区别。

(3)能同化蔗糖、半乳糖，不能同化乳糖，可与其他硝酸盐试验阴性的隐球菌区别。

(4)能同化肌醇,可与红酵母区别。

5.血清学检查

(1)抗原检查:乳胶凝集试验检测脑脊液及其他体液标本中新型隐球菌荚膜多糖抗原可快速有效地诊断新型隐球菌脑膜炎。

(2)抗体检测:检测脑脊液或血清中抗新型隐球菌脑抗体有助于诊断和病情变化判断。

6.致病性

新型隐球菌主要引起隐球菌病,由于此菌的嗜神经性,它最常引起脑膜炎,感染过程通常是亚急性的或慢性的,隐球菌病也包括皮肤、肺、前列腺、尿道、眼、骨、关节等的感染。

三、红酵母属

红酵母菌通常可从空气、土壤、湖泊、海洋和乳制品中分离到,它可以定居在植物、人和哺乳动物中。包括黏红酵母菌和深红酵母菌。

(一)培养和镜检

1.培养

生长快速,光滑、反光或不鲜明,有时菌落粗糙、质地软、有黏液。颜色为奶油色至粉色、珊瑚红、橘色或黄色。

2.镜检

分生孢子是单细胞的、球形或椭球形,缺少假菌丝和菌丝。

(二)生化反应

红酵母菌不发酵糖类,产生尿素酶。

(三)致病性

红酵母菌很少引起人类感染,但目前已报道的感染有脑膜炎、心内膜炎、胃炎、腹膜炎、中心静脉导管感染、真菌血症、脓毒症。

四、毛孢子菌属

毛孢子菌属可以从土壤、水、蔬菜、哺乳动物、鸟中分离到。它可以是口腔、皮肤和指甲中的正常菌群,同时也能引起浅部和深部感染。

(一)属的特性

1.培养

生长快,菌落酵母样、光滑、有皱褶、凸起、光洁至天鹅绒般、晦暗,颜色为蜡色、白色、乳白色或奶油色。随培养时间的延长,皱褶会更突出。菌落中心凸起是很典型的。可以产生尿素酶。

2.镜检

置25℃玉米培养基上培养72h后,产生大量的菌丝或假菌丝。分生孢子是单细胞的,形态多变。最典型的特征是产生关节孢子,这些关节孢子是单细胞的、立体的、管状的。

3.致病性

毛孢子菌属是毛结节病、皮肤感染、毛孢子菌病的致病菌。它可以成为机会致病菌,免疫功能低下的患者是易感人群,并且病程发展很快,累及不同的组织和系统,包括肺、肾等。毛孢子菌属可以引起真菌血症,他可以感染瓣膜、中枢神经系统、角膜和腹膜。

(二)阿萨希毛孢子菌

1.培养

置25℃沙保弱培养基培养后菌落呈白色、干燥、奶油色,菌落中心粉色,边缘有很深的横向裂缝,培养7d后菌落直径为16～24mm。

2.镜检

在25℃玉米培养基上培养7d后可以产生真菌丝,关节孢子呈圆柱形,无附着孢。

3.鉴定要点

尿酶阳性;42℃不生长;在含有放线酮的培养基上不生长;菌落粉末状。

(三)皮肤毛孢子菌

1.培养

置25℃沙保弱培养基培养后菌落呈奶油色、扩展生长、湿润、闪光、圆形。10d培养后菌落大小达到15～17mm。

2.镜检

在玉米培养基上培养72h后,产生芽生孢子和真菌丝,这些真菌丝分离成为圆柱形关节孢子。

3.鉴定要点

尿酶阳性;30℃以上不生长;在含有放线酮的培养基上不生长;常引起皮肤感染。

(四)皮瘤毛孢子菌

1.培养

置25℃沙保弱培养基培养后菌落呈奶白色、圆形,常使培养基裂开。培养7d后菌落大小为9～12mm。

2.镜检

在玉米培养基上培养72h后,产生真菌丝,这些真菌丝分离成为圆柱形关节孢子,有附着孢。

3.鉴定要点

尿酶阳性;在含有放线酮的培养基上不生长;有附着孢。

(五)倒卵形毛孢子菌

1.培养

置25℃沙保弱培养基培养后菌落呈白色、干燥、粉末状,有不规则皱褶。7d培养后菌落大小达到10～13mm。

2.镜检

在玉米培养基上培养72h后,产生真菌丝,这些真菌丝分离成为圆柱形关节孢子,有附着孢。

3.鉴定要点

尿酶阳性;在含有放线酮的培养基上生长;42℃不生长;有附着孢。

五、马拉色菌属

马拉色菌属是人和动物皮肤表面的正常菌群,90%以上的成年人可以正常携带,在新生儿期就可能有马拉色菌属的定植。

(一)属的特性

1.培养

生长快,30～37℃培养5d后成熟,25℃生长弱,菌落凸起,初为光滑的,然后变干燥、皱褶。

2.镜检

酵母样分生孢子是主要结构,分生孢子球形或椭圆形,并且一端是圆的,而另一端为钝圆的,可见单极出芽及合轴出芽生长,芽颈成领圈样结构。

3.致病性

马拉色菌感染大多为内源性的,来源于皮肤的定植菌,在免疫低下患者中常见。由糠秕马拉色菌引起的感染主要是花斑癣,另外可以引起脂溢性皮炎、毛囊炎、毛结节病等,也可引起真菌血症、导管相关性感染、脓毒症。

(二)糠秕马拉色菌

1.培养

置30℃沙保弱培养基培养后菌落呈奶油色或黄色,光滑到轻微皱褶,质地柔软。

2.镜检

油镜下为较大的卵圆形、圆柱形及球形孢子,出芽的基底较宽,芽颈呈领圈样结构。

3.鉴定要点

过氧化氢试验阳性;尿酶阳性;最佳生长温度为37℃。

第三节　浅部真菌检验

浅部真菌在人类所引起的疾病虽然不会引起死亡,但在感染中最为普遍。根据浅部真菌的显微镜下特征,可分为小孢子菌属、毛癣菌属和表皮癣菌属三个属;依据浅部真菌对宿主的爱好以及自然习性,可分为亲人类性、亲土性、亲动物性三类。

一、浅部真菌的鉴定步骤

(一)临床标本的收集

(1)皮损的活动边缘。

(2)感染甲的甲下厚而脆的角化物。

(3)变色处或皮面上断裂处的毛发。

(二)直接镜检

可用10%～20%的KOH压片检查。主要观察菌丝和孢子的形态,根据气生菌丝和底部菌丝的宽度、有无横膈、色泽、形态及特殊的菌丝特征加以鉴别。

1.浅部真菌中的一些特殊菌丝

(1)球拍样菌丝:菌丝的各节末端呈球拍状膨大,排列规整,多见于小孢子菌属。

(2)梳状菌丝:菌丝一侧呈齿状小突起,似梳状外观,见于小孢子菌属及毛癣菌属。

(3)结节器官:密集缠裹的呈球状的菌丝块,见于须癣毛癣菌。

(4)鹿角菌丝:在二叉或三叉分枝的菌丝的末端呈现出棍棒状,见于许兰毛癣菌。

2.孢子皮肤癣菌皆呈现粉状分生孢子,在分生孢子柄上肥大

产生隔壁而形成。有两种类型的分生孢子:

(1)小分生孢子:单细胞性,性状有圆形、卵圆形、梨形、棒状,大小与性状不规则。与菌丝的接触方式有两种:直接接触菌丝,即无柄小分生孢子;接触短的分生孢子柄末端,即悬挂小分生孢子。

(2)大分生孢子:有单细胞性和多细胞性两种,性状有圆形、椭圆形、纺锤形、棒形、铅笔形、雪茄形等,分隔分为数个室。

(3)厚膜孢子:是菌丝前端或中间的细胞质凝集,周围有厚壁包绕的一种抗力增强的孢子。

(三)培养

(1)接种在沙保弱培养基上,注意真菌的生长速度,菌落在 7～10d 内生长者为快速生长,只有少许生长需要 3 周,为缓慢生长。皮肤癣菌超过 2 周,其他丝状真菌超过 3 周仍无生长者可报阴性。

(2)培养 7～14d,2～3 周或更长鉴定菌种。鉴定时要观察菌落外观,包括大小、颜色、表面、边缘、高度、下沉现象、培养基颜色的变化、气味、渗出物等。

(3)必要时做特殊培养或小培养来帮助鉴定。

(4)根据特殊的繁殖结构鉴定菌种。

二、小孢子菌属

小孢子菌属约有 15 个种,有 8 个种可侵犯人体组织,引起头癣和体癣。对人体致病的有铁锈色小孢子菌、石膏样小孢子菌、犬小孢子菌、奥杜盎小孢子菌等。

(一)属的特征

1.菌落

生长慢到快,菌落表面棉花状、羊毛状或粉末状,白色或黄褐色,背面呈苍白色、黄色、红色、褐色或红褐色。

2.显微镜检查

具有大、多隔的、含多细胞的大分生孢子,而小分生孢子较少或缺乏。大分生孢子壁厚或薄,厚者可达 $4\mu m$ 以上,表面粗糙,有麻点或细刺;小分生孢子呈棒槌形,沿菌丝体侧壁产生,单细胞,无分生孢子梗或有短梗。

3.致病性

小孢子菌属是引起皮肤癣菌病的主要真菌之一,它可以侵犯角质蛋白,可以定植在皮肤上,不致病,而其角蛋白酶、蛋白酶和弹性蛋白酶可能是毒性因子。小孢子菌属主要引起头发和皮肤的感染,指甲感染少见。亲土性的小孢子菌感染是经接触土壤而获得;亲动物性的小孢子菌感染是由感染的动物传播;亲人性的小孢子菌感染是人与人之间接触传播;也有无症状的携带者。

(二)铁锈色小孢子菌

此菌为亲人性皮肤癣菌,是我国白癣的主要病原菌之一,在一些地区也可引起青少年的头

癣和体癣。

1.直接镜检

直接镜检可见发外型小孢子,卵圆形,密集成群,包绕毛干。在毛根部发内可见少数纵行的菌丝体,镜检皮屑、趾(指)甲屑时,可见菌丝,看不见小孢子。

2.培养检查

(1)培养:生长非常缓慢,经 4～5d,培养基表面可见沿病发出现淡黄色或红黄色条状生长物,稍高于基面,表面略现湿润。此种生长渐向四周发生放射状菌丝,培养 2 周后菌落形成,中心是一个平板状隆起,其四周呈斜坡状移行于培养基表面;3 周后菌落中心出现不规则皱褶,外围是一圈短的放射状沟纹,下沉不明显。菌落颜色多样,表面颜色呈黄色、锈色或白色,背面呈锈色或几乎无色,培养基不着色。

(2)镜检:可见较粗的菌丝体、分隔、分枝,分枝与其本体呈 45°角,状如杉树叶。可见球拍状菌丝、梳状菌丝。镜检可见大量厚膜孢子,顶生性或间生性,有时有侧生,单个或成串,性状不规则。有时可见少数不典型的小分生孢子。

3.鉴定要点

菌落形态;有铁锈色素形成;镜检无大、小分生孢子。

(三)犬小孢子菌

此菌为亲动物性皮肤癣菌,常从猫和狗中分离出,是白癣、脓癣及体癣的主要病原菌,小儿多见。

1.直接镜检

直接镜检可见发外型小孢子,毛干上可见圆形小孢子围绕、密集。皮屑中可见少数菌丝。

2.培养检查

(1)培养:生长快,5～10d 形成菌落,中心小部分表面有气生菌丝,表面为白色或淡黄色微粉末所覆盖,周围是白色羊毛状气生菌丝。随着培养时间延长,表面出现少数同心圆形的环形沟纹,无或有 3～4 条放射状沟纹。菌落颜色由白色变为淡棕黄色,反面呈橘黄色或红棕色。在米饭培养基上生长良好,气生菌丝丰富,培养基呈棕黄色,可促进大、小分生孢子形成。

(2)镜检:可见直而有隔的菌丝体以及很多中央宽大、两端稍尖的纺锤形大分生孢子,在顶点稍弯曲,壁厚,表面尤其是在孢子的末端部分显粗糙有刺,多隔。小分生孢子较少,单细胞,呈棍棒形,沿菌丝侧壁发生。可见球拍状、梳状、结节状菌丝和厚膜孢子。

3.鉴定要点

特征性大分生孢子;菌落黄色色素;在米饭培养基上的生长特性。

(四)石膏状小孢子菌

此菌为亲动物性皮肤癣菌,可引起白癣、脓癣及体癣。土壤中也可分离出此菌。

1.直接镜检

直接镜检可见发外型小孢子,孢子较大或较小,呈链状排列,或密集呈群形成"发套"。皮屑中可见菌丝和孢子。

2.培养检查

(1)培养:生长快,3～5d 形成菌落,中心隆起有一小环,周围平坦,上覆白色绒毛状气生菌丝。菌落由白色渐变为棕黄色粉末状菌落,菌落中心颜色深,边缘颜色较浅。反面呈红褐色至橘黄色。

(2)镜检:可见多数大分生孢子,4～6个隔,呈纺锤形,具圆形尖端,两端稍细,壁薄,粗糙有刺,但也有光滑者,菌丝较少。小分生孢子为单细胞性,棒形、侧生、数少。可见球拍状、梳状、结节状菌丝和厚膜孢子。

3.鉴定要点

根据特征性大分生孢子;菌落形态等;主要与石膏状毛癣菌鉴别。

(五)粉小孢子菌

此菌为亲土性皮肤癣菌,人因与土壤接触偶被感染,引起体癣和头癣。

1.直接镜检

直接镜检可见发外型小孢子,孢子较大或较小,呈链状排列。皮屑中可见菌丝和孢子。

2.培养检查

(1)培养:生长快,菌落表面光滑,有微细的粉末,乳白色或淡黄红色,中心及菌落外围有一片白色绒毛状气生菌丝,培养时间越长菌丝越丰富。背面深红色,色素不被扩散。

(2)镜检:可见大量大分生孢子,壁薄,粗糙有刺,大分生孢子较长,且多半侧生,很少见聚集成群的。此外还可见大量的螺旋状菌丝,有时此种菌丝有分枝。小分生孢子无特征,似石膏状小孢子菌。

3.鉴别要点

主要根据菌落特征及大分生孢子特征与石膏状小分生孢子鉴别,本菌存在有性阶段,与有性期交配试验阳性,有大量螺旋状菌丝。

(六)奥杜盎小孢子菌

此菌为亲人性皮肤癣菌,可引起体癣和头白癣,在欧美为头癣的主要致病菌,在我国少见。

1.直接镜检

直接镜检可见发外型小孢子,毛干上可见小孢子围绕、密集与铁锈色小孢子菌所见相同。皮屑中可见菌丝。

2.培养检查

(1)培养:生长较缓慢,经6～8d培养后,形成直径不到1.0cm的菌落。菌落中心有一个小突起,状如纽扣,从该处向四周发出少数放射状沟纹,深浅不一。菌落边缘不齐,表面有少许细绒毛状气生菌丝。菌落有白色渐变为灰白色或微带黄褐色,反面仅菌落中心为红褐色至橘红色,培养基不着色。在米饭培养基上无大分生孢子和气生菌丝。

(2)镜检:培养6～8d,可见分隔少而直的菌丝体,大、小分生孢子。大分生孢子纺锤形,多隔,外壁粗糙。小分生孢子较少,呈棍棒形,沿菌丝侧壁或顶端发生,单细胞,无梗或有短梗。晚期可见厚膜孢子,顶生或间生。此外,可见梳状菌丝、球拍状菌丝、结节状菌丝。

3.鉴定要点

(1)菌落外形须与犬小孢子菌鉴别,犬小孢子菌的初期菌落多为黄色,此菌产生赭色菌落。在紫外线灯下,犬小孢子菌菌落呈鲜艳的蓝色或淡红色。

(2)大分生孢子的形态。

（3）在玉米培养基上,此菌不产生大分生孢子和气生菌丝,犬小孢子菌则相反。

（4）地区分布情况。

三、毛癣菌属

毛癣菌属有 22 个种,其中有 11 种与人类的头癣、甲癣和皮肤癣有关。

(一)属的特征

1.菌落

菌落生长速度慢到中等,菌落从蜡样、绒毛样、粉状到羊毛样。形态多样化,表面平滑、折叠、沟纹、脑回状、乳头状等。色素有浅有深,有白色、奶油色、黄色、棕黄色以至紫色。

2.镜检

菌丝分隔、透明,分生孢子梗与营养菌丝无区别。大分生孢子棒形,两头圆,壁薄而光滑。小分生孢子侧生,多数散在,半球形、梨形或棒形。有时存在关节孢子和厚膜孢子。

3.致病性

毛癣菌可以侵入角化组织,产生几种酶,如酸性蛋白酶、弹性蛋白酶、角化酶和其他蛋白酶,引起疾病。

(二)红色毛癣菌

红色毛癣菌是毛癣菌属下的一个种。红色毛癣菌是一种最广泛分布的亲人性的皮癣菌,引起常见的皮肤浅部真菌病,如手癣、足癣、头癣等。红色毛癣菌是导致东南亚地区及澳洲北部的原住居民体癣的真菌,且随着越战的发展,由返回国家的军人及难民被带至世界各地。现在世界各地大部分皮癣的病源多是由红色毛癣菌引致的。

1.直接镜检

毛发为发外型,孢子串联成串,皮屑或甲屑呈菌丝型或关节菌丝型。

2.培养检查

生长较快,菌落形态多种多样,常见以下四种类型。

Ⅰ型(羊毛状):白色羊毛状菌丝,典型的卷成筒状,边缘贴牢管壁呈鲜红色。背面开始在中心有一红色小点,以后形成深红色环,最后成片呈葡萄酒色,色素边缘界限非常明显。镜检仅见单纯分隔菌丝和少数侧生小分生孢子,无大分生孢子。

Ⅱ型(绒毛状):粉红色绒毛状菌丝生长,菌丝稀疏,透过菌丝可见粉红色的基底。背面颜色与Ⅰ型相似。镜检基本同Ⅰ型相同,不过侧生小分生孢子较多。

Ⅲ型(粉末状):菌落表面稍有突起,呈粉末状,粉红色,背面与Ⅰ型相同。镜检可见较多的铅笔状、香肠形、棒状大分生孢子,8 个细胞,侧生小分生孢子也较多,洋梨形、棍棒形,有时可见间生厚膜孢子、梳状菌丝、关节菌丝及结节状菌丝。

Ⅳ型(沟纹状):菌落生长慢,比以上三种类型小。菌落中央突起,从中央向四周有排列比较整齐的放射状沟纹,边缘整齐,表面菌丝甚少,开始微带黄色,以后变粉红色。背面颜色与Ⅰ型相似。镜检与Ⅰ型或Ⅱ型相同。

3.鉴定要点

菌落特征及产红色色素;小分生孢子泪滴状,大分生孢子梗侧面产生小分生孢子;毛发穿孔试验阴性;不需要 B 族维生素。

Ⅰ型须与须癣毛癣菌鉴别:后者不产生红色色素,能使尿素琼脂在1周内由黄变红,毛发穿孔试验阳性。

Ⅲ型须与断发毛癣菌鉴别:后者特别需要B族维生素,菌落特征不同,后者生长日久,色素消失。

Ⅳ型须与玫瑰色毛癣菌鉴别:后者需要组氨酸产生大分生孢子,菌落小,表面有细而致密的菌丝生长。

(三)须癣毛癣菌

又名石膏样毛癣菌。本菌为亲动物性毛癣菌(粉末状),也是亲人性毛癣菌(绒毛型),广泛分布于世界各地,为侵犯表皮和甲板的最常见皮肤癣菌之一。

1.直接镜检

皮屑内见分枝分隔的菌丝,甲屑内为关节状菌丝。毛发感染为发外型,发内有时有菌丝。

2.培养

在沙氏培养基上生长较快,菌落形态可分为绒毛型和粉末型;下列Ⅰ、Ⅱ型为绒毛型,Ⅲ、Ⅳ、Ⅴ型属粉末型。自炎症明显的皮损中所分离出的菌株多属粉末型。绒毛型菌落外观均似红毛,应注意鉴别。具体分型:

Ⅰ型(羊毛状):又称趾间毛癣菌,菌落生长快,白色羊毛状。气生菌丝较多且长,排列紧密,充满斜面,好像红毛,正面雪白,背面淡黄色。镜检见较细分枝,分隔的菌丝,胞质浓。有少量球形或长形小分生孢子,无螺旋菌丝和大分生孢子。间或可见球拍菌丝及结节菌丝。

Ⅱ型(绒毛型):生长快,菌落雪白。表面有紧密的细短气生菌丝,中央可有乳头状突起,边缘如刀切,背面棕黄色或棕红色。镜检见较细的分枝、分隔的菌丝,小分生孢子多,有时成葡萄串状,无螺旋菌丝或大分生孢子。

Ⅲ型(乳皮状):开始为乳白色菌丝,不久一部分菌落变为粉末样,色微黄,光滑,似牛乳表面的一层薄膜,可一块块地挑取,中央有少许折叠,边缘不整齐,背面淡黄或棕黄色。镜检见粗细不一,分枝分隔的菌丝和大量螺旋菌丝,间或可见破梳状菌丝、结节菌丝及球拍菌丝。大分生孢子少,棒状,两端圆,与分生孢子梗的连接处较窄,薄壁光滑;小分生孢子多,球形或长形,有时成葡萄串状排列。

Ⅳ型(粉末状):菌落粉末状,表面平坦、光滑,间或有少数白色气生菌丝,中央有乳头状凸起,边缘锯齿状。菌落生长快,充满斜面,色黄或奶油色,外观像石膏状小孢子菌,背面棕黄或棕红色。

Ⅴ型(颗粒状):生长快,菌落粉样,表面不平,呈颗粒状。有不规则的折叠或沟纹,边缘不整齐。表面色黄带红色或棕黄色,背面棕红色。

Ⅳ、Ⅴ型镜检均见大量棒状大分生孢子及无数圆形的小分生孢子,少数长型。游离或葡萄状成串,有螺旋菌丝和球拍菌丝。

3.鉴定要点

菌落形态;菌丝较细,是皮肤癣菌中最细的一种;螺旋菌丝多见;大分生孢子的形态和球形小分生孢子;尿素酶阳性;毛发穿孔阳性。

(四)断发毛癣菌

此菌为亲人性,分布广泛,是黑癣的一种致病菌,患者多为儿童。

1.直接镜检

断发毛癣菌皮屑或甲屑内见分枝,分隔的菌丝或孢子成串。病发为发内孢子型,孢子呈链状,充满或不充满发内。午氏灯下无荧光。

2.培养特性

在沙氏培养基室温培养生长较慢。菌落呈多种形态,有扁平状、大脑状、火山口状等,以扁平状最为常见,其次为大脑状、扁平状。菌落开始为粉红色平滑粉状、以后逐渐隆起,有折叠、表面白色绒毛状菌丝增多,折叠外围有一圈深沟,沟外为平滑的放射状菌丝的边缘。日久菌落中央低凹下沉,培养基也裂开,正面颜色转为白色或奶油色,反面为棕黄或棕红色,边缘不滑。有时培养基可变色,部分菌株的菌落开始为白色、奶油色或硫磺色。多数中央下凹,表面附有细粉末状菌丝,有不规则的脑回状或放射状沟纹。

镜检:早期主要见小分生孢子,常开始为梨形,后成球形或短棒状,侧生于不规则的菌丝两侧,有柄或无柄。若着生于与菌丝成直角的短柄上,就形成蜈蚣状外形。有时着生于分生孢子梗的顶端呈火柴头状,部分小分生孢子可膨大成气球状,具鉴定意义。大分生孢子少,形状不规则,薄壁光滑,3～9 个分隔。螺旋菌丝及球拍菌丝间或可见。老菌落厚壁孢子多,间生或顶生,有时有关节孢子样结构。断发毛癣菌的镜下形态依菌株和培养时间不同,差异很大,在含维生素的琼脂上生长良好,有棒状大分生孢子及更多的小分生孢子。

3.鉴定要点

菌落特征;膨大的小分生孢子;在含维生素的培养基上生长良好,并有大分生孢子。

(五)紫色毛癣菌

此菌为亲人性皮肤癣菌,分布广泛,尽管它能感染光滑的皮肤、甲和足,但主要从头癣中分离到。

1.直接镜检

皮屑、甲屑内可见分枝分隔的菌丝或成串的孢子,病发取黑点部位的断发,毛发损害为发内型大孢子,呈关节型排列,充满整个发内,故毛发出皮即断。

2.培养特性

在沙氏琼脂培养基室温培养菌落生长慢,开始为圆形、白色、潮湿发亮的菌落,类似酵母。以后中央折叠或突起,产生紫色色素,并逐渐扩大,或中央紫色,边缘淡红色,最外围有一圈白色的环。培养基颜色不变,边缘无放射状菌丝,整齐如刀切,下沉不明显。背面无色至深紫色,少数菌株无颜色,呈无色的紫色毛癣菌。

镜检:见粗细不一的菌丝,分隔较密,胞质淡,有很多不规则的突起和肿胀,由分枝性菌丝、关节孢子和厚壁孢子组成,但无鹿角菌丝。厚壁孢子多,多为间生,偶见小分生孢子和 2～5 个大分生孢子。

3.菌种鉴定

(1)菌落形态,紫色色素。

(2)B 族维生素能促进菌落生长,形成大分生孢子。

（3）发内型感染。

（六）同心性毛癣菌

此菌为亲人性皮肤癣菌，是光滑皮肤感染的一种病原菌，以形成同心性和多环的圆鳞屑为特征。

1.直接镜检

发内菌丝，粗细一致、交织的分隔菌丝，链状孢子，气泡、气沟，皮、甲中可见菌丝和孢子。乳酸酚棉蓝染色，表现为关节菌丝型。

2.培养检查

（1）培养：菌落生长慢，致密，呈蜡状，高出斜面，堆积一点，中央为不规则的细折叠，外围有放射性沟纹，最外围有一平滑的窄环，表面光滑或有绒毛。颜色可为淡黄色、灰蓝色到棕色，背面为淡或深的琥珀色。

（2）镜检：只见粗或有分隔的、原浆淡的、颗粒状菌丝，厚膜孢子很多，鹿角样菌丝，缺乏大、小分生孢子。

3.鉴别要点

菌落形态；鹿角菌丝；临床表现；引起黄癣。

（七）许兰毛癣菌

此菌为亲人性皮肤癣菌，可引起头皮黄癣，许兰毛癣菌亦可侵犯皮肤和甲板而并发体癣和甲癣。

1.直接镜检

病发可见发内或发外孢子，菌丝粗细较一致，有时可见发内沿长轴排列的菌丝和关节孢子，可有或无空气泡。黄癣痂上充满孢子，有不规则的突出，形成许多长短不一的、弯曲的鹿角状菌丝，有诊断价值。皮屑和甲屑内可见菌丝，甲屑内有时呈链状。

2.培养检查

（1）培养：许兰毛癣菌培养后外形相当特殊，分以下几种。

①亚洲型：生长慢，菌落光滑呈蜡状，有不规则的脑回样细折叠，边缘有整齐的放射状菌丝，颜色由淡灰至深黑色，培养基有时变色。下沉现象显著，可使培养基裂开。②欧洲型：生长较快，开始为球形蜡状菌落，高出表面很明显，折叠明显，表面高低不平，边缘清楚，很少放射状菌丝。颜色呈淡黄色或淡棕色，培养基不变色，下沉现象显著。

（2）镜检：培养时间延长菌丝膨胀、突起，粗细不一，形成鹿角样菌丝，孢浆很浓。大量厚膜孢子，无大分生孢子及小分生孢子。

3.鉴别要点

菌落特征；鹿角状菌丝；临床引起黄癣。

（八）麦格毛癣菌

此菌为亲人性皮肤癣菌，是光滑皮肤、头皮和须部癣的病原体。

1.直接镜检

病发可见发内孢子，皮屑和甲屑内可见菌丝。

2.培养检查

(1)培养中等快速生长,质地毡状到毛状,表面呈粉红色,背面呈深红色。

(2)镜检:小分生孢子梨形或棒形。大分生孢子罕见,铅笔状或香烟状,类似红色毛癣菌。

3.鉴定要点

菌落特征;葡萄酒样颜色;需要组氨酸。

(九)疣状毛癣菌

此菌为亲动物性皮肤癣菌,当接触一种感染动物时,在人类常引起强烈的炎症反应,感染常发生在头皮、须部及光滑皮肤。

1.直接镜检

病发可见发外型孢子,孢子较大,排列成串,皮屑菌丝。

2.培养检查

(1)培养生长慢,37℃比 25℃生长更快,菌落小,微高出斜面,表面不规则,蜡样,灰黄色,有时白色。背面无任何特征性色素。

(2)镜检:只见粗细不一的分隔孢子和厚膜孢子,菌丝有时呈小鹿角形,厚膜孢子可以排列成串。小分生孢子棒形、常缺乏;大分生孢子形似鼠尾,非常罕见。

3.鉴定要点

菌落特征;37℃下生长好;发外型成串大孢子;需要 B 族维生素和肌醇。

四、表皮癣菌属

表皮癣菌属侵犯皮肤和甲。本菌属仅絮状表皮癣菌一种可使人类致病。

絮状表皮癣菌:

1.直接镜检

皮屑及甲屑内见分枝分隔的菌丝。

2.培养检查

(1)培养:在沙氏培养基室温生长快。菌落开始呈蜡状,高出斜面,表面有不规则的折叠,上覆粉末样菌丝,黄绿色。较大的菌落中央有折叠,外围可见放射状沟纹,最外围有不整齐的平滑圈。菌落下沉明显,培养基常为之开裂。背面黄色至棕色。

(2)镜检:见典型的杵状大分生孢子,2～4 个分隔。游离端圆形,薄壁光滑,基部平截。常2～4 个成群,无小分生孢子,老龄菌落厚壁孢子多。菌丝较细,分枝,分隔,间或可见球拍,结节和螺旋菌丝。

3.菌种鉴定

菌落特征;典型杵状大分生孢子;无小分生孢子;可有厚膜孢子。

4.致病性

感染严格局限于无活性的皮肤角质层,因为表皮癣菌属不能侵入宿主的活性器官,很少引起全身感染。

第四节　机会致病性真菌检验

一些机会性真菌感染是由土壤和植物中天然寄居的真菌引起的外源性感染,这些环境中的细菌通常通过呼吸道进入人体。最重要的是曲霉菌、隐球菌和毛霉菌。所有的机会致病性真菌都有一个最初感染部位,通常在上或下呼吸道,然后再通过血液或淋巴扩散到其他组织。本节主要介绍几种丝状真菌。

一、曲霉菌属

曲霉菌病主要以烟曲霉和黄曲霉多见,土曲霉、黑曲霉和构巢曲霉少见。曲霉菌在自然界中普遍存在,它大量存在于腐烂的植物中。

(一)属的特性

1.直接镜检

涂片酚棉蓝染色处理后,镜下可见:

(1)菌丝:菌丝有隔,一部分伸入培养基基质内,一部分为气生菌丝,菌丝细胞多核。自营养菌丝或气生菌丝产生大量分生孢子梗。

(2)足细胞:产生分生孢子梗的细胞叫足细胞,为曲霉的特征性结构。足细胞是与分生孢子梗稍垂直的、特化的厚壁、膨大的菌丝细胞。由此细胞的中间向上延长,而形成分生孢子梗。

(3)分生孢子梗:多半是不分隔,表面光滑,粗糙或有麻点。无色或呈轻微或明显的颜色,如黄、褐色等。其顶端产一个球形头状物,叫做顶囊。

(4)顶囊:呈球形、近球形、椭圆形、烧瓶形、棍棒形等。顶囊一般与分生孢子梗相贯通,只少数在顶囊下部生有隔膜。顶囊无色透明或有颜色,多与分生孢子梗一致。在一定的基质上,顶囊的形状和大小可作为系群的分类依据。顶囊全部或其一部分着生梗基。

(5)小梗:根据菌种的不同,有一层或两层小梗。头一层小梗即直接生于顶囊上的叫作梗基或初生小梗;第二层叫作瓶梗或次生小梗。有些菌种在其长而大的梗基上还有可能有隔。不同的种,它们梗基的大小差异较瓶梗为大,因此,在菌种的鉴定上常做参考。大多数菌种的小梗纯为单层,或纯为双层,但有些种则同时存在两种情况,甚至在同一个顶囊上也两者兼而有之的情况。小梗上产生分生孢子。

(6)分生孢子:小梗(双层时是瓶梗)成熟后,在其顶端开始形成分生孢子,一个连一个成为一串(不是以出芽方式产生),叫作分生孢子链。分生孢子呈不同的性状,但一般以球者居多,单细胞性,最初是单核,有些是由于核分裂而变为多核。细胞壁的厚薄依菌种而不同,外表光滑或不同程度的粗糙。

(7)分生孢子头:由顶囊、小梗、梗基、分生孢子链构成,为曲霉的特征性结构,其形状与顶囊的形状、小梗的着生方式有关。

(8)具有性生殖的曲霉能产生闭囊壳,为封闭的薄壁子囊果,含子囊和子囊孢子。

2.培养

营养菌丝伸入培养基基质内,生殖菌丝在菌落表面直立,呈天鹅绒样或棉花样。气生菌丝有些种就是它的分生孢子梗,或由气生菌丝产生分生孢子梗。菌落表面可有同心圆形的轮状带。

3.致病性

曲霉菌在人类感染中通过三方面起作用:机会致病、过敏反应、中毒反应,免疫抑制剂的应用是造成机会致病的主要因素。感染可以波及到更广的部位,称为曲霉病。在所有的丝状真菌中,曲霉菌是最常分离到的机会致病菌,在真菌感染中列第2位。人体的任何组织或系统都可能波及到,导管和器械的应用也是造成机会感染的因素。曲霉菌可能定植在结核病、支气管扩张、肺炎等患者形成的肺空洞中。有些曲霉菌是过敏原,激发过敏性支气管炎;有些可产生不同的毒素,这些毒素已经证明是致癌物质,如黄曲霉毒素。

(二)烟曲霉菌

1.培养

生长快,开始为白色菌丝,2～3d后转为绿色或蓝绿色,边缘仍为白色,数日后变深绿色,背面白色至黄褐色,呈粉末状,无白色边缘。45℃生长良好。

2.镜检

(1)分生孢子头:短柱形,浅蓝绿色至暗绿色,长可达 $400\mu m$。

(2)分生孢子梗:壁光滑,$300\sim500\mu m$ 长,近顶端渐粗大,带绿色。

(3)顶囊:烧瓶样,直径 $20\sim30\mu m$,绿色。

(4)小梗:单层,较长,布满顶囊表面2/3,排列呈木栅状,绿色。

(5)分生孢子:球形,绿色,有小棘,直径 $2.5\sim3\mu m$。

(三)土曲霉菌

1.培养

生长快,菌落小,圆形,淡棕色或棕色。背面白色至棕色。

2.镜检

(1)分生孢子头紧密的柱形,浅黄色至浅棕色,长可达 $150\sim500\mu m$。

(2)分生孢子梗壁光滑,很少超过 $300\mu m$ 长,无色、微弯曲,近顶端渐粗大。

(3)顶囊半球形,直径 $10\sim16\mu m$。

(4)小梗双层,第1层较长,布满顶囊表面2/3,排列呈放射状。

(5)分生孢子小而光滑,球形至近球形。

(四)黄曲霉菌

1.培养

生长快,黄色,表面粉末状。背面金色至红棕色。

2.镜检

(1)分生孢子头:疏松放射状,后呈柱形。

(2)分生孢子梗:壁极粗糙,很少超过 $400\sim1000\mu m$ 长,无色、微弯曲,近顶端渐粗大。

(3)顶囊:球形或近球形,直径 $5\mu m$。

(4)小梗:双层,第1层短,布满顶囊表面,排列呈放射状。

(5)分生孢子:球形或梨形,有小棘。

（五）黑曲霉菌

1.培养

生长快,气生菌丝多,黑色。背面白色至黄色。

2.镜检

(1)分生孢子头:初为球形,后变放射状或裂成数个柱状物,700～800μm 长。

(2)分生孢子梗:厚壁光滑,200～400μm 长,无色。

(3)顶囊:球形或近球形,直径 45～75μm。

(4)小梗:双层,第 1 层短,布满顶囊表面,排列呈放射状。

(5)分生孢子:球形,有小棘、黑色。

（六）杂色曲霉

1.培养

菌落生长缓慢,紧密,圆形,从绒毛状到羊毛状。颜色有数种,初为白色,后变为黄色、黄褐色、淡绿色或粉色。背面为白色至黄色或紫红色。

2.镜检

(1)分生孢子头:性状不一,放射状或疏松柱状物,100～125μm 长。

(2)分生孢子梗:壁光滑,500μm 长,无色,偶粗糙。

(3)顶囊:近球形,直径 20μm。

(4)小梗:双层,第 1 层短,布满顶囊表面 4/5,排列呈放射状。

(5)分生孢子:球形,有小棘、绿色。

(6)子囊:可有壳细胞,球形或近球形,无子囊。

（七）构巢曲霉

1.培养

暗绿色,中央呈粉末状,边缘有绒毛状菌丝,闭囊壳多时呈黄棕色。背面紫红色。

2.镜检

(1)分生孢子头:短柱形。

(2)分生孢子梗:壁光滑,不超过 200μm 长,棕色,近顶囊处渐粗大。

(3)顶囊:半球形,直径 8～10μm。

(4)小梗:双层,第 1 层短,布满顶囊表面 1/2,排列呈放射状。

(5)分生孢子:球形,有小棘、绿色。

(6)子囊:闭囊壳球形,紫红色子囊孢子双脊,紫色有壳细胞,球形。

二、毛霉菌属

毛霉菌属毛霉科,毛霉菌在自然界无处不在,主要分布于土壤及腐败的食物中,毛霉菌孢子在空气中飞扬可进入呼吸道。毛霉菌的毒力很弱,机体对其有很强的免疫力,因此毛霉菌病发率很低。高糖及酸性环境有利于毛霉菌的生长繁殖,因此糖尿病、酸中毒患者吸入毛霉菌孢子很容易发展为肺毛霉菌病。另外,免疫力低下的患者也易感染毛霉菌。

（一）属的特性

1.直接镜检

见壁薄、粗大、不规则的菌丝,3～12μm 或更宽,不分隔或极少分隔,菌丝体无假根或葡匐菌丝。孢子梗直接由菌丝体长出,一般单生不分枝,也可呈总状分枝或假单轴状分枝,全部顶生孢子囊。孢子囊球形,较大,含孢子囊孢子多,囊壁上常有针状草酸钙结晶。成熟时囊壁易消解,有囊轴、囊顶无囊托。孢子囊孢子球形、椭圆形、卵圆形或不规则形,薄壁光滑。有些种能产生顶生或间生厚壁孢子。

2.培养

生长迅速,其表面呈棉花样,开始为白色,然后变为灰色或灰褐色或其他颜色。

3.鉴定要点

毛霉科中四个属间的鉴别。

(1)假根和匍匐菌丝:无毛霉属;有根霉属,包囊梗与假根相对着生;有犁头霉属,孢囊梗着生于匍匐菌丝中间,不与假根对生;有根毛霉属。

(2)孢囊梗:毛霉属直接由菌丝长出,分枝或不分枝,多数无色;根霉属单根或成束,常不分枝,多数棕色;犁头霉属分枝多成葡萄串状,几乎无色;根毛霉属总状分枝或假单轴样分枝,深棕色。

(3)孢子囊:毛霉属多种形态;根霉属近球形;犁头霉属近球形,常有突起;根毛霉属亚球形,棕色。

(4)囊托:无毛霉属;有根霉属,但多数不明显;有犁头霉属,且明显,锥形;根毛霉属无或极微小。

(5)孢子囊孢子:毛霉属球形或椭圆形,薄壁光滑;根霉属球形、卵形或不规则形,有棱角,表面有条纹;犁头霉属球形或近球形,表面光滑;根毛霉属球形或亚球形,较小,表面平滑。

4.致病性

毛霉菌可以引起皮肤黏膜感染、脓毒性关节炎、透析相关性腹膜炎、肾脏、胃部和肺部感染。糖尿病酮症酸中毒的患者和使用免疫抑制剂的患者是易感因素。肾衰竭、大面积烧伤、吸毒均可引起真菌病。它可侵入血管,造成感染组织的坏疽,并侵入神经周。

(二)总状毛霉

1.培养

生长迅速,菌落呈羊毛状,灰色或浅灰褐色。菌落质地疏松。

2.镜检

孢子梗最初不分枝,以后则以单轴式生出不规则的分枝,长短不一,孢子囊球形,浅黄色至黄褐色,成熟时囊壁易消解。囊轴球形或似卵形。有厚壁孢子。

3.鉴定要点

其显著特点是在孢囊梗及菌丝体上形成大量的、大小不一的、光滑的厚壁孢子,甚至囊轴上都有。

(三)高大毛霉

1.培养

生长迅速,初期为白色,老化后变淡黄色至黄灰色,菌丛可高达 3～12cm 或更高。

2.镜检

孢子梗直立,不分枝,其长度与菌丛的高度相同,壁光滑、无色。孢子囊顶生,包囊壁表面有细刺,即草酸钙结晶。

成熟时包囊壁消解。囊轴梨形、卵形至圆柱形,有橙色内容物。孢囊孢子椭圆形或近短柱形,表面光滑,无色或暗黄色。

3.鉴定要点

菌落高大;与总状毛霉的区别是后者产生厚壁孢子。

(四)次囊毛霉

1.培养

菌落较矮,初为白色,后转灰褐色。

2.镜检

孢子梗较短,呈单轴或假单轴分枝,分枝处有隔膜。孢子囊球形,膜上有针状结晶。囊轴椭圆形或梨形,顶部有明显的刺状突起。孢囊孢子球形,淡黄褐色。

3.鉴定要点

孢囊梗短小,约 1mm;囊轴有明显的刺状突起;孢囊孢子呈褐色。

(五)多分枝毛霉

1.培养

菌落 1~2mm 高,呈棕黄色至油灰色。

2.镜检

孢子囊直径 15~70μm,较小的孢子囊可无囊轴。孢囊孢子卵球形至球形。

3.鉴定要点

菌落特征;宽大菌丝;孢囊孢子卵球形至球形。

三、根霉属

广泛分布于酒曲、植物残体、腐败有机物、动物粪便和土壤中。

(一)属的特性

1.培养

生长迅速,初为白色,后变灰色或褐色。从培养基表面生长营养菌丝体,产生匍匐菌丝,形成棉花样菌落,常充满平皿。反面为白至灰色。

2.镜检

菌丝无隔、多核、分枝状,有匍匐菌丝和假根,借此可在基物表面广泛蔓延,不产生定形菌落。在假根的上方长出一至数根孢囊梗,顶端长出球形孢子囊。囊的基部有囊托,中间有球形或近球形囊轴。

囊内产生大量孢囊孢子,成熟后包囊壁消解或破裂,释放球形或卵形等孢囊孢子。有时在匍匐菌丝上产生横隔,随即形成厚壁孢子。

3.致病性

可以引起皮肤黏膜、泌尿道、胃肠道、肺部及全身感染。糖尿病酮症酸中毒患者和由于各种原因服用免疫抑制剂的患者,特别是器官移植患者是最易感人群。

(二)小孢根霉

1.培养

25℃培养形成棉花样菌落,初为白色,很快形成浅灰色,然后呈小灰点。46℃生长良好,50℃不生长。

2.镜检

菌丝透明,宽 5~15μm,柱状,不规则的分枝,无隔或稀疏分隔。孢囊梗和假根从匍匐菌丝生出。孢囊梗大多无分枝,棕色至深棕色,产生单个或成对的小的灰黑色的孢子囊。孢囊孢子椭圆形,宽度 6.55~7.5μm。假根是透明或浅棕色的,在匍匐茎和子囊孢子梗的关节处产生。

(三)少根根霉

1.培养

生长缓慢,最初为白色,成熟后为浅黄色,菌落是粉末状或颗粒状。

2.镜检

菌丝分隔、透明,分生孢子梗可以单生或呈帚状分枝。分生孢子球形,成链排列,大小为 (85~155)μm×(55~60)μm。囊轴卵圆形或球形,壁光滑或稍粗糙,无色或淡黄色。与其他透明菌丝的区别是有突出的尖端。

(四)足样根霉

1.培养

25℃培养形成棉花样菌落,初为白色,然后变为灰色或浅棕色,最后形成黑色的、成熟菌丝。生长迅速,菌落高度不超过 10mm。40℃可生长,45℃不能生长。

2.镜检

菌丝透明,宽 5~15μm,柱状,不规则的分枝,无隔或稀疏分隔。孢囊梗和假根从匍匐菌丝生出,孢囊梗大多无分枝,黄棕色至深棕色,产生单个或成群的、光滑的球形孢子囊,有稍延长的、梨形的柱状层。孢囊孢子椭圆形或菱形,宽度 4~6μm。假根是分枝的、透明或深棕色的,在匍匐茎和子囊孢子梗的关节处产生。

四、犁头霉属

犁头霉在自然界广泛存在,它们存在于植物的碎片和土壤中,也可从食物和室内空气中分离到。犁头霉属包含 20 多个种,但最常分离到的是伞枝犁头霉。

(一)属的特性

1.培养

生长迅速,弥散,菌丝羊毛状,初为白色、灰白色、淡蓝色等,成熟后为暗色。

2.镜检

可见弧形匍匐菌丝,孢囊梗自菌丝生出,往往从两处假根的中间部位的菌丝生出。孢囊梗大多成簇,成轮状、伞形花状或不规则分枝。孢子囊顶生,球形或洋梨形,壁薄。成熟后囊壁易消解。孢子囊基部有明显的囊托,呈漏斗状。囊轴圆锥形、近球形等。

3.致病性

很少引起人类感染,经常引起动物感染,但它们是实验室常见污染菌。但如果从免疫力低下的糖尿病患者的标本中分离到该菌,应该被认为有意义。

(二)伞枝犁头霉

1.培养

生长迅速,开始形成扁平、羊毛到棉花样菌落,4d 后形成橄榄灰色菌落。置马铃薯培养基上 25℃培养 7d 后菌落直径达到 3～9cm。正面看菌落为灰色,反面为无色,并且无色素产生。伞枝犁头霉既耐寒又耐热,在 37℃比 25℃生长快,它的最高生长温度可以达到 52℃。

2.镜检

伞枝犁头霉是宽的、无隔菌丝,偶尔有隔。假根很少出现,出现时,孢子梗从假根中间部位产生,而不是假根相对应处。孢子梗有分枝,并且 2～5 个成簇出现,拱形。孢子梗携带梨形、小的孢子囊。

隔常出现在孢子囊的下端,孢子梗变宽在孢子囊下面产生漏斗样的基部。伞枝犁头霉的基部是很容易形成的,而且很典型。囊轴是半圆形的。孢囊孢子是单细胞的,透明至稍黑色,圆或椭圆形,表面光滑或很少有棘。

3.鉴定要点

梨形孢子囊;易形成基部;孢子囊下面出现隔;孢子梗产生部位。

五、镰刀菌属

镰刀菌属广泛存在于植物和土壤中,在大米、豌豆、黄豆和其他庄稼中也发现。大多种类常出现在热带和亚热带地区,有些存在于寒冷地区的土壤中。镰刀霉菌可以在人类引起不同的感染。镰刀霉属目前包括 20 多种,最常见的是茄病镰刀霉、尖孢镰刀霉和串珠镰刀霉。

(一)属的特性

1.培养

置 25℃沙保弱培养基上培养生长迅速,形成扁平、羊毛到棉花样菌落。菌落表面颜色为白色、奶油色、黄色、黄褐色、橘红色、红色、粉红色、紫色等,反面可能无色、黄褐色、红色、暗紫色、棕色。在不利的条件下形成菌核,菌核是由大量的、休眠的菌丝形成的,常为深蓝色。另一方面,培养中常产生气生菌丝,如果有则为奶油色、黄褐色或橘色。

2.镜检

可见菌丝有隔、透明,分生孢子梗、瓶梗。瓶梗圆柱形、单生的。小分生孢子从有分枝或无分枝的分生孢子梗上的瓶梗产生,小分生孢子形成长短不一的分生孢子梗,单细胞、光滑、透明、卵圆形或圆形、球形排列。大分生孢子有足细胞和突出的末端,大分生孢子是多细胞的厚壁、光滑、圆柱形,易形成球形。厚壁孢子稀疏、成对或成串。

3.鉴定要点

大、小分生孢子的特征;是否存在厚壁孢子。

4.致病性

镰刀霉可以引起人类表面和系统性感染,被称为镰刀霉菌病。最具毒性的是茄病镰刀霉,外伤是主要的易感因素。服用免疫抑制剂的患者,特别是器官移植患者易形成全身感染,而血液病和骨髓抑制患者的预后更差。镰刀霉可以产生毒素,如果服用了被毒素污染的食物会产生过敏症状或产生致癌物。

(二)茄病镰刀霉

1.培养

生长迅速,菌落呈羊毛状或棉花状,有奶油色或白色的气生菌丝。反面奶油色,有或无黏孢团,通常呈湿润。

2.镜检

菌丝有隔、透明,分生孢子梗有或无分枝。大分生孢子卷曲、粗大、厚壁,通常 3～5 个分隔,在短的分生孢子梗上产生。小分生孢子从长的单瓶梗产生,1～3 个细胞,假头状着生。

(三)尖孢镰刀霉

1.培养

生长迅速,菌落初为白色,成熟后变为淡柠檬酸或淡紫色,反面淡紫色至紫色,可能出现柠檬色或橘色的气生菌丝。

2.镜检

菌丝无色、透明,分生孢子梗短、无分枝。产生大量的大分生孢子,壁薄,顶端细胞较长,还有基部足形细胞,有 3～5 个分隔。小分生孢子大量,大多无隔,椭圆形或圆柱形,轻微弯曲或直,生于气生菌丝的侧生瓶状小梗上,假头状着生。厚壁孢子大量,单个或成对出现。

(四)串珠镰刀霉

1.培养

生长快,菌落初为淡紫色,背面无色至深紫色,气生菌丝奶油色至橘色,但随时间延长逐渐稀疏。

2.镜检

菌丝无隔、透明。分生孢子梗中等长,有或无分枝。分生孢子梗细胞是单瓶梗。大分生孢子稀疏,直或稍弯,5 个隔;小分生孢子大量,单细胞或 1 个隔,椭圆形或棒形,假头状着生。无厚壁孢子。

第五节　双相性真菌检验

一、申克孢子丝菌

申克孢子丝菌广泛分布于土壤、腐烂的植物、木材中。人类可能因昆虫叮咬而感染。

(一)培养

菌落形态随培养温度不同而改变。

1.25℃

生长快,菌落湿润、由皮革样变为天鹅绒样,表面皱褶,颜色初为白色,后变为奶油色至深棕色。

2.37℃

生长快,酵母样菌落,颜色为奶油色或米色。菌落形态的转变是诊断该菌的关键。

(二)镜检

镜下形态也依据温度不同而不同。

1.25℃

形成有隔、透明菌丝,分生孢子梗由菌丝侧呈锐角产生,基部膨胀。分生孢子有两类,一类分生孢子是单细胞的、透明至棕色、椭圆形、薄壁,在分生孢子梗顶端呈典型的花朵样排列;另一类分生孢子是棕色的,椭圆形或三角形、厚壁,直接附在菌丝边上。

2.37℃

申克孢子丝菌产生椭圆形或雪茄烟形酵母细胞,分生孢子是芽生。

(三)鉴定要点

双相真菌;镜检花朵样分生孢子梗和套袖样分生孢子。

(四)致病性

引起孢子丝菌病,孢子丝菌病是皮下感染,病程慢。感染可以由外伤引起,随着细菌进入人体,细菌可以随淋巴液传播,形成淋巴炎。在免疫力低下的患者中可以引起全身感染。在糖尿病患者和乙醇中毒患者中可以造成真菌血症。

二、马尔尼菲青霉菌

马尔尼菲青霉菌主要分布于东南亚地区,竹鼠是它的自然宿主,也是人类的感染源。它主要在艾滋病患者中引起感染。

(一)培养

马尼菲青霉菌是双相型的。

1.25℃

菌落扁平,有沟翅,菌落中心为灰绿色,边缘白色,反面为典型的、快速扩散的、可溶性的红色色素。

2.37℃

菌落颜色为奶白色或淡粉色,质地膜状、湿润。

(二)镜检

1.25℃

青霉相可见无色、透明、有分隔的菌丝,分生孢子梗有或无分枝,有梗基、瓶梗和分生孢子,梗基是分生孢子梗的二级分枝,分生孢子梗顶部的瓶梗是很典型的,形成刷子样的团簇。分生孢子是圆形、单细胞、无分枝的链状。

2.37℃

酵母相可见圆形、椭圆形、长形酵母样菌体,有关节孢子。

(三)致病性

马尔尼菲青霉菌是致病性真菌,特别感染居住于东南亚的艾滋病患者。但有报道它也感染恶性肿瘤或免疫力低下患者,经雾化吸入感染,最初表现为肺炎,然后是真菌血症并扩散感染,累及肝、淋巴系统、脾和骨。马尔尼菲青霉菌的感染致死率高。

三、荚膜组织胞浆菌

被鸟粪和蝙蝠的排泄物污染的土壤是组织胞浆菌的自然宿主,在热带地区更易分离到。

(一)培养

本菌为双相菌。

1.25℃

沙保弱培养基培养为真菌相,生长慢,表面为颗粒状或棉花状,颜色初为白色,然后逐渐变为棕色,背面为黄色或橘黄色。

2.37℃

为酵母相。在 37℃生长慢,湿润,酵母样菌落。

(二)镜检

1.25℃

菌丝透明、有隔,分生孢子梗有菌丝呈锐角产生,大分生孢子管状、厚壁、圆形、单细胞、透明、表面有指状突起;小分生孢子是单细胞、圆形、透明、壁光滑或粗糙。

2.37℃

为酵母细胞。

(三)鉴定要点

双相性;典型的舵轮状大分生孢子。

(四)致病性

引起组织胞浆菌病,病程改变从急性的肺部感染到慢性的肺炎或致死性扩散感染,可以通过吸入孢子获得感染,首先累及肺部,另外可以引起血液或骨骼等的感染。免疫力低下或老年人是易感人群。

四、粗球孢子菌

粗球孢子菌是在土壤中寄居的真菌,特别是在降水量低、夏季温度高、低海拔的干燥地区。粗球孢子菌的感染有地域性,主要在美国东南部、南墨西哥和中、南美洲一些城市。

(一)培养

生长快,形态多变。在 25℃和 37℃沙保弱培养基上,初为湿润、光滑、膜状的、灰色菌落;随时间延长,菌落成为黄褐色或棕色。

(二)镜检

双相菌,形态随温度变化。

1.25℃

有菌丝和关节孢子,菌丝透明、有隔、薄壁。在新的培养基上,可见球拍样菌丝。关节孢子壁厚、管状,长方形的厚壁孢子,四角还带有残存的破裂的菌丝壁。

2.37℃

形成大的、圆形、厚壁的小球体,内含内孢子。体外小球体的产生需要特殊合成培养基,培养温度为 37～40℃,CO_2含量要达到 20%。

(三)鉴定要点

体外见到小球体可以明确诊断,含有内孢子的小球体是典型结构。

(四)致病性

粗球孢子菌是球孢子病的致病菌,球孢子病是一种系统性真菌病,通过吸入孢子感染,最初表现为肺炎,然后可以扩散至其他组织,包括皮肤、骨骼、关节、淋巴结、肾上腺和中枢神经系统。多数人仅引起轻度的、急性的肺部感染,无须治疗即可恢复,但在免疫抑制或易感人群中可引起慢性感染,甚至死亡。粗球孢子菌的感染与职业有关,从事与土壤有关的职业如农民、考古学家等易患球孢子菌病。

五、巴西副球孢子菌

巴西副球孢子菌可以从土壤和动物的消化道中分离到,但它的自然宿主尚未知道。在湿润的、营养丰富的土壤中更常出现。尽管由巴西副球孢子菌引起的感染的流行病学调查还不明确,但大多病例来自中、南美洲,特别是巴西、委内瑞拉和哥伦比亚。

(一)直接镜检

KOH 涂片,可见周边带多芽生细胞的大的圆形细胞,大小不等,周边有窄颈的芽生细胞,2～10 个。

(二)培养

双相性,25℃真菌相,37℃酵母相。

1.25℃

生长慢,菌落细丝状、皮革样、扁平,表面有皱褶、绒毛状。2～3 周后菌落成熟,表面颜色为乳白色、黄褐色或棕色,背面为黄褐色至棕色。

2.37℃

酵母样菌落,白色、有皱褶。在营养丰富的培养基上,如心浸液中培养 10～20d,才会出现真菌相与酵母相的转变。

(三)镜检

1.25℃

产生透明、有隔菌丝,菌丝常不形成孢子。如果出现孢子,则孢子为椭圆形的、单细胞的,基部宽,顶端圆形。孢子沿菌丝生长,可见关节孢子和厚壁孢子。

2.37℃

围绕酵母母细胞的表面产生多芽生细胞,外观似方向盘,周边有窄颈的芽生细胞,可以呈短链排列。

(四)鉴定要点

产生多芽生细胞;基部宽。

(五)致病性

球孢子病是由粗球孢子菌引起的一种系统性真菌病,患者可以无临床症状,也可出现有症状的、慢性感染。感染潜伏期长,孢子经呼吸道进入人体,最初引起肺部感染,然后出现播散性感染,累及网状内皮系统、皮肤黏膜、淋巴结、主动脉炎。

六、皮炎芽生菌

皮炎芽生菌寄居于腐烂的木制品中,如果标本中含有土壤或富含有机物时,易分离到此菌。皮炎芽生菌主要分布于北美洲,在密西西比河俄亥俄州和密苏里州河谷地区有更高的发病率。

(一)直接镜检

直接镜检可见大的、厚壁的、圆形细胞和宽基单极出芽。

(二)培养

双相菌,25℃真菌相,37℃酵母相。

1. 25℃

生长慢或中等速度,在马铃薯培养基上培养 7d 后菌落直径为 0.5～3cm,菌落呈膜状、绒毛状,表面颜色白色至米色,背面为棕色。

2. 37℃

由真菌相至酵母相的转变需要营养丰富的培养基,培养 7d 后菌落直径为 0.5～3cm,酵母样菌落,表面颗粒状或疣状隆起,菌落颜色为白色至米色。

(三)镜检

1. 25℃

产生透明、有隔菌丝,产生无分枝的、短的分生孢子,分生孢子由菌丝呈锐角出现。分生孢子是透明的、单细胞的,形状如梨形或球形。

2. 37℃

可见出芽酵母细胞,基部宽,厚壁,圆形。

(四)致病性

芽生菌病是由皮炎芽生菌引起的,是一种系统系真菌病。皮肤和系统感染是芽生菌病的两种主要表现形式。孢子通过呼吸道进入人体,先表现为肺炎,然后扩散到其他器官和组织,如皮肤、骨骼、肾、泌尿系统,一些患者不波及其他器官而消退。免疫力低下患者为易感人群。

第五篇　免疫检验

第十章 免疫球蛋白、循环免疫复合物与补体检测

第一节 IgG、IgA 和 IgM 检测

IgG 分子量约 150kD，多为单体，少为多聚体，有 $IgG_1 \sim IgG_4$ 4 个亚类，在正常人体内含量最多且分布广泛，是机体再次免疫应答的主要抗体，亦是自身抗体的主要类型。IgA 分子量约 160kD，血清型 IgA 为单体，有 IgA_1、IgA_2 2 个亚类，含量 $2 \sim 2.5g/L$，约占总 Ig 的 10%。分泌型 IgA 在局部(如呼吸道、消化道、泌尿生殖道黏膜)免疫中发挥重要作用。IgM 又称巨球蛋白，属五聚体，有 IgM_1、IgM_2 两个亚类，血清含量 $1 \sim 1.25g/L$，主要功能是凝集病原体和激活补体经典途径，在早期抗感染免疫中发挥重要作用。

IgG、IgA 和 IgM 的检测方法有单向环状免疫扩散法(SRID)和免疫比浊法。

一、单向环状免疫扩散法检测 IgG、IgA 和 IgM

(一)原理

将抗体(抗 Ig)与热溶解的琼脂糖凝胶混匀，倾注平板，凝固后，在适当的位置打孔，孔内加入待测血清(含 IgG、IgA 或 IgM)，血清中的 Ig 在含抗体的琼脂内呈辐射状扩散并形成可见沉淀环。在一定浓度范围内，沉淀环直径与血清中 Ig 含量呈正相关。

(二)试剂

专用商品化试剂盒，内含抗 Ig 血清琼脂板和已知浓度的 IgG、IgA 或 IgM 标准品等配套试剂；亦可以自己浇注琼脂糖凝胶平板。

(三)操作

按试剂盒使用说明书或实验室制定的 SOP 进行操作，主要操作流程如下：抗体琼脂板的准备→稀释标准品及待测血清→打孔→加样→温育(扩散反应)→观察结果。

(四)结果判定

(1)用游标卡尺准确测量沉淀环直径；椭圆形环时，则取最大直径与最小直径的均值。

(2)以不同 1g 含量的标准品为纵坐标，沉淀环直径为横坐标，绘制标准曲线。

(3)依据待测孔直径从标准曲线查出相应待测血清的 1g 含量，乘以稀释倍数即待测血清中 1g 的实际含量。

(五)注意事项

(1)方法学特点：SRID 法不需要特殊设备，但该法敏感度较低，检测耗时，重复性差，每次试验须同时做参考血清的标准曲线。

(2)严格按照试剂盒说明书或 SOP 操作。不同厂家，不同批号的试剂不可混用，并必须在有效期内使用。

(3)加样力求准确，勿溢出孔外，避免孔内产生气泡。

(4)扩散时琼脂板应保持水平,以防扩散圈产生偏移。

(5)必须准确测量沉淀环直径,若沉淀环不清晰,可用1‰鞣酸浸泡10min。

(6)每批实验应同时制备标准曲线,以保证结果准确。

二、免疫比浊法检测 IgG、IgA 和 IgM

(一)原理

免疫比浊法是目前临床检测 IgG、IgA 和 IgM 最为常用的方法。该法是利用沉淀反应的基本原理,即可溶性抗原、抗体能在特殊的缓冲液中特异性结合,并可在抗体稍过量以及增浊剂作用的情况下,形成免疫复合物,使溶液浊度发生变化,在一定范围内,其混浊程度与待测抗原含量呈正相关。免疫比浊法可分为免疫透射比浊法、免疫散射比浊法和胶乳增强免疫比浊法,其中免疫散射比浊法又分为终点法和速率法,其中后者最常用。

(二)试剂

购买与仪器配套的专用商品化试剂盒,主要包括:

1.标准品

使用能够量值溯源至国际或国内上一级参考物质的标准血清。

2.质控品

含配套的两个浓度的质控品。

3.抗血清

选用高效价、高亲和力、高特异性的多克隆抗 Ig(IgG、IgA、IgM)血清,一般选用 R 型抗血清。经滤膜过滤或高速离心除去颗粒物质。

4.稀释液

用于稀释血清样本,主要成分为 NaCl 和 NaN,用 3 号玻璃滤器过滤备用。

5.缓冲液

除稀释液外含促聚剂(如 PEG、Tween-20、NaF),经 3 号玻璃滤器过滤备用。

(三)操作

按仪器和试剂盒操作说明书或按实验室制定的 SOP 设定参数,仪器全自动化运行。

(四)结果计算

以 Ig 标准品的浓度为横坐标,相应的光散射值为纵坐标,制备标准曲线。待测血清中各类 Ig 浓度可从标准曲线获得,通常由仪器直接打印报告。

(五)注意事项

(1)定期校准:每年一次由生产厂家专业工程师提供校准服务,对影响结果的仪器的关键部分,如光源系统、温育系统和加样系统进行校准,以确定仪器处于正常的工作状态。

(2)定期维护保养:定期做好仪器的每日、每周和每月保养,确保仪器处于正常的工作状态,保证仪器的寿命。

(3)定标和质控:按照仪器说明书的要求,定时做好仪器的定标和质控,确保质控在控,发现失控应及时纠正。

(4)不同厂家、不同批号试剂不可混用,并须在有效期内使用,特别注意开启后的试剂应在开瓶稳定期内使用。使用新批号的试剂需要重新定标。

(5)轻度溶血、脂血、黄疸的标本不影响本法的测定。

(6)应注意干扰物(如凝块、颗粒等)对检测结果的影响。

(7)抗原过量导致的钩状效应可引起 Ig 检测结果偏低,具有抗原过量检测功能的仪器可以避免钩状效应。

(六)临床意义

1.年龄与性别

不同年龄、性别组血中 Ig 含量不同。新生儿可通过胎盘获得母体 IgC,故血清含量较高,近于成人水平,婴幼儿其体液免疫系统尚未成熟,Ig 含量低于成人。女性稍高于男性。

2.血清 Ig 降低

有原发性降低和继发性降低 2 种类型。原发性降低见于体液免疫缺陷和联合免疫缺陷病:一种是各类 Ig 全部减少,见于 Bruton 型无 Ig 血症,血中 IgG 常<1g/L,IgM 与 IgA 含量也显著降低;另一种情况是三种 Ig 中缺一种或两种,或仅缺少某一亚类,如缺乏 IgG 易患化脓性感染;缺乏 IgA,患者易出现呼吸道反复感染;缺乏 IgM 易患革兰染色阴性细菌引起的败血症。引起继发性降低的原因较多,如淋巴系统肿瘤(如恶性淋巴肉瘤和霍奇金病等)、有大量蛋白丢失的疾病(剥脱性皮炎、肾病综合征等)、免疫损伤或免疫抑制治疗患者、AIDS 等。

3.血清 Ig 增高

多克隆性增高常见于肝脏疾病(慢性活动性肝炎、原发性胆汁性肝硬化、隐匿性肝硬化)、结缔组织病、各种慢性感染及某些自身免疫性疾病等。单克隆性增高见于多发性骨髓瘤、巨球蛋白血症、浆细胞瘤等单克隆 Ig 增殖病。

三、血清 IgG 亚类检测

(一)原理

IgG 亚类的检测方法有免疫比浊法、酶联免疫吸附测定(ELISA)、单向环状免疫扩散法等,原理可参见本篇相关章节。临床上常采用速率散射比浊法进行检测。

(二)试剂

使用与仪器配套的专用商品化试剂盒,内含缓冲液、系列标准品、稀释液、抗血清等。

(三)操作

按仪器和试剂盒操作说明书或按实验室制定的 SOP 操作,仪器全自动化运行。

(四)结果计算

以 IgC(IgG$_1$～IgG$_4$)标准品浓度为横坐标,相应的吸光度(光散射值)为纵坐标,制备标准曲线。待测血清中各类 IgG 浓度可从标准曲线获得,通常由仪器直接打印报告。

(五)注意事项

(1)仪器的定期校准、定标和质控、定期维护保养、性能验证等同 IgG 等的测定。

(2)不同年龄患者的参考区间不同,应向患者和医生提供相应年龄的参考区间;实验室应该对试剂盒提供的参考区间进行验证。

(3)不同厂家,不同批号试剂不可混用,并须在有效期内使用,特别注意开启后的试剂应该在开瓶稳定期内使用。每批试剂均需严格定标。

(4)需注意干扰物(如凝块、颗粒等)对检测结果的影响。

（5）抗原过量导致的钩状效应可引起 Ig 检测结果偏低，具有抗原过量检测功能的仪器可以避免钩状效应。

（六）临床意义

IgG 亚类缺陷与年龄和性别有关，儿童期男童比女童多 3 倍，以 IgG_2 缺陷最常见；青春期男女发病比例约为 4∶2，以 IgG_1 和 IgG_3 缺陷最常见；IgC 亚类缺陷常见于反复的细菌感染（如肺炎、鼻窦支气管综合征、脑膜炎等）、支气管扩张、内源性支气管哮喘、抗支气管哮喘治疗、抗癫痫治疗、免疫性缺陷性疾病等，也可见于卡马西平、磺胺类、类固醇治疗后复发的患者；IgA 缺乏症者常伴 IgG_2 缺陷；糖尿病患者和肾病综合征患者以 IgG_1 下降最为常见。

IgG 亚类异常升高见于慢性抗原刺激。HIV 感染 IgG_1、IgG_3。显著升高；一些超敏性疾病、自身免疫性胰腺炎和自身免疫性肝炎患者血清 IgG_4 升高。过敏性肺泡炎常伴 IgG_2 升高。

四、脑脊液 IgG 鞘内合成率/24h 检测

脑脊液（CSF）IgG 鞘内合成率（IgG－Syn）/24h 是指中枢神经系统在 24h 内合成的 IgG 量，IgG－Syn 是衡量 IgG 鞘内合成的定量指标。

（一）原理

IgG－Syn 的检测方法有免疫比浊法、免疫扩散法和免疫电泳法等。IgG 和抗 IgC 抗体在凝胶内或缓冲液中形成免疫复合物，根据凝胶内沉淀环直径或缓冲液浊度的变化定量检测 IgG 含量。需要注意的是，CSF 中的 IgG 浓度较血清低，因此在自动化仪器上检测时应设置不同的稀释倍数。

（二）试剂

使用 IgG 和清蛋白（Alb）的专用商品化试剂盒。免疫比浊法试剂盒内含缓冲液、系列标准品、稀释液、抗血清等。

（三）操作

按仪器和试剂盒操作说明书或按实验室制定的 SOP 操作，仪器全自动化运行。

（四）结果计算

以 IgG 标准品浓度为横坐标，相应的光散射值为纵坐标，制备标准曲线，血清和 CSF 中的 IgG 浓度可从标准曲线获得。IgG－Syn 的推算尚需同时检测血清和 CSF 中 Alb 含量（见本规程 Alb 检测），按 Tourtellotte 公式计算：$IgG－Syn＝[(IgG_{CSF}－IgG_S/369)－(Alb_{CSF}－Alb_S/230)×(IgG_S/Alb_S)×0.43]×5$

注：IgG_{CSF}：CSF 中的 IgG；IgG_S：血清中的 IgG；Alb_{CSF}：CSF 中的 Alb；Alb_S：血清中的 Alb。

（五）参考区间

健康人 24h IgG 鞘内合成率（IgG－Syn）＜7mg/24h。

（六）注意事项

（1）留取脑脊液的试管应清洁干燥，采集后应立即送检。

（2）Toutellotte 公式适用于 IgG 及轻微血脑屏障功能障碍，不适用于 IgA 或 IgM 及严重血脑屏障功能障碍的检测。

（3）注意采集同一时间点的脑脊液和血清标本，使用相同的方法检测血清和脑脊液的 IgG 和 Alb。

（七）临床意义

鞘内合成 IgG 的检测是基于脑脊液和血清合成 IgG 的比较。IgG－Syn 可提示中枢神经系统感染或中枢神经系统自身免疫性疾病的存在。导致其增加的可能因素有：①神经系统免疫异常，如多发性硬化、吉兰－巴雷综合征等。②中枢神经系统感染，如化脓性脑膜炎、病毒性（HIV、疱疹病毒等）脑膜炎、结核性脑膜炎和神经梅毒等。

第二节　IgD 检测

血清 IgD 的含量较低，生物学功能尚不明确，检测的临床意义较小。膜表面 IgD（smIgD）是 B 细胞分化成熟的标志。

IgD 分子量约 175kD，血清中含量为 0.04～0.4g/L，仅占总 Ig 的 0.2%，半衰期 2.8d。循环中 IgD 无抗感染作用，但可能与某些超敏反应有关。一般采用 ELISA 进行检测。

一、原理

为双抗体夹心法：先将抗人 IgD 包被在聚苯乙烯反应板微孔内，加入待测血清或标准品后，再加酶标记抗人 IgD 抗体，在固相微孔上形成抗体→抗原（IgD）→酶标记抗体复合物，洗涤除去未结合物，最后加入酶底物溶液进行呈色反应，根据呈色强度定量检测血清中 IgD 水平。

二、试剂

专用商品化试剂盒，包含已包被抗人 IgD 反应板、系列标准品、质控血清、酶标记抗人 IgD 单克隆抗体、缓冲液、洗涤液、显示液和终止液等。

三、操作

按试剂盒使用说明书或实验室制定的 SOP 进行操作，主要流程如下：准备试剂→加标准品及待测血清→温育→洗板→加酶标试剂→温育→洗板→加酶底物溶液→洗板→显色→终止→测定。

四、结果计算

以 IgD 标准品浓度为横坐标，相应的吸光度为纵坐标，制备标准曲线。待测血清中 IgD 含量可根据所测的吸光度从标准曲线获得。

五、参考区间

健康人血清中 IgD 含量波动范围较大，文献报道的参考区间也很不相同，如 0.003～0.140g/L、0.003～0.03g/L 等。各实验室应采用相应的方法和试剂盒，通过调查本地区一定数量的不同年龄、性别人群，建立自己的参考区间。如用文献或说明书提供的参考区间，使用前应加以验证。

六、注意事项

（1）试剂盒自冰箱取出后应平衡至室温（20～25℃）。需集中检测的标本宜以－20℃冻存。取出时应在室温中自然融化并温和混匀，切忌强烈振摇。

（2）每批实验均需用标准品制备标准曲线。不同厂家、不同批号试剂不可混用；试剂应在有效期和开瓶稳定期内使用。

（3）健康人血清 IgD 含量波动范围较大，故一次检测获得的 IgD 结果较难确定其临床意义，最好连续监测，动态观察其变化情况。

七、临床意义

IgD 含量升高主要见于 IgD 型多发性骨髓瘤、高 IgD 血症与周期性发热、慢性感染、大量吸烟者、妊娠末期及某些超敏反应等。IgD 降低的临床意义不十分明确，常见于先天性无丙种球蛋白血症、硅沉着病患者、系统性红斑狼疮（SLE）和类风湿关节炎等。

第三节　IgE 检测

IgE 又被称为反应素或亲细胞抗体，为单体，分子量约 190kD，仅次于 IgM，半衰期 2.5d。其合成部位主要在呼吸道、消化道黏膜，故血清 IgE 浓度并不能代表体内 IgE 整体水平。IgE 可通过其 Fc 段与肥大细胞和嗜碱性粒细胞表面相应的 Fc 受体（Fc8RI）结合，使机体处于致敏状态。当同一过敏原再次进入机体时，可与致敏靶细胞上的两个及两个以上相邻的 IgE 抗体 Fc 受体结合，发生 FceR 1 交联，导致细胞脱颗粒，释放多种生物活性物质，引发 I 型超敏反应（哮喘、过敏性肠炎、过敏性皮炎等）。此外，IgE 还有抗寄生虫感染作用。

IgE 是血清中含量最低的 Ig，IgE 有两种单位，一种以 ng/mL 表示，另一种以国际单位（IU/mL）表示（1IU/mL 相当于 2.4ng/mL）。IgE 检测包括血清中总 IgE 及特异性 IgE 检测，前者作为初筛试验，而后者可用于确定特异性过敏原。

一、总 IgE 检测

（一）检测方法

1.ELISA

（1）原理：双抗体夹心法：先将羊抗人 IgE 抗体包被于聚苯乙烯反应板微孔，加入待测血清或标准品，再加入酶标记抗人 IgE 抗体，形成抗体→抗原（IgE）→酶标记抗体复合物，洗涤除去未结合物，最后加入酶底物溶液显色。根据显色强度计算检测血清中 IgE 含量。

（2）试剂：专用商品化试剂盒，包含已包被羊抗人 IgE 反应板、系列标准品、质控血清、酶标记抗人 IgE 单克隆抗体、缓冲液、洗涤液和终止液等。

（3）操作：按试剂盒说明书或实验室制定的 SOP 进行操作，主要流程如下：准备试剂→加标准品及待测血清→温育→洗板→加酶标试剂→温育→洗板→加酶底物溶液→洗板→显色→终止→测定。

（4）结果计算：以 IgE 标准品浓度为横坐标，相应吸光度为纵坐标，制备标准曲线。待测血清中 IgE 含量可根据所测吸光度从标准曲线得出。通常由酶标仪自动打印报告。

（5）参考区间：男：$31 \sim 5500\mu g/L$，或 $503 \sim 759U/mL$；女：$31 \sim 2000\mu g/L$，或 $277 \sim 397U/mL$（1U＝2.4ng）。

2.免疫比浊法

(1)原理:参见本章第一节 IgC、IgA 和 IgM 检测。

(2)试剂:专用商品化试剂盒,内含标准品、质控品、缓冲液、稀释液等。

(3)操作:按仪器和试剂盒操作说明书或按实验室制定的 SOP 操作,仪器全自动化运行。

(4)结果计算:以 IgE 系列标准品浓度为横坐标,相应的光散射值为纵坐标,制备标准曲线。待测血清中 IgE 浓度可从标准曲线获得。

(5)参考区间:IgE 的检测结果随年龄组、种族及检测方法的不同而有所差异,各实验室应采用相应的方法和试剂盒,通过调查本地区一定数量的不同年龄、性别健康人群,建立自己的参考区间。

(6)注意事项:

①参见本章第一节 IgG、IgA 和 IgM 检测,做好仪器的校准、定标与质控等。②ELISA 简便快速、敏感性和特异性均较好,适合基层医疗机构临床实验室应用,如使用全自动酶联免疫系统,其自动化程度高,从样本稀释、加样、温育、洗涤、显色到结果计算、报告打印等过程均可实现全自动化,检测时间短,适合于临床实验室开展。③速率散射比浊法是检测抗原、抗体反应的动力学变化,即测定单位时间内免疫复合物形成的速率与其产生的散射光强度的关系。其检测速度快、结果准确、敏感性高、特异性强,稳定性好,已在临床实验室广为使用。但应注意抗体质量、抗原、抗体比例、增浊剂的使用以及伪浊度等因素对检测结果的影响。

(二)临床意义

总 IgE 升高常见于Ⅰ型超敏反应性疾病(如过敏性哮喘、过敏性肠炎、花粉症变应性皮炎和荨麻疹等),也见于寄生虫感染、IgE 型骨髓瘤、高 IgE 血症、SLE 和胶原病等非超敏反应性疾病。总 IgE 减低见于 AIDS、原发性无丙种球蛋白血症及免疫抑制剂治疗后等。血清总 IgE 检测作为一种初筛试验,在鉴别超敏与非超敏反应性疾病有一定的参考价值。但其检测无特异性,且受遗传、种族、性别、年龄、地域、环境和吸烟史等多因素影响。另外,部分过敏性疾病患者总 IgE 可正常甚至偏低,因此总 IgE 升高不一定是过敏患者,过敏患者总 IgE 不一定升高。故在分析总 IgE 结果时,尚需结合患者临床资料、特异性过敏原检测以及当地人群的实际情况等才能做出合理解释。

二、特异性 IgE 检测

超敏反应性疾病重在预防,血清过敏原特异性 IgE(sIgE)的检测对Ⅰ型超敏反应的诊断和预防具有重要参考价值。目前,临床实验室采用酶、放射性核素、荧光或化学发光等标记免疫分析技术进行检测。

(一)检测方法

1.放射性过敏原吸附试验法

(1)原理:放射性过敏原吸附试验(RAST)是将纯化的过敏原吸附于固相载体上,加入待测血清,若血清中含有针对该过敏原的 sIgE,则可与之形成抗原,抗体复合物,再与放射性核素(如 ^{125}I)标记的抗人 IgE 抗体反应,形成"过敏原固相载体 sIgE－放射性核素标记的抗人 IgE 抗体"复合物,最后用 γ 计数仪检测放射活性。放射活性与 sIgE 含量呈正相关。

(2)试剂:专用商品化试剂盒,内含放射性核素标记的抗人 IgE 抗体、标准品和固相载体等。

（3）操作：按试剂盒说明书或实验室制定的 SOP 进行操作。

（4）结果计算：以 IgE 标准品浓度为横坐标，相应的放射活性为纵坐标，制备标准曲线。待测血清中 sIgE 含量可根据所测放射活性从标准曲线得出。以放射活性大于正常人均值加 3 个标准差为阳性。

（5）参考区间：采用试剂盒说明书提供的参考区间，或通过调查本地区一定数量的不同年龄、性别的健康人群，建立自己实验室的参考区间。如用文献或说明书提供的参考区间，使用前应加以验证。

（6）注意事项：

①方法学特点：RAST 检测成本费用较高、有放射性核素污染、需要特殊检测设备，适合于条件较好的实验室。②并非所有的过敏原都适用，如细菌和药物等并不适用。③血清中存在的某些非 IgE 抗体，也可与过敏原结合，干扰实验结果。

2.免疫印迹法

（1）原理：免疫印迹法（IBT）原理是将多种纯化的过敏原吸附于纤维素膜条上，加入待测血清，若血清中含有针对过敏原的 sIgE，则可与之形成免疫复合物，用酶标记抗人 IgE 抗体作为示踪二抗，最后加入酶底物溶液使区带呈色，参比标准膜条即可判断过敏原种类，还可通过过敏原检测仪读取检测结果。

（2）试剂：专用商品化试剂盒，内含吸附有过敏原的纤维素膜条、酶标记抗人 IgE 抗体、底物和洗液等。

（3）操作：按试剂盒说明书或实验室制定的 SOP 进行操作。

（4）结果计算：膜条上出现的阳性区带与标准膜条比较，确定过敏原种类，也可对比其显色强弱扫描后进行半定量，亦能通过过敏原检测仪的量化分析结果与内标曲线对比，对之进行分级（以≥1 级为阳性）。

（5）参考区间：免疫印迹法检测健康人血清 sIgE 的参考区间为 0～0.351U/mL。

（6）注意事项：

①免疫印迹法无放射性污染、无须特殊设备、操作简单、能一次性确定多种过敏原，目前已在国内广泛应用。②不同厂家生产的试剂盒其包被的过敏原种类不尽相同，无论选用哪种试剂盒，均无法覆盖所有过敏原，因此需结合本地区实际选择最合适的试剂盒。

3.ELISA

（1）原理：先将纯化的过敏原包被在聚苯乙烯反应板微孔内，加入待测血清，若血清中含有针对该过敏原的 sIgE，即可形成抗原抗体复合物，再与酶标记的抗人 IgE 抗体反应，最后加入酶底物溶液进行呈色反应，根据呈色强度定性或定量检测血清中 sIgE 水平。

（2）试剂：专用商品化试剂盒，内含微孔板、酶标记的抗人 IgE 抗体、底物、洗液和标准品等。

（3）操作：按试剂盒说明书或实验室制定的 SOP 进行操作。

（4）结果计算：以 sIgE 标准品浓度为横坐标，相应的吸光度为纵坐标，制备标准曲线。待测血清中 sIgE 含量可根据所测吸光度从标准曲线获得。

(5)参考区间:采用试剂盒说明书提供的参考区间,或通过调查本地区一定数量的不同年龄、性别的健康人群,建立自己实验室的参考区间。如用文献或说明书提供的参考区间,使用前应加以验证。

(6)注意事项:

①方法学特点:ELISA 法检测 sIgE 方便、快速、无放射性污染、无须特殊仪器,自动化程度高,敏感性特异性均较好,而且价廉实用,应用较为普遍。②试剂盒自冰箱取出后应平衡至室温(20~25℃)。③不同厂家、不同批号试剂不可混用;试剂应在有效期和开启稳定期内使用。每批实验均需用标准品制备标准曲线。④避免使用反复冻融及被污染的标本。⑤不能使用经加热灭活、脂血及黄疸的标本。⑥不受症状和治疗药物的影响,但影响免疫系统的药物需注意。

4.酶联荧光免疫分析

(1)原理:酶联荧光免疫分析(FEIA)原理与 RAST 相似。其固相载体为一内置有多孔性、弹性以及亲水性纤维素微粒的帽状塑料。将多种纯化的过敏原吸附于纤维素微粒上,加入待测血清及参考标准品,若血清中含有针对过敏原的 sIgE,即可形成抗原、抗体复合物,冲洗除去未结合物,再与 β－半乳糖苷酶标记的抗人 IgE 抗体反应,形成"过敏原－固相载体－sIgE－β－半乳糖苷酶标记的抗人 IgE 抗体"复合物,加入 4－甲基伞酮－β－半乳糖苷荧光底物,使之产生荧光,最后用荧光分光光度计测量荧光强度。荧光强度与 sIgE 含量呈正相关。

(2)试剂:专用商品化试剂盒,内含固相载体、β－半乳糖苷酶标记的抗人 IgE 抗体、洗液、底物和标准品等。

(3)操作:按试剂盒说明书或实验室制定的 SOP 进行操作。

(4)结果计算:以 sIgE 标准品浓度为横坐标,相应的荧光强度为纵坐标,制备标准曲线。待测血清中 slgE 含量可根据所测荧光强度从标准曲线获得。

(5)参考区间:各实验室最好根据本室使用的检测系统,检测一定数量的不同年龄、性别的健康人群,建立自己的参考区间。如用文献或说明书提供的参考区间,使用前应加以验证。

(6)注意事项:

①目前采用 FEIA 方法商品检测系统可以起到很好的初筛作用,阳性结果提示对几种过敏原中的一种或者几种过敏,要具体明确何种过敏原尚需进一步进行单项 sIgE 检测。②虽然目前采用 FEIA 方法商品检测系统包被的过敏原种类较全面,但也必须考虑其是否遗漏本地区常见的过敏原。

(二)临床意义

血清 sIgE 的检测有助于寻找特定过敏原,可为超敏反应性疾病的诊断和治疗提供帮助。但自然界中可引起过敏的物质种类繁多(包括吸入过敏原、食入过敏原、接触过敏原、输注过敏原等),任何检测手段均无法面面俱到,因此,未检测到 sIgE 并不能排除过敏反应,只能说明本试验中所选用的过敏原与疾病无关。脱敏疗法的患者血清 sIgE 水平下降,故 sIgE 的检测亦可用于疗效的监测。特异性过敏原具有地域差异,不同自然环境有所不同,目前国内采用的特异性过敏原检测试剂盒多为进口,其配套的过敏原可能与国内过敏原的实际情况不一致,从而造成检测结果与临床资料有所出入。

第四节　游离轻链检测

Ig 轻链根据其恒定区差异分为 κ 和 λ 2 个型别。κ 只有 1 型，λ 则有 λ_1、λ_2、λ_3 和 λ_4 4 型。正常人血清 κ 与人的比例约为 2:1。

游离轻链（FLC）能自由通过肾小球滤过，但绝大部分被肾小管重吸收回到血液循环，故正常人尿中只存在少量轻链。当代谢紊乱或多发性骨髓瘤（MM）时，血中游离轻链浓度升高，并由尿液排出，称本周蛋白（BJP）。临床采用免疫比浊法检测游离轻链。

一、原理
参见本章第一节 IgG、IgA 和 IgM 检测。

二、试剂
专用商品化试剂盒，内含缓冲液、系列标准品、稀释液、抗血清等。

三、操作
按仪器与试剂盒说明书或实验室制定的 SOP 操作，仪器全自动化运行。

四、结果计算
以 FLC 标准品浓度为横坐标，相应的光散射值为纵坐标，制备标准曲线。待测血清或尿中 κ 或 λ 型 FLC 浓度可根据所测的光散射值从标准曲线获得。

五、参考区间
免疫比浊法检测健康成年人血清轻链的参考区间：κ 为 1.7～3.7g/L；λ 为 0.9～2.1g/L；κ/λ 比值为 1.35～2.65。健康成年人尿液轻链含量应小于检测下限，κ/λ 比值为 0.75～4.5。不同的试剂盒提供的参考区间差异较大。如用文献或说明书提供的参考区间，使用前应加以验证。

六、注意事项
(1)游离轻链尚无国际参考品，检测方法也不统一，故不同厂家试剂盒的检测结果无可比性。

(2)在诊断单克隆免疫球蛋白增殖病时，免疫比浊法的定量结果不能取代免疫电泳或免疫固定电泳，应结合其他检测数据和临床表现综合分析。

(3)若 κ 和 λ 同时存在异常，κ/λ 比值可能在正常参考区间内。

七、临床意义
(1)多克隆免疫球蛋白血症：如自身免疫性疾病、肾脏疾病、慢性感染等 κ 和 λ 型值均增高。

(2)单克隆免疫球蛋白血症：如多发性骨髓瘤、原发性巨球蛋白血症、轻链病、浆细胞瘤等疾病，仅 κ 或 λ 型值增高。

(3)κ 或(和)λ 值降低见于低免疫球蛋白血症。

(4)对单克隆免疫球蛋白增殖病的敏感性为 88%～98%；对非分泌型骨髓瘤（NSM）的敏感性为 65%～70%，有助于单克隆轻链病、原发性系统性淀粉样变性的早期诊断，也可用于化疗或自身外周血干细胞移植后是否复发的监测。

第五节　冷球蛋白检测

冷球蛋白(CG)即冷免疫球蛋白,是血清中一种在 37℃ 以下(一般 0~4℃)易发生沉淀、37℃ 时可再溶解的病理性免疫球蛋白。CG 与冷纤维蛋白原(CF)有所区别,后者属于另一种冷沉淀蛋白,是由纤维蛋白、纤维蛋白原和纤维连接蛋白等组成的复合物。

CG 在血清和血浆中均能发生沉淀,而 CF 在血清中不发生沉淀,因此,检测 CF 需用 EDTA 抗凝血浆,CF 在低于 37℃ 时沉淀,升温复溶解后加入凝血酶可发生凝固。

①1 型:为单克隆型冷球蛋白,占总冷球蛋白的 25%~40%,大多数为单克隆性 IgM 或 IgG(多为 IgG,和 IgG 亚类),单克隆型 IgA 或轻链冷球蛋白罕见;②2 型:单克隆,多克隆混合型冷球蛋白,占总冷球蛋的 15%~25%,由两种 Ig 成分构成的免疫复合物,其中一种是单克隆型,多为 IgM,另一种是多克隆型,多为 IgG,此型 90% 以上的组合为 IgM-IgC;③3 型:多克隆混合型,约占总冷球蛋白的 50%,由两种或两种以上多克隆 Ig 构成,即由多克隆型抗 Ig 抗体(多为 IgM 类)与其他 Ig(如 IgG、IgA)结合形成的免疫复合物,有时还可能含补体成分(如 C3)。

1 型冷球蛋白和冷纤维蛋白原在 4℃ 放置 3~18h 即可沉淀,混合型冷球蛋白(2 型或 3 型)常需 72h 以上。沉淀物可呈絮状、结晶状或胶凝状。

一、原理
根据冷球蛋白 37℃ 溶解,4℃ 时发生可逆性沉淀的物理性质进行检测。

二、操作
(1)用注射器(37℃ 预温)抽取静脉血 10mL(如需检测 CF,可另抽取 5mL 用 37℃ 预温的)。

(2)于 37℃ 离心分离血清(或血浆,测 CF,以下操作相同)。离心机可空转预温 20~30min(或在套管中加入温水)。

(3)用毛细滴管(37℃ 预温)吸取血清(或血浆)注入血细胞比容管(检测冷沉淀物比容)至刻度 10 处,其余血清(或血浆)移至有尖底离心管中(鉴别冷球蛋白),均置 4℃,静置 1 周。取出后于 4℃,2500r/min 离心 30min。

三、结果计算
(1)计算血细胞比容管中冷沉淀物比容。

(2)弃去尖底离心管中上层血清,用 0.9℃ 的冰冷 NaCl 洗涤沉淀物 3 次。再将沉淀物用少量 0.9% 的 NaCl 重悬浮,于 37℃ 溶解后,用双缩脲法检测蛋白质含量。

(3)为鉴定冷沉淀物的成分,可利用免疫电泳、免疫固定电泳技术结合各种特异性抗血清(抗人全血清抗体抗重链抗体、抗轻链抗体、抗 C3 抗体等)予以鉴定。

(4)若需鉴定 CF,可在已溶解的冷沉淀物中加入凝血酶,观察其是否凝固。

四、参考区间
定性:阴性。

定量:冷沉淀物比容<0.4%;冷球蛋白蛋白质浓度<80mg/L;冷纤维蛋白原蛋白质浓

度＜60mg/L。

五、注意事项

(1)在将血清(血浆)置4℃之前的全部操作中,所有注射器、试管、毛细滴管以及离心过程均应尽量预温并保持37℃,否则会影响检测结果。

(2)冷球蛋白与冷纤维蛋白原在37℃均能再溶解,若沉淀物在37℃不溶解,不可判断为冷球蛋白或冷纤维蛋白原。

六、临床意义

冷球蛋白可直接堵塞血管并通过形成的免疫复合物激活补体系统,导致炎症反应,故常引起全身性血管炎,最常见为小动脉炎或静脉炎。其临床表现有紫癜、荨麻疹、雷诺现象、关节痛(70％)、膜增殖性肾小球肾炎(10％～30％)或腹痛(20％)。不同类型冷球蛋白血症其冷球蛋白含量不同:Ⅰ型冷球蛋白血症CG浓度可＞1.0g/L,多见于恶性B细胞疾病,如Waldenstrom巨球蛋白血症、浆细胞瘤;2型40％为100～500mg/L,60％＞500mg/L,3型通常＜100mg/L,2型与3型冷球蛋白常见于慢性丙型病毒性肝炎(50％冷球蛋白血症患者HCV抗体阳性)。正常人也可检出CG,但通常在80mg/L以下且为多克隆型。冷纤维蛋白原血症和冷球蛋白血症的临床表现大致相同,二者同时存在称冷蛋白血症。

第六节　M蛋白检测

M蛋白(MP)即单克隆免疫球蛋白,是单克隆B淋巴细胞或浆细胞异常增殖而产生的大量均一的、具有相同氨基酸序列以及空间构象和电泳特性的Ig。因临床上多出现于多发性骨髓瘤(MM)、巨球蛋白血症和恶性淋巴瘤患者的血或尿中,故称之为"M蛋白"。

一、检测方法

检测M蛋白的方法很多且各具特点,实验室应根据实际情况合理选用。M蛋白血症的检测与鉴定有赖于多种免疫学分析方法进行综合判断:

(一)多发性骨髓瘤与巨球蛋白血症患者M蛋白的检测与鉴定

1.血清总蛋白定量

约90％的患者血清总蛋白含量升高(70％的患者＞100g/L),约10％的患者含量正常或偏低(如轻链病时)。

2.血清蛋白区带电泳

依据单克隆Ig种类不同,M蛋白可以在$\alpha_2 \sim \gamma$区形成深染区带,以β、γ区多见。光密度计扫描图为一基底狭窄、高而尖的蛋白峰,高宽比值$\geqslant 1$(α_2峰和β峰)或$\geqslant 2$(γ峰)。

3.血清Ig定量

为初筛试验,一般M蛋白所属Ig均明显升高,其他Ig则正常或显著降低。

4.血清游离轻链定量

κ型或λ型游离轻链含量升高,κ/λ比值异常(见本章第四节)。

5.免疫电泳(IE)

是一种定性方法,可确定 M 蛋白的类别(IgG、IgA、IgM)和型别(轻链)。M 蛋白可与相应的抗重链血清、抗轻链血清形成迁移范围十分局限的致密沉淀弧,据此排除或鉴别 M 蛋白血症。

6.免疫固定电泳(IFE)

灵敏度高,是临床上最常用的方法。血清或尿液先进行区带电泳,形成不同的蛋白区带,再加入特异性抗重链或抗轻链血清,抗血清即可与相应的蛋白区带形成抗原-抗体复合物,洗去未结合的蛋白质,最后经染料(如氨基黑、丽春红)染色,并对比正常人抗血清参考泳道,即可对 M 蛋白进行鉴定。

7.尿游离轻链检测

分为定性和定量两种方法,目前已有定量检测游离轻链的商品试剂盒,一般采用免疫比浊法进行检测(本章第四节)。定性试验同本周蛋白定性检查,亦可采用轻链-清蛋白-戊二醛免疫电泳法,具体步骤为:取尿液 5mL,加入 2.0g/L 牛血清清蛋白(BSA)0.25mL,再加 0.5%戊二醛 0.25mL,混匀后室温下放置 30min。在戊二醛的存在下,尿游离轻链能与 BSA 结合。按常法与抗轻链血清进行对流免疫电泳,轻链与抗 χ、λ 血清反应产生白色沉淀线。此法阳性检出率 100%,假阳性率仅为 4%。尿中含有轻链 $200\mu g/mL$ 时即可检出。也可采用上述免疫固定电泳对本周蛋白进行检测和分型。

(二)重链病时的 M 蛋白检测与鉴定

与多发性骨髓瘤相同,但尚需采用选择性免疫电泳予以证实。将抗 Fab 或多价抗轻链血清与融化琼脂混匀制成琼脂板,按常法打孔、加样、电泳。抗体槽中可加相应的抗 Ig 血清(如检测 γ 重链病加抗 IgG 血清,检测 α 重链病加抗 IgA 血清等)。电泳时血清中正常 Ig 被琼脂中抗 Fab 或抗轻链血清选择性阻留,重链则继续向阳极移动,形成单一沉淀弧。

(三)7S IgM 病的 M 蛋白检测与鉴定

除上述方法外,还须证实 7S IgM 的存在。IgM 通常为五聚体,沉降系数为 19S,而 7S IgM 病患者 IgM 为单体,沉降系数为 7S。证实 7S IgM 的存在有两种方法:一种是在测定总 IgM 含量后,将 $1\sim2$mL 待测血清过 Sepha-rose6B 柱,再根据洗脱峰面积算出 7S IgM 占总 IgM 的百分比,IgM 总量乘以百分比即得 7S IgM 含量。另一种方法是植物血凝素(PHA)选择性电泳。此法原理是五聚体 IgM 可与 PHA 结合,而单体 IgM 不与 PHA 结合。制备含 PHA 的琼脂(2mg/mL),常法制板、打孔、加样、电泳。五聚体 IgM 被琼脂中 PHA 选择性阻留,7S IgM 则继续向阳极移动,并可与随后加于抗体槽中的抗 IgM 血清反应,形成单一沉淀弧。

(四)半分子病的 M 蛋白检测与鉴定

半分子是指由一条重链和一条轻链组成的 M 蛋白。检测与鉴定方法与多发性骨髓瘤相同,但尚需对"半分子"进行鉴定。方法如下:

(1)免疫电泳法鉴定半分子 M 蛋白的电泳迁移率。与 Ig 相比,半分子 M 蛋白泳向正极,可达 α_2 区。

(2)十二烷基硫酸钠、聚丙烯酰胺凝胶电泳(SDSPAGE)推算 M 蛋白的分子量。

(3)超速离心法测定 M 蛋白的沉淀系数。

（4）Fc抗原决定簇的确定。用相应抗重链血清区分半分子病患者（M蛋白）与正常人相应的Ig类别。

二、临床意义

M蛋白血症大致可分为恶性M蛋白血症和意义不明的M蛋白血症（MGUS）两类。前者多见于：多发性骨髓瘤、原发性巨球蛋白血症，7S IgM病（Solomen－Konkel病）、半分子病、慢性淋巴细胞白血病和不完全骨髓瘤蛋白病（C端缺陷）等。后者分两种，一种继发于其他恶性肿瘤（如恶性淋巴瘤），另一种为良性M蛋白血症，较多见于老年人。

第七节　循环免疫复合物检测

抗原与其相应的抗体形成免疫复合物（IC）。正常情况下，这是机体清除病理性抗原的生理机制，循环在血液里的免疫复合物即循环免疫复合物（CIC）。这些CIC可使补体系统发生级联活化反应，导致各种免疫病理损伤，形成免疫复合物病，例如血管炎、类风湿关节炎和Ⅰ型超敏反应性疾病等。

目前已建立多种CIC检测方法（如物理法、补体法、抗球蛋白法和细胞法），总的分抗原特异法（选择性检测由某种特定抗原如甲状腺球蛋白、癌胚抗原、HBsAg形成的CIC）和抗原非特异法（不考虑形成CIC的抗原种类）两种。前者较多用于科研，常规实验室一般只开展抗原非特异性CIC的检测。

一、检测方法

（一）聚乙二醇（PEG）沉淀比浊

1.原理

PEG是一种不带电荷的直链大分子多糖，能非特异性沉淀蛋白质。低浓度PEG可使大分子量的CIC自液相析出。此外，PEG还可抑制CIC解离，促进CIC进一步聚合成更大的凝聚物而被沉淀。利用免疫比浊法即可确定CIC的存在与含量。实验室常用的分子量是6000，终浓度3.5%的PEG。

2.试剂

使用专用商品化试剂盒或自行配制试剂，自配试剂配方如下：

（1）0.1mol/L pH 8.4硼酸盐缓冲液（BBS）：硼酸 H_3BO_3 3.40g，硼砂（$Na_2B_4O_7 \cdot 10H_2O$）4.29g，蒸馏水溶解加至1000mL，用G3或C4号滤器过滤备用。

（2）PEG－NaF稀释液：NaF 10.0g，PEC 6000 40.9g，BBS溶解后加水至1000mL，用G3或G4号滤器过滤备用。

（3）热聚合人IgG：将人IgG（10ng/mL）置63℃水浴加热20min，立即转至冰浴，冷却后通过Sephacryl S 300柱或Sepharose 4B柱，收集第一蛋白峰。实验时用不含CIC的健康人血清配成不同浓度标准品及阳性对照。

3.操作

商品化试剂盒按说明书操作,自配试剂按以下步骤操作:

(1)取待测血清 0.15mL,加入 BBS 0.3mL(1∶3 稀释)。

(2)加入各液体(待测血清最终稀释倍数为 1∶33,PEG 6000 终浓度为 3.5%)。

BBS(mL)对照管 2.0

PEC－NaF 稀释液(mL)待测管 2.0

1∶3 稀释待测血清(mL)待测管 0.2 对照管 0.2

(3)37℃水浴 1h。

(4)热聚合人 IgG(120μg/mL、60μg/mL、30μg/mL,15μg/mL,7.5μg/mL)均按待测管操作。

(5)用对照管调 0,分光光度计于波长 495nm 处测量吸光度。商品化试剂盒也可在比浊仪上直接测量光散射值。

4.结果判定

(1)定性检测:待测血清浊度值＝(待测管吸光度值对照管吸光度值)×100,以大于正常人浊度值均值加 2 个标准差为阳性。

(2)定量检测:以不同浓度的热聚合人 IgG 标准品为横坐标,相应的光散射值为纵坐标,制备标准曲线。通过标准曲线得出待测血清中 CIC 含量。

5.参考区间

定性试验为阴性;定量试验采用试剂盒说明书提供的参考值,或通过调查本地区一定数量的不同年龄、性别的健康人群,建立自己实验室的参考区间。如用文献或说明书提供的参考区间,使用前应加以验证。

6.注意事项

(1)低密度脂蛋白可引起浊度增加,故宜空腹采血。

(2)血清标本应避免反复冻融,以防造成假阳性。

(3)此法简便、快速,但易受温度和大分子蛋白影响,特异性稍差,仅适用于筛查。

(二)ELISA 法

1.原理

补体第一成分 Clq 能与 IgG 或 IgM 类抗体的 Fc 段形成的免疫复合物,因此可根据 Clq 来检测 CIC 含量。以 IgG 为例:先将 Clq 包被于聚苯乙烯反应板微孔,加入待测血清使 CIC 与 Clq 结合,洗涤后再加入酶标记的抗人 IgG 抗体,在固相上形成 Clq～CIC－酶标记抗人 IgG 复合物,洗涤除去未结合物,最后加入酶底物溶液进行呈色反应,呈色强度反映待测血清中 CIC 含量。

2.试剂

专用商品化试剂盒,内含包被有 Clq 的微孔反应板、人 CIC(可结合 Clq)标准品、阳性与阴性对照血清、酶标记兔(或山羊)抗人 IgG、酶底物溶液、稀释液、洗涤液和终止液等。

3.操作

按试剂盒说明书或实验室制定的 SOP 进行操作,主要操作流程如下:准备试剂→加标准品及待测血清→温育→洗板→加酶标试剂→温育→加酶底物溶液→洗板→显色→终止→测定。

4.结果计算

以不同浓度的 CIC 标准品为横坐标,相应的吸光度值为纵坐标,制备标准曲线。通过所测吸光度值从标准曲线获得待测血清中 CIC 含量。

5.参考区间

采用试剂盒说明书提供的参考区间,或通过调查本地区一定数量的不同年龄、性别的健康人群,建立自己实验室的参考区间。如用文献或说明书提供的参考区间,使用前应加以验证。

6.注意事项

(1)方法学特点:ELISA 法特异性和灵敏性优于 PEG 沉淀比浊法,最低检测限可达 $0.1\mu g/mL$ 热聚合 IgG,但 Clq 不稳定,故本法稳定性较差。

(2)试剂应于 $2\sim8℃$ 保存,不可冷冻保存。复溶后的标准血清和对照血清应分装后于 $-20℃$ 保存,$2\sim8℃$ 只能保存 24h。

(3)尽可能使用新鲜标本,避免反复冻融。待测血清(血浆)于 $2\sim8℃$ 只能保存 3d,长期保存宜置 $-20℃$。血清不要加热灭活。

二、临床意义

CIC 升高最常见于感染性疾病和自身免疫性疾病。CIC 的消长一般可反映疾病的严重程度,并可据此监测治疗效果及判断预后。但一次检测的意义不大,首次检测后的数周必须做第二次检测才能证实其与疾病的相关性。ELISA 法对类风湿关节炎,SLE 和血管炎患者的 CIC 检测阳性率分别是 $80\%\sim85\%$、$75\%\sim80\%$ 和 $73\%\sim78\%$。PEG 比浊法与 ELISA 类似但检出率稍低,两法结果未必完全符合。

CIC 的检测主要用于诊断与循环免疫复合物相关的疾病、监测疗效和评估病情严重性。免疫复合物主要在机体免疫反应过程中(如急性感染过程中)形成的,如在急性免疫复合物引起的肾小球肾炎中,其血清中的浓度可超过正常参考值高限的 10 倍以上。

低浓度的循环免疫复合物可散见于正常人,亦可在无明显疾病时一过性出现。

持续增高的免疫复合物提示有慢性原发性疾病存在,包括各种风湿病、肿瘤和慢性感染等。

第八节　补体检测

补体(C)是存在于人和脊椎动物血清及组织液中一组具有酶原活性的蛋白质,包括 30 多种可溶性蛋白及膜结合蛋白,统称为补体系统,广泛参与机体免疫防御和免疫调节。

补体按生物学功能分成三类,即:①补体固有成分,包括 Cl(q,r,s)、C4、C2、C3、C5~C9、B因子、D 因子和 P 因子以及它们的裂解成分和灭活成分等。②补体调控蛋白,如 H 因子、I 因子、Cl 抑制物、S 蛋白、CD59、膜辅助因子和衰变加速因子等。③补体受体,如 CR1~CR5、

C3aR,C5aR、ClqR 和 B 因子受体等。补体约占血清总蛋白的 5%～6%,多属于糖蛋白且大部分属于 β-球蛋白,Clq,C8 和 P 因子等为 γ-球蛋白,Cls、C9 和 D 因子为 α-球蛋白。补体易受各种理化因素影响,机械振荡、紫外线照射等均可破坏其活性。补体经 56℃ 30min 即可灭活,室温下亦很快失活,在 0～10℃ 中活性仅能保持 3～4d。

检测补体的方法有两种:免疫溶血法主要用于经典途径(CH$_{50}$)和旁路途径(AHso)活性的检测;免疫化学法(单向免疫扩散、免疫电泳、免疫透射比浊法和免疫散射比浊法)主要用于 C3、C4 和 Clq 等补体单个成分含量的检测。溶血法便捷、无须特殊设备、但敏感性较低,影响因素较多,只是检测总补体活性,无法明确特定补体成分的具体含量。单向免疫扩散法和免疫电泳法因其操作烦琐和重复性较差,而趋于淘汰。免疫透射比浊法和散射比浊法具有简单、快速、定量准确、重复性好且自动化程度高等优点,是目前临床实验室的常用检测方法。

一、补体经典途径溶血活性(CHso)检测

(一)原理

补体最主要的生物学活性是免疫溶细胞作用。抗体(溶血素)致敏的绵羊红细胞(SRBC)可通过活化补体(C1～C9)激活经典途径,导致 SRBC 溶解。在一定范围内(如 20%～80% 溶血率),溶血程度与补体活性呈正相关,常以 50% 溶血率(50% complement hemolysis,CH$_{50}$)作为判断指标。CH$_{50}$ 主要反映补体(C1～C9)经经典途径活化的活性,如果新鲜血清(补体来源)加入致敏羊红细胞后,CH$_{50}$ 水平下降,说明其补体系统中的一个或若干成分含量或活性不足。

(二)试剂

1.缓冲液(pH7.4)

(1)贮备液:NaCl 75g,三乙醇胺 28mL,1mol/L HCl 177mL,MgCl$_2$ · 6H$_2$O 1.0g,CaCl$_2$ · 2H$_2$O 0.2g。先将 NaCl 溶于 700mL 蒸馏水中,加入三乙醇胺及 HCl。MgCl$_2$ 及 CaCl$_2$ 分别用 2mL 蒸馏水溶解后,逐一缓慢加入,再用蒸馏水加至 1000mL。4℃ 保存备用。

(2)应用液:1 份贮备液加 9 份蒸馏水混匀,4℃ 保存备用。

2.2% SRBC 悬液

新鲜羊血或无菌阿氏(Alsev-er)保存液保存羊血(4℃ 可保存 3 周),使用时用生理盐水洗涤 2 次。第 3 次时加入应用液,2500r/min 离心 10min。取压积细胞用应用液调制成 2% 悬液。标准化红细胞浓度时,可将 2% SRBC 悬液以应用液稀释 25 倍,用分光光度计(542nm 波长处)测量吸光度(以应用液调零)。每次实验的红细胞吸光度必须一致,否则应调整悬液浓度。

3.抗 SRBC(溶血素)

使用时,须根据效价以应用液稀释至 2 单位,如效价为 8000,应按 1∶4000 稀释。

4.致敏羊红细胞

2% SRBC 加等量 2 单位抗 SR-BC,混匀,于 37℃ 水浴 10min。

(三)操作

(1)取待测血清 0.2mL,加应用液 3.8mL,1∶20 稀释。

(2)各液混匀,37℃ 水浴 30min。

(3)50%溶血管为标准管:取0.5mL致敏SRBC悬液,加2.0mL蒸馏水,混匀,将其全部溶解。

(四)结果计算

将各管经2000r/min离心5min,先肉眼观察,再用分光光度计(542nm波长,0.5cm比色杯)测量吸光度(A),以和50%溶血管最接近的一管为终点管,结果乘以稀释倍数即可算出待测血清CH_{50}单位(U/mL)。计算公式:CH_{50}U/mL)=(1/终点管血清用量)X稀释倍数。

(五)参考区间

一般CH_{50}参考区间为50~100U/mL。各实验室应根据本室使用的检测系统,检测一定数量的健康人群,建立自己的参考区间。如用文献或说明书提供的参考区间,使用前应加以验证。

(六)注意事项

(1)补体对热不稳定,室温下易失活,故待测血清必须新鲜,无溶血。

(2)缓冲液和致敏羊红细胞均应新鲜配制,反应容器应洁净。

(3)各种试剂应于冰浴中预先冷却,操作也应在冰浴中进行,以保持补体活性。

(4)本试验为初筛试验,CH_{50}降低只反映补体系统C1~C9等9种成分活性下降,不能具体提示何种成分低下。

(七)临床意义

CH_{50}活性增高:在急性炎症、肿瘤(如骨髓瘤、肝癌)、感染、组织损伤、自身免疫性疾病(如类风湿关节炎、SLE)等,常可见补体活性的升高。

CH_{50}活性降低:①合成减少:如先天性补体缺陷症、各种肝病患者(如肝炎、肝硬化、肝癌等)、免疫功能不全等。②消耗增加:多见于急性肾小球肾炎、全身性红斑狼疮活动期、类风湿关节炎等。③丢失过多:如大面积烧伤、肾病综合征。

二、补体旁路途径溶血活性(AH50)检测

(一)原理

先用EGTA[乙二醇双(α-氨基乙基)醚四乙酸]整合血清中Ca^{2+},封闭Cl作用,以阻断经典活化途径。再用可使B因子活化的未致敏兔红细胞(RE)激活补体旁路途径,导致RE溶血。类似于CH_{50},其溶血率与补体旁路途径的活性呈正相关,也以50%溶血率为判别指标,即AH_{50}。

(二)试剂

1.0.1mol/L EGTA

取NaOH 3.5g,加蒸馏水85mL,再加EGTA 19g,溶解后用蒸馏水补足至500mL。

2.巴比妥缓冲液原液

NaCl 21.5g,巴比妥1.44g,巴比妥钠0.94g,蒸馏水加至500mL。

3.稀释液

0.1mol/L EGTA 80mL,巴比妥缓冲原液180mL,$MgCl_2 \cdot 6H_2O$ 0.41g,蒸馏水加至1000mL,以1mol/L NaOH溶液调pH至7.5。

4.0.5% RE

新鲜 RE 或无菌 Alsever 液保存 RE(4℃可保存 2 周),使用前用生理盐水洗涤 2 次,稀释液洗涤 1 次(2000r/min 离心 10min),取压积细胞用缓冲液配制成 0.5%RE 悬液。

5.50% 溶血标准管

0.5% RE 0.2mL,加蒸馏水 0.8mL。

(三)操作

(1)待测血清 0.3mL 加稀释液 0.9mL(1∶4 稀释),37℃水浴 10 分钟。

(2)混匀,37℃水浴 30 分钟后,2000r/min 离心 5 分钟。

(3)先目测,再用分光光度计(542nm 波长,0.5cm 比色杯)测量吸光度(A),以和 50% 溶血管最接近的一管为终点管。

(四)结果计算

以出现 50% 溶血的被检血清最小含量管作为判定终点。结果乘以稀释倍数即可算出待测血清 AH_{50} 单位(U/mL)。计算公式：AH_{50}(U/mL)＝(1/终点管血清用量)×稀释倍数。

(五)参考区间

一般为 16.3～27.1 U/mL。各实验室应建立自己的参考区间。如用文献或说明书提供的参考区间,使用前应加以验证。

(六)注意事项

同 CH_{50} 检测。

(七)临床意义

补体 C3、C5～C9、P 因子、D 因子、B 因子等成分参与补体旁路活化,任何成分的异常均可引起旁路溶血活性的改变。AH_{50} 增高多见于甲状腺功能亢进、感染、某些自身免疫病、肾病综合征,慢性肾炎和肿瘤等。降低则见于慢性活动性肝炎、肝硬化和急性肾炎等疾病。

三、补体 C3、C4 含量检测

(一)原理

血清 C3、C4 含量均常用免疫比浊法检测。早期多用单向环状免疫扩散法(原理参见本章第一节 IgG、IgA 和 IgM 检测),现一般用速率散射比浊法(有关原理见本章第一节)。

(二)试剂

专用商品化试剂盒,内含标准品、缓冲液、稀释液和抗血清等。

(三)操作

按仪器和试剂盒说明书或实验室制定的 SOP 操作。

(四)结果计算

将 C3、C4 标准血清稀释成不同浓度后与待测血清同时检测。以 C3、C4 标准品浓度为横坐标,相应的光散射值为纵坐标,制备标准曲线。根据标本所测光散射值由标准曲线获得待测血清中 C3、C4 含量。

(五)参考区间

C3:0.9～1.8g/L;C4:0.1～0.4g/L。如用文献或说明书提供的参考区间,使用前应加以验证。

(六)注意事项

(1)补体易失活、降解。待测血清在室温(20～25℃)放置不得超过 6h,2～8℃放置不得超过 24h,故抽血后应及时分离血清并尽快测定。否则于－20℃保存标本,但应避免反复冻融标本。

(2)不同厂家、不同批号试剂不可混用,在有效期内及开启稳定期内使用试剂。

(3)轻度脂血、溶血、黄疸的标本不影响本法的检测结果。

(七)临床意义

C3、C4 含量增高:C3、C4 属急性时相反应蛋白,故在急性炎症、全身性感染、风湿热急性期、皮肌炎、心肌梗死、Reiter 综合征、严重创伤、恶性肿瘤和妊娠等时含量均可升高,但对疾病的诊断意义不大。

C3、C4 含量降低:见于补体合成能力下降的疾病,如肝炎、肝硬化;补体消耗或丢失过多疾病,如活动性的 SLE、各类免疫复合物病(类风湿关节炎、冷球蛋白血症、血清病等)和大面积烧伤等;先天性补体缺乏,如遗传性 C3、C4 缺乏症。在自身免疫性溶血性贫血和遗传性神经血管瘤时,C3 一般正常,而 C4 常下降;在 SLE 时,C4 的降低常早于 C3。

四、补体 Clq 含量检测

(一)原理

早期多用单向免疫扩散法,现多用速率散射比浊法(原理参见本章第一节 IgG、IgA 和 IgM 检测)。

(二)试剂

专用商品化试剂盒,内含缓冲液、系列标准品、稀释液和抗血清等。

(三)操作

按仪器和试剂盒说明书或实验室制定的 SOP 操作,仪器全自动化运行。

(四)结果计算

将 Clq 标准血清稀释成不同浓度后与待测血清同时检测。以 Clq 标准品浓度为横坐标,相应的光散射值为纵坐标,制备标准曲线。根据标本所测光散射值由标准曲线获得待测血清中 Clq 含量,通常由仪器直接打印报告。

(五)参考区间

临床实验室应该根据所用的方法采用相应的参考区间。如用文献或说明书提供的参考区间,使用前应加以验证。

(六)注意事项

参见补体 C3、C4 含量检测。

(七)临床意义

Clq 是补体 CI 的重要组成成分,主要参与补体的经典激活途径。其增高见于血管炎、骨髓炎、类风湿关节炎、痛风、硬皮病等。降低见于 SLE 和活动性混合性结缔组织病等。

第十一章　细胞免疫相关指标检测

免疫系统是由免疫细胞、淋巴组织、淋巴器官以及单核－吞噬细胞系统所组成。人体的免疫应答类型包括细胞免疫和体液免疫,其中细胞免疫是经特异性淋巴细胞(如细胞毒性 T 淋巴细胞)和非特异性淋巴细胞[如巨噬细胞、自然杀伤细胞(NK 细胞)]活性增强的免疫反应,其中淋巴细胞是构成机体免疫系统的主要细胞群体,淋巴细胞是不均一的细胞群体,包括许多具有不同免疫功能的亚群,如 T 细胞、B 细胞、NK 细胞及树突状细胞(DC)。任何的免疫应答或炎症时,免疫相关细胞会产生众多的细胞因子,可分为白细胞介素、干扰素、肿瘤坏死因子、集落刺激因子、生长因子和趋化性细胞因子六类。本章重点介绍淋巴细胞亚群检测、淋巴细胞增殖试验以及细胞因子检测。

第一节　淋巴细胞亚群检测

按照表面分子标志的不同,淋巴细胞亚群可以分为 T 淋巴细胞亚群、B 淋巴细胞亚群、NK 细胞亚群和 DC 亚群等,例如 T 细胞主要测定细胞膜上的分化抗原群(CD):CD3、CD4 和 CD8。CD3 为所有 T 细胞的特有标志,CD4 是辅助性 T 细胞(Th)的标志,CD8 是细胞毒性 T 细胞(Tc)或抑制性 T 细胞(Ts)的标志。B 细胞表面标志主要为膜免疫球蛋白或表面免疫球蛋白(mIg 或 sIg)IgM 和 IgD 以及 CD 抗原 CD19、CD20、CD22 等。NK 细胞是固有免疫系统中重要的细胞,其特异表面标志主要为 CD56 和 CD16。DC 细胞按照其前体细胞的不同,可以分为髓系起源的髓样树突状细胞(mDCs)和淋巴系起源的浆细胞样树突状细胞(pDCs),其表面标志为 $Lin^- DR^+ CD11c^+ CD123^{low}$、$Lin^- DR^+ CD11c^+ CD123^{low}$,其中 Lin 为单一荧光标记的 LIN cocktail 抗体,包含 CD3(T 细胞),CD19 和 CD20(B 细胞),CD56(NK 细胞),CD14(单核细胞)等。

目前对淋巴细胞亚群的检测主要有流式细胞术(FCM)、免疫荧光法、AP－AAP 桥联酶免疫法等,本节仅介绍 FCM。

一、淋巴细胞表型亚群检测

(一)T 细胞亚群表型检测

1.原理

根据 T 细胞亚群的表面标志或者其他标志,用适当的荧光素标记特异性单克隆抗体与淋巴细胞反应,通过流式细胞仪测定,即可了解相应细胞的阳性百分比和荧光强度。一般 CD3 细胞主要分为两群细胞:$CD3^+ CD4^+$ 细胞为 Th 细胞,$CD3^+ CD8^+$ 为 Tc/Ts 细胞。

2.试剂

试剂组成一般为不同荧光素标记单克隆抗体、溶血剂、固定剂和质控品等。

3.操作

按试剂盒使用说明书或实验室制定的 SOP 进行操作。一般操作步骤为:专用管设定和加载荧光素标记单克隆抗体→质控物或待测样品→加入溶血剂→加入缓冲剂→加入细胞固定剂→上机检测→软件分析。如进行细胞数绝对值计数,则在上机检测前加入特制的荧光素标记抗体微球。

4.结果计算

有如下三种表达方式,包括细胞荧光强度、阳性细胞百分比绝对细胞计数等,临床上常采用后两种方式来报告结果。

5.参考区间

目前国内尚无统一的参考区间,一般建议的参考区间为 CD3:61%～85%;CD4:28%～58%;CD8:19%～48%;CD4/CD8:1.5～2.5。各实验室应建立自己的参考区间。如用文献或说明书提供的参考区间,使用前应加以验证。

6.注意事项

(1)方法学特点:FCM 方法采用流式细胞仪进行,简单方便,重复性好,已经成为临床实验室主要的检测方法;免疫荧光法与一般间接免疫荧光法相同,因其方法容易引起荧光淬灭,而且主观性比较强,在临床中使用较少。而 AP－AAP 桥联酶免疫法是采用桥联酶免疫法,操作烦琐,抗体浓度及孵育温度等不易掌握,在临床中使用较少。

(2)对于 CD4 细胞或者 CD8 细胞进行分析时,严格来说应使用 CD3/CD4/CD8 三色荧光,真正的 T 辅助细胞应是 $CD3^+CD4^+CD8^-$,真正的 T 杀伤细胞或者抑制细胞应是 $CD3^+CD4^-CD8^+$。

(3)对荧光素标记抗体用量应做预试验,以找到最佳抗体使用浓度。

(4)每份样品检测的同时必须设置同型对照,即用荧光素标记的正常小鼠 Ig(Ig 亚类与荧光抗体相同)与荧光素标记的抗 CD 单抗同时检测。在分析待测血样结果时应减去同型对照的阳性结果,或以同型对照管为阴性管。

(5)在进行多色荧光样本分析时,应注意不同荧光染色所带来的颜色干扰,需要进行相应的颜色补偿设置。

7.临床意义

(1)CD4 淋巴细胞减少:见于巨细胞病毒感染、慢性活动性肝炎、恶性肿瘤、遗传性免疫缺陷病、艾滋病、应用免疫抑制剂的患者。CD4 绝对值的变化可用于艾滋病的免疫状态分析、疗效观察及预后判断。

(2)CD8 淋巴细胞增多:见于传染性单核细胞增多症急性期、自身免疫性疾病,如 SLE、艾滋病初期、慢性活动性肝炎、肿瘤及病毒感染等。

(3)CD4/CD8 比值异常:比值降低:SLE 肾病、传染性单核细胞增多症、急性巨细胞病毒感染、骨髓移植恢复期等。艾滋病患者比值显著降低,多在 0.5 以下。比值增高:见于肺腺癌、扁平上皮癌、类风湿关节炎、1 型糖尿病等。此外,还可用于监测器官移植的排斥反应,若移植后 CD4/CD8 较移植前明显增加,则可能发生排斥反应。

(二)B 细胞亚群检测

1.原理

同 T 淋巴细胞亚群的检测。

2.试剂

试剂组成一般为不同荧光素标记单克隆抗体、溶血剂、固定剂、质控品等。

3.操作

按试剂盒所附的使用说明书或实验室制定的 SOP 进行操作。一般操作步骤为:专用管设定和加载荧光素标记单克隆抗体→质控物或待测样品→加入溶血剂→加入缓冲剂→加入细胞固定剂→上机检测→软件分析。

4.结果计算

临床上常采用阳性细胞百分比来报告结果。

5.参考区间

目前国内尚无统一的参考区间,一般建议的参考区间 B 细胞为 11.74%＋3.73%。各实验室应建立自己的参考区间。如用文献或说明书提供的参考区间,使用前应加以验证。

6.注意事项

(1)B 细胞根据不同的发育阶段,可以分为初始 B 细胞、成熟 B 细胞、记忆性 B 细胞、浆细胞等,可以根据相应的分子指标来反映疾病的进展过程。

(2)对于 B 淋巴细胞,CD19 为其共有的细胞表面标志。CD20 在 B 淋巴细胞激活后逐渐失去,而 CD22 只存在于成熟的 B 细胞中,因此只能部分反映 B 细胞在体内的表达情况。

7.临床意义

CD19 阳性细胞增多,提示 B 细胞增殖增加,常见于 B 细胞恶性增殖性疾病和自身免疫性疾病中,如急性淋巴细胞白血病、慢性淋巴细胞白血病、多发性骨髓瘤及系统性红斑狼疮等;CD19 阳性细胞降低主要见于体液免疫缺陷病,如严重联合免疫缺陷病、性联丙种球蛋白缺乏症等。

(三)NK 细胞检测

1.原理

同 T 淋巴细胞亚群检测,对于 NK 细胞,其分子标志为 $CD3 \sim CD16^+ CD56^+$。

2.试剂

试剂组成一般为不同荧光素标记单克隆抗体,溶血剂、固定剂和质控品等。

3.操作

按试剂盒所附的使用说明书或实验室制定的 SOP 进行操作。一般操作步骤为:专用管设定和加载荧光素标记单克隆抗体→质控物或待测样品→加入溶血剂→加入缓冲剂→加入细胞固定剂→上机检测→软件分析。

4.结果计算

临床上常采用阳性细胞百分比来进行结果判定。

5.参考区间

目前国内尚无统一的参考区间,一般建议的参考区间 NK 细胞为 7%～40%。各实验室应建立自己的参考区间。如用文献或说明书提供的参考区间,使用前应加以验证。

6.注意事项

(1)CD16(FcRI):表达于大多数 NK 细胞上,但也表达于中性粒细胞。此抗原 NK 细胞的表达较弱,并在 NK 细胞活化时丢失。

(2)CD56 表达于大多数 NK 细胞上,也表达于一些 T 淋巴细胞,与 CD3 联合使用可以区分 CD3$^+$/CD56$^+$T 淋巴细胞和 CD3$^-$/CD56$^+$NK 细胞。联合使用 3 种抗体可最完全地鉴定所有的 NK 细胞。NK 细胞或表达 CD16,或表达 CD56,但它们不表达 CD3。CD16 和 CD56 联合使用,根据荧光强度可将 NK 细胞从双阴性细胞中区分出来。这样运用该试剂组合,NK 细胞可形成独立的群体与其他细胞相区分。

7.临床意义

NK 细胞活性可作为判断机体抗肿瘤和抗病毒感染的指标之一。NK 细胞升高见于宿主抗移植物反应者;NK 细胞降低见于血液系统肿瘤、实体瘤、免疫缺陷病、艾滋病和某些病毒感染患者中。

(四)DC 检测

1.原理

同 T 淋巴细胞亚群检测,目前 DC 尚没有比较统一、特异的表面分子标志,而且由于细胞谱系来源不同,以及 DC 分化发育阶段不同,其分子标志也会发生变化,因此需要综合多种分子标志来进行检测,如四色试剂 LINI-FITC/CD123-PE/Anti-HLA-DR-PerCP/CD110-APC。

2.试剂

试剂组成一般为不同荧光素标记单克隆抗体、溶血剂、固定剂和质控品等。

3.操作

按试剂盒所附的使用说明书或实验室制定的标准化操作流程进行操作。一般操作步骤为:专用管设定和加载荧光素标记单克隆抗体→质控物或待测样品→加入溶血剂→加入缓冲剂→加入细胞固定剂→上机检测→软件分析。

4.结果计算

临床上常采用阳性细胞百分比来报告结果。

5.参考区间

各实验室应建立自己的参考区间。如用文献或说明书提供的参考区间,使用前应加以验证。

6.注意事项

(1)不同发育阶段 DC 具有不同的功能,甚至产生完全相反的作用。如未成熟 DC 可诱导免疫耐受,成熟 DC 可诱导免疫激活,因此对其功能的测定需要考虑到其发育是否处于不同的阶段,需要采用相应的分子标志。

(2)DC 的功能受多种因素的影响,即使同 DC 在不同的微环境下,可能表现不同功能。

7.临床意义

DC 可以维持调节机体的免疫耐受,如果 DC 数量减少、功能失衡,则可导致自身免疫性疾病的发生,如系统性红斑狼疮、自身免疫性糖尿病。另外,DC 还介导机体的抗感染和抗肿瘤免疫过程,通过 DC 成熟、活化,分泌细胞因子、有效的抗原提呈等过程来发挥抗感染和抗肿瘤过程。

二、淋巴细胞功能亚群检测

(一)Th1/Th2 细胞检测

1.原理

Th1 细胞主要分泌 1L2、IFN$-\gamma$、IFN$-\alpha$ 和 TNF 等,其中 IFN$-\gamma$ 为 Th1 最为特异性的细胞因子,Th2 细胞主要分泌 IL-4、IL-5、JIL-6、IL-9、$11-10$ 和 $11-13$ 等,其中 IL-4 为 Th2 最为特异性的细胞因子,对于 Th1 和 Th2 细胞的检测,主要是采用 FCM,其原理同 T 淋巴细胞亚群检测。但由于涉及胞内细胞因子的检测,需要将细胞表面进行穿破,然后将细胞因子抗体标记进行检测。

2.试剂

试剂组成一般为荧光素标记的细胞特异性单克隆抗体、荧光素标记的细胞因子特异性单克隆抗体、细胞培养液(内含有丝分裂原和抗生素)、破膜剂等。

3.操作

按试剂盒所附的使用说明书或实验室制定的 SOP 进行操作。一般操作步骤为:新鲜无菌待测样本或质控品→加入细胞培养液→孵育→取细胞并加至预备的荧光素标记的细胞特异性单克隆抗体管→孵育→加固定剂→温育→洗涤→加破膜剂→加荧光素标记的细胞因子特异性单克隆抗体管→孵育→洗涤→上机检测→软件分析。分析 CD3$^+$CD8$^-$IFN$-\gamma^+$细胞即 Thl 细胞百分比,CD3$^+$CD8$^-$IL-4^+细胞即 Th2 细胞百分比。

4.结果计算

临床上常采用阳性细胞百分比来报告结果,其中 Th1 或 Th2 的百分比＝(刺激 Th1 或 Th2 细胞分泌细胞因子的百分比,刺激 Th1 或 Th2 细胞阴性对照百分比)。

5.参考区间

各实验室应建立自己的参考区间。如用文献或说明书提供的参考区间,使用前应加以验证。

6.注意事项

(1)Th1 细胞和 Th2 细胞是 Th 细胞主要的两群细胞,均为 Th0 在一定的条件下极化发展而来,在机体受到异己抗原攻击时,会出现 Th1/Th2 漂移的现象,即 Th1 和 Th2 细胞中某一亚群功能升高,另一亚群功能降低。静息状态下,Th0 分化为 Th1 和 Th2 的能力非常弱,能检测到的 IFN$-\gamma$ 和 IL-4 也微乎其微,因此,我们检测的 Th1 和 Th2 实际上是检测 Th 细胞对刺激素刺激的反应能力,在进行 Th1 检测的同时,也进行 Th2 细胞的检测。

(2)常选择 PMA 作为 Th 细胞分化检测的刺激剂,但 PMA 可介导入 CD4$^+$T 细胞的内吞,因此在分析时采用 CD3$^+$CD8$^-$反设门的策略进行分析。

(3)在检测过程中涉及胞内细胞因子的检测,因此在进行刺激和破膜染色的时候,需要严格按照流程进行操作,并设定一定的阴性对照管。在通常情况下,未刺激的 Th 细胞分泌的细胞因子非常少,可忽略不计。

7.临床意义

Th1/Th2 亚群两者相互之间的平衡在免疫应答调节中起着关键作用,因此 Th1/Th2 平衡失调与多种疾病的发生、发展和预后有着密切关系。目前已发现许多感染性疾病、自身免疫病、过敏性疾病以及移植排斥反应等都有与 Th1/Th2 平衡有关。Th1 细胞升高见于结核病、丙肝病毒感染、多发性硬化、类风湿关节炎、接触性皮炎以及移植排斥反应等。Th1 细胞降低见于艾滋病和过敏性哮喘等疾病。

(二)Th17 细胞检测

1.原理

Th17 细胞不同于 Th1、Th2 细胞的 CD4$^+$ T 细胞亚群,其主要分泌 11−17(11−17A),还包括 11−17F 以及 IL−21、11−22、IL−6、TNF−α 等细胞因子,因此命名为 Th17 细胞。对于 Th17 细胞的检测,同 Th1 细胞检测一样,主要是采用 FCM。

2.试剂

试剂组成一般为荧光素标记的细胞特异性单克隆抗体、荧光素标记的 11−17 单克隆抗体、细胞培养液(内含有丝分裂原和抗生素)和破膜剂等。

3.操作

按试剂盒所附的使用说明书或实验室制定的 SOP 进行操作。一般操作步骤为:新鲜无菌待测样本或质控品→加入细胞培养液→温育→取细胞并加至预备的荧光素标记的细胞特异性单克隆抗体管→温育→加固定剂→温育→洗涤→加破膜剂→加荧光素标记的 IL−17 单克隆抗体管→温育→洗涤→上机检测→软件分析。分析 CD3$^+$CD8$^-$IL−17 细胞即 Th17 细胞百分比。

4.结果计算

临床上常采用阳性细胞百分比来报告结果。Th17 的百分比＝(刺激 T 细胞分泌细胞因子的百分比−刺激 T 细胞阴性对照百分比)。

5.参考区间

各实验室应建立自己的参考区间。如用文献或说明书提供的参考区间,使用前应加以验证。

6.注意事项

(1)Th17 通过在 IL−12 的作用下,可以分泌产生 1FN−Y 及 IL−17,提示 Th17 与 Th1 之间存在发育上的某种联系。

(2)在自身免疫病中,Th17 细胞与 Treg 细胞互为制约,相互平衡的两种 CD4$^+$ 细胞亚群,两者之间的平衡可以限制自身免疫病的发生。

7.临床意义

Th17 被认为是介导自身免疫病的一群 Th 细胞亚群,其通过分泌炎症介质 IL−17 诱导严重的自身免疫反应,如缺失 Th17 细胞能防止或减轻自身免疫性脑脊髓炎(EAE)等自身免疫病的发病。在各种自身免疫病,包括类风湿关节炎、多发性硬化、系统性红斑狼疮(SLE)、自身免疫性糖尿病以及哮喘等患者都检测到 Th17 细胞表达增高,同时在移植排斥反应早期也发现 Th17 细胞表达升高。在某些细菌感染性疾病中,如幽门螺杆菌感染,由于其分泌 IL−17

这一炎性细胞因子,参与了细菌感染后炎症反应。

(三)调节性T细胞检测

1.原理

调节性T细胞(Treg)是CD4$^+$T细胞的一个亚群,其表达CD4、CD25分子,一度认为CD4$^+$CD25$^+$为Treg细胞,后来发现转录因子脊椎动物叉头样转录因子(Foxp3)是其更为特异的分子标志。对于Treg细胞的检测,同Th1细胞检测一样,主要是采用FCM。

2.试剂

试剂组成一般为荧光素标记的细胞特异性单克隆抗体、荧光素标记的Foxp3单克隆抗体、细胞培养液(内含有丝分裂原和抗生素)和破膜剂等。

3.操作

按试剂盒所附的使用说明书或实验室制定的SOP进行操作。一般操作步骤为:新鲜无菌待测样本或质控品→加入细胞培养液→温育→取细胞并加至预备的荧光素标记的细胞特异性单壳隆抗体管→孵育→加固定剂→温育→洗涤→加破膜剂→加荧光素标记的Foxp3单克隆抗体管→孵育→洗涤→上机检测→软件分析。分析CD4$^+$CD25$^+$Foxp3细胞即Treg细胞百分比。

4.结果计算

临床上常采用阳性细胞百分比来报告结果。Treg的百分比=(刺激T细胞分泌细胞因子的百分比-刺激T细胞阴性对照百分比)。

5.参考区间

各实验室应建立自己的参考区间。如用文献或说明书提供的参考区间,使用前应加以验证。

6.注意事项

(1)Treg细胞根据起源、发育和激活要求以及作用机制不同,可以分为天然产生的自然调节性T细胞(nTreg)和诱导产生的适应性调节性T细胞(iTreg),除此外,还有Th3和Trl,它们通常不表达或低表达Foxp3,也被认为是调节性T细胞。

(2)Treg细胞与Th17细胞表面的大部分趋化受体均相同,Th17细胞与Treg细胞在许多组织中均同时存在;但与Th17细胞介导炎性反应和自身免疫疾病的功能相反,Treg细胞具有抗炎性反应和维持自身免疫耐受的功能,二者的动态平衡可能与机体发生适当强度的免疫应答密切相关。但目前对这两种细胞的关系还没有定论。

7.临床意义

Treg细胞被认为是可以拮抗Th17细胞功能的一群CD4$^+$T细胞,在免疫病理、移植物耐受阻止自身免疫反应和维持机体免疫平衡方面发挥重要的作用。在各种自身免疫病和移植排斥反应中,包括类风湿关节炎、系统性红斑狼疮(SLE)、自身免疫性糖尿病、早期移植排斥反应者等患者都检测到Treg细胞表达降低。同时在细菌或者病毒感染性疾病、过敏性哮喘等都可以发现Treg细胞数量降低,功能被抑制。在实体肿瘤患者中,发现Treg细胞数目明显增加,可抑制机体的抗肿瘤应答,清除Treg细胞可以重建抗肿瘤免疫。

第二节 淋巴细胞增殖试验

细胞增殖是指细胞个体分裂导致细胞数量增加。在细胞增殖的过程中,细胞代谢旺盛,细胞个体的 DNA、蛋白质合成增加。因此,可通过检测细胞增殖后的数量和测定细胞 DNA、蛋白质合成代谢来了解。目前,用于检测细胞增殖的方法主要有 ^{3}H－TdR 掺入法、细胞内酶法和 FCM。在临床和科研工作中涉及淋巴细胞增殖检测的试验主要为混合淋巴细胞培养(MLC)和淋巴细胞转化试验。

一、混合淋巴细胞培养

(一)原理

混合淋巴细胞培养又称混合淋巴细胞反应,是指两个无关个体、功能正常的淋巴细胞在体外混合培养时,由于 HLA Ⅱ 类抗原中 D 和 DP 抗原不同,可相互刺激对方的 T 细胞发生增殖,此为双向混合淋巴细胞培养,若将其中一方的淋巴细胞先用丝裂霉素 C 处理或照射使之细胞中 DNA 失去复制能力,但仍能刺激另一方淋巴细胞发生转化,成为单向混合淋巴细胞培养。两个个体间 HLA 抗原差异程度越大,反应越强烈,可通过细胞数量或 ^{3}H－TdR 掺入率检测反应细胞的增殖水平。如用经照射的、已知 D 位点抗原的纯合子分型细胞(HTC)作为刺激细胞,则可检测待检者的 D 位点抗原型别。EB 病毒转化的 B 淋巴母细胞表达高水平的 HLA Ⅱ 类抗原,常作为单向混合淋巴细胞培养中的刺激细胞。

(二)试剂

试剂及材料组成一般为刺激细胞:N23 细胞系;反应细胞:外周血单个核细胞和细胞培养基等。

(三)操作

按试剂盒所附的使用说明书或实验室制定的 SOP 进行操作,主要操作过程如下:

1.刺激细胞的准备

常用的刺激细胞有 EB 病毒转化的 B 淋巴母细胞(如 N23 细胞株,经过克隆化)、HTC 或PBMC。取处于对数生长期的 N23 细胞,离心后重悬于新鲜完全培养基中,调整细胞数为(1～2)×10^6/mL,移置塑料培养瓶或 50mL 离心管中,用 ^{60}Co 照射 3000rad。

2.反应细胞的准备

分离纯化待检个体的 PB－MC。

3.混合淋巴细胞培养

按 2×10^6 PBMC:1×10^6 照射的 N23 细胞/4mL 10% FCS RPMI1640 比例在培养瓶中进行混合淋巴细胞培养,培养瓶保持直立,培养 4d 内不要晃动,第 5d 加入 1mL 新鲜培养基。如要测定 ^{3}H－TdR 掺入率,一般可在混合淋巴细胞培养的第 5d 进行。

(四)结果判定

按照不同检测试剂盒提供的说明书来判读。

（五）参考区间

待测者抗原与刺激细胞抗原相同,结果应为阴性。

（六）注意事项

1.方法学特点

细胞内酶法如 MTT 法检测细胞内线粒体活性实验,因不需特殊仪器、操作简单、结果准确、无放射性核素污染而较为常用。但混合淋巴细胞培养必须以受检者的淋巴细胞作为检测标本,这大大地限制了检测方法的应用范围,而且还存在细胞培养周期过长操作步骤复杂等缺点。

2.注意无菌操作

刺激细胞接受照射剂量要准确,使细胞暂时存活,但失去增殖的能力。

（七）临床意义

若待检者抗原与标准 HLA－D 抗原或刺激细胞抗原相同,混合淋巴细胞培养不发生增殖,可作为器官移植前的组织配型。

二、淋巴细胞转化试验

T、B 淋巴细胞与有丝分裂原在体外共同培养时,受到后者的刺激可发生形态学和生物化学的变化,部分小淋巴细胞转化为不成熟的母细胞,并进行有丝分裂,这种方法称为淋巴细胞转化试验。常见检测方法有形态学检测方法和 M1T 检测方法。淋巴细胞转化率的高低可以反映机体的免疫水平,因此可作为测定机体免疫功能的指标之一。

（一）检测方法

1.形态法

(1)原理:淋巴细胞在体外培养时,受到刺激物的刺激后可表现为细胞体积增大、代谢旺盛、蛋白质和核酸合成增加。在显微镜下可观察到转化细胞体积增大,核膜清楚,染色质疏松呈细网状,核/细胞比例变小。而未转化细胞体积小,核染色体致密,核/细胞比例大。计数转化细胞和未转化细胞,得出转化率,可以反映机体的免疫功能。

(2)试剂:试剂及材料组成一般如下,细胞:T 淋巴细胞或 B 淋巴细胞(流式分选法或磁珠分选法分离外周血淋巴细胞);刺激因子:根据实验目的不同选择有丝分裂原,一般 T 淋巴细胞可选植物血凝素(PHA)、刀豆蛋白 A(CoA)、美洲商陆有丝分裂原(PWM),B 淋巴细胞可选葡萄球菌 A 蛋白(SPA)或美洲商陆有丝分裂原(PWM);RPMI1640(含 10% 胎牛血清)培养基。

(3)操作:

按试剂盒所附的使用说明书或实验室制定的 SOP 进行操作,主要操作过程如下:

①取静脉血 3mL,分离外周血单个核细胞,根据实验目的分离 T 或 B 淋巴细胞。②待测细胞培养于 96 孔细胞培养板中,每孔细胞悬液 100μL。加入所需浓度的有丝分裂原或特异抗原,37℃、5% CO_2 培养箱培养 3~5d。③培养结束后收集细胞进行涂片染色,显微镜下观察并计数转化的淋巴细胞。

(4)结果计算:形态学计数法:转化率＝(60.1±7.6)%。

(5)注意事项:注意无菌操作。标本采集后立即送检,不可放置过长时间。分离细胞操作轻柔,防止损伤细胞。

2.溴化甲基噻唑二苯四唑法

(1)原理:淋巴细胞增殖时,活细胞可摄取可溶性的黄色染料即溴化甲基噻唑二苯四唑(MTT)、在细胞内 MTT 被线粒体中的琥珀酸脱氢酶还原为不溶性的蓝紫色结晶甲䐶,而死细胞无此功能。其形成的量与细胞增殖的程度成正比。二甲基亚砜、异丙醇或无水乙醇等有机溶剂能溶解甲䐶后,在酶标仪 560nm 波长读吸光度(A)值可了解细胞增殖情况。此试验常用于了解待测的淋巴细胞对有丝分裂原(如 PHA、ConA)和特异抗原刺激的反应能力。

(2)试剂:

①MT:取 5mg MTT 溶于 1mL PBS 中,过滤除菌后 4℃避光保存。②溶剂:可选用的有二甲基亚砜、无水乙醇、100g/LSDS(含 0.01mol/L HCl)、50%异丙醇(含 10% Triton X—100)。③培养基:RPMI 1640(含或不含 10%胎牛血清)。④有丝分裂原或特异抗原:根据研究目的选择。

(3)操作:

试验目的不同,操作程序也有所不同,大致步骤如下:

①用淋巴细胞分离液(比密 1.077~1.079g/mL,由泛影葡胺、聚蔗糖按一定比例配成,可购商品)自外周血中分离单个核细胞,用培养液将细胞配成 1×10^6/mL 悬液。②待测细胞培养于 96 孔细胞培养板中,每孔细胞悬液 100pL。加入所需浓度的有丝分裂原或特异抗原,37℃、5% CO_2 培养箱培养 72h。③终止培养前 4h,加入 MTT 试剂 10~20μL(终浓度为 0.5~1ng/m)至每孔中,37℃ 5% CO_2 培养箱培养 2~4h。④每孔加入二甲基亚砜(或其他溶剂)100μL,振荡,使甲䐶充分溶解。⑤每次试验设不加有丝分裂原或特异抗原(用溶解有丝分裂原或特异抗原的溶剂替代)的对照孔。

(4)结果判定:

在酶标仪 560nm 波长(溶剂不同所用波长可能不同)测吸光值(A)值,以测定孔 A 值/对照孔 A 值的比值≥2 为有意义。

(5)注意事项:

①培养基、胎牛血清等对细胞增殖有较大影响,更换厂家或批号时,应与原培养基、胎牛血清比对。②由于影响试验结果的因素很多,故选用的试剂、操作规程均应统一和规范。

(二)临床意义

根据淋巴细胞的转化情况,可反映机体的细胞免疫水平。淋巴细胞转化率降低表示细胞免疫水平低下,可见于运动失调性毛细血管扩张症、恶性肿瘤、霍奇金病、淋巴瘤、淋巴肉芽肿、重症真菌感染、重症结核、瘤型麻风等。此外,本试验还可帮助观察疾病的疗效和预后,经治疗后转化率由低值转变为正常者表示预后良好,反之则预后不良。

第三节　细胞因子检测

细胞因子是一类由多种细胞产生的,具有广泛多样生物学作用的蛋白质或多肽分子。目前可将细胞因子分为白细胞介素、干扰素、肿瘤坏死因子超家族、集落刺激因子、趋化因子、生长因子等,以下介绍部分细胞因子及受体的检测。

一、白细胞介素检测

(一)白细胞介素-2 检测

白细胞介素-2(IL-2)是在淋巴细胞增殖分化过程中重要的细胞生长因子,以下主要介绍生物素-亲合素系统的双抗体夹心 ELISA 法检测 IL-2。

1.原理

以抗人 IL-2 单克隆抗体包被于聚苯乙烯反应板上,加入待测标本(血清、体液)及标准品与固相抗 IL-2 单抗结合,及生物素化抗 IL-2 抗体,最后形成抗 1L-2 抗体-11-2,生物素化抗 IL-2 抗体复合物,后依次加入辣根过氧化物酶(HRP)标记的链霉亲和素、酶底物/色原溶液后呈色,显色(吸光度)强度与待测标本中 IL-2 水平在一定范围内呈正相关。

2.试剂

试剂组成一般为包被抗人 IL-2 的微孔板、生物素化抗人 IL-2 抗体、酶标记的链霉亲和素、酶底物/色原溶液、IL-2 标准品和浓缩洗涤液等。

3.操作

按试剂盒所附的使用说明书或实验室制定的 SOP 进行操作,主要操作过程如下:设定和加载空白对照、标准品、质控物和待测样品→温育反应→加入生物素化抗体→温育反应→洗涤→加入酶标记链霉亲和素→温育反应→洗涤→加入酶底物/色原溶液→温育反应→终止→比色。

4.结果计算

根据标准品的浓度及对应的吸光度值,绘制出标准曲线,再根据待测样本的吸光度值,在标准曲线上计算出待测样品 IL-2 的浓度。

5.参考区间

各实验室应建立自己的参考区间。如用文献或说明书提供的参考区间,使用前应加以验证。

6.注意事项

(1)试剂盒应按要求温度条件进行保存,温度过高或过低都会影响试剂盒的检测效果;不同厂家及批号的试剂盒不能混用。

(2)为保证实验结果有效性,每次实验请使用新的标准品溶液。

(3)实验开始前,各试剂均应平衡至室温(试剂不能直接在 37℃溶解);实验前应预测样品含量,如样品浓度过高时,应对样品进行稀释,以使稀释后的样品符合试剂盒的检测范围,计算时再乘以相应的稀释倍数;此外,待测标本应澄清,溶血黄疸等都会影响结果。

(4)检测过程中应严格控制每一步的反应时间,反应时间过长或过短会造成假阳性或假阴性结果。

(5)每一步反应之后应彻底洗涤反应孔,对未结合物质洗涤不充分会增加非特异性显色,造成假阳性影响检测结果。

(6)终止液的加入顺序应尽量与底物液的加入顺序相同。为了保证实验结果的准确性,在加入终止液后立即进行检测。

7.临床意义

IL－2可提高人体对病毒、细菌、真菌和原虫等感染的免疫应答,促进细胞毒性 T 淋巴细胞(CTL)、自然杀伤细胞(NK 细胞)、淋巴因子激活的杀伤细胞(LAK 细胞)和肿瘤浸润性淋巴细胞(TIL)增殖,并使其杀伤活性增强,进而清除体内肿瘤细胞和病毒感染细胞等;IL－2还可以增加抗体和干扰素(IFN)等细胞因子的分泌,在机体免疫应答中具有非常重要的作用,是一种免疫增强剂,具有抗病毒、抗肿瘤和提高机体免疫功能等作用。IL－2的表达异常与临床多种疾病有密切关系,尽管外周血、尿液中 IL－2 水平,或激活淋巴细胞上清液中 IL2 水平的异常没有疾病特异性,但是可作为相关疾病的辅助诊断、预后及疗效观察提供可靠数据:

(1)IL－2升高:肿瘤、心血管病、肝病等疾病时均可使 IL－2 水平升高,在器官移植后早期排斥反应时也出现 IL－2 表达升高。

(2)IL－2降低:在多种原发性免疫缺陷病和继发性免疫缺陷病时均可伴有 IL－2 水平降低,如 SLE、麻风和艾滋病等。

(二)白细胞介素－4 检测

白细胞介素－4(IL－4)是由活化的 T 细胞和肥大细胞产生的细胞因子,能够促进 B 细胞的增殖和分化,参与 B 细胞对蛋白质抗原发生免疫应答。血清中 IL－4 的检测常用 ELISA方法。

1.原理

为生物素－亲合素系统的双抗体夹心 ELISA 法,参考 IL－2 检测。

2.试剂

试剂组成一般为包被抗人 IL－4 的微孔板、生物素化抗人 IL－4 抗体、酶标记的链霉亲和素、酶底物/色原溶液、IL－4 标准品和浓缩洗涤液等。

3.操作

按试剂盒所附的使用说明书或实验室制定的 SOP 进行操作,主要操作过程如下:设定和加载空白对照、标准品、质控物和待测样品→温育反应→加入生物素化抗体→温育反应→洗涤→加入酶标记链霉亲和素→温育反应→洗涤→加入酶底物/色原溶液＋温育反应→终止→比色。

4.结果计算

根据标准品的浓度及对应的吸光度值,绘制出标准曲线,再根据待测样本的吸光度值,在标准曲线上计算出待测样品中 IL－4 的浓度。

5.参考区间

各实验室应建立自己的参考区间。如用文献或说明书提供的参考区间,使用前应加以验证。

6.注意事项

参见 IL－2 检测中注意事项。

7.临床意义

IL－4 是一种作用多向性细胞因子,它可作用于多种细胞系,对 T 细胞、B 细胞、肥大细胞、巨噬细胞、造血细胞和胸腺细胞均有免疫调节作用;IL－4 可以促使 B 细胞分泌多种抗体如 IgG、IgA 和 IgE 等,IL－4 可增强单核巨噬细胞 MHC Ⅱ 类抗原的表达,IL－4 还可以协同 IL－3 共同刺激肥大细胞增殖以及活化细胞毒性 T 细胞;IL－4 是典型的由 Th2 细胞产生的细胞因子,对 T、B 淋巴细胞的发育以及体液免疫反应、抗体产生都有重要作用;血清中 IL－4 水平检测缺乏疾病特异性,异常的水平能反映机体免疫功能的失衡,在硬皮病、多发性硬化、自身免疫甲状腺疾病、炎性肠道疾病、支气管哮喘和特异性皮炎等变态反应过敏性疾病时,机体的 IL－4 水平显著增加;通过测定人体外周血、体液或培养上清液中 IL－4 水平可辅助临床某些疾病的诊断。

(三)白细胞介素－6 检测

白细胞介素－6(IL－6)主要由巨噬细胞、T 细胞、B 细胞和血管内皮细胞等多种细胞产生,IL－6 的检测常用 ELISA 方法。

1.原理

为生物素－亲合素系统的双抗体夹心 ELISA 法,参见 IL－2 检测。

2.试剂

试剂组成一般为包被抗人 IL－6 的微孔板、生物素化抗人 IL－6 抗体、酶标记的链霉亲和素、酶底物/色原溶液 IL6 标准品和浓缩洗涤液等。

3.操作

按试剂盒所附的使用说明书或实验室制定的 SOP 进行操作,主要操作过程如下:设定和加载空白对照、标准品、质控物和待测样品→温育反应→加入生物素化抗体→温育反应→洗涤→加入酶标记链霉亲和素→温育反应→洗涤→加入酶底物/色原溶液→温育反应→终止→比色。

4.结果计算

根据标准品的浓度及对应的吸光度值,绘制出标准曲线,再根据待测样本的吸光度值,在标准曲线上计算出待测样品中 IL－6 的浓度。

5.参考区间

各实验室应建立自己的参考区间。如用文献或说明书提供的参考区间,使用前应加以验证。

6.临床意义

IL－6 是炎症免疫反应中重要的细胞因子之一,能够促进 B 细胞分泌抗体、促进 T 细胞生长和 IL－2 的产生等;此外,还可以调节多种细胞的生长与分化,具有调节免疫应答、急性期反应及造血功能,并在机体的抗感染免疫反应中起重要作用;IL－6 在多种疾病时均有明显改变,其水平与疾病的活动期、肿瘤的发展变化、排斥反应程度以及治疗效果都密切相关;对患者体液中 IL－6 水平的检测可反映患者的病情变化,但其缺乏疾病特异性,通过对 IL－6 水平的检测了解患者的病情和疗效:

(1)IL－6 在某些肿瘤中表达升高如浆细胞瘤、慢性淋巴细胞白血病、急性髓样白血病、多发性骨髓瘤、Lennert 淋巴瘤、霍奇金病、心脏黏液瘤和宫颈癌等。

(2)术后、烧伤、急性感染、器官移植排斥反应等疾病时,患者体液(血清、尿液、囊液、培养上清)中也可观察到 IL－6 明显升高。

(四)白细胞介素－8 检测

白细胞介素－8(IL－8)又称中性粒细胞因子,是炎症性疾病的重要介质,IL－8 的检测常用 ELISA 方法。

1.原理

为生物素－亲合素系统的双抗体夹心 ELISA 法,参见 IL－2 检测。

2.试剂

试剂组成一般为包被抗人 IL－8 的微孔板、生物素化抗人 IL－8 抗体、酶标记的链霉亲和素、酶底物/色原溶液、IL－8 标准品和浓缩洗涤液等。

3.操作

按试剂盒所附的使用说明书或实验室制定的 SOP 进行操作,主要操作过程如下:设定和加载空白对照、标准品、质控物和待测样品→温育反应→加入生物素化抗体→温育反应→洗涤→加入酶标记链霉亲和素→温育反应→洗涤→加入酶底物/色原溶液→温育反应→终止→比色。

4.结果计算

根据标准品的浓度及对应的吸光度值,绘制出标准曲线,再根据待测样本的吸光度值,在标准曲线上计算出待测样品中 IL－8 的浓度。

5.参考区间

各实验室应建立自己的参考区间。如用文献或说明书提供的参考区间,使用前应加以验证。

6.临床意义

IL－8 在抗感染、免疫反应调节以及抗肿瘤方面有重要作用;在炎症信号刺激下由巨噬细胞、内皮细胞和其他细胞产生,能够调节 T、B 淋巴细胞成熟分化,对特异性和非特异性的免疫细胞具有强烈的趋化作用,其中主要是对中性粒细胞的趋化和激活作用,对淋巴细胞和嗜碱性粒细胞也有重要的趋化作用。作为一种主要的炎症因子;1L－8 水平在感染及某些自身免疫性疾病的情况下在炎症局部、血清和体液中均有显著增加。临床上可通过测定 IL－8 水平来进行相关疾病的诊断、鉴别诊断和预后判断,虽然缺乏疾病特异性,但对于相关疾病的诊断具有重要参考意义:

(1)IL－8 与类风湿关节炎和麻风密切相关,IL－8 趋化中性粒细胞产生软骨降解酶引起滑膜损伤,在该病患者的滑液中可检测到 IL－8 水平升高。

(2)在某些与中性粒细胞积聚有关炎症和呼吸系统疾病的局部或血清患者中 IL－8 也有明显增高,如肺纤维化、呼吸窘迫综合征慢性支气管炎和支气管扩张等。

(3)IL－8 还与败血症休克、内毒素血症、输血溶血反应、酒精性肝炎、胃炎、炎症性结肠炎和急性脑膜炎球菌感染等密切相关,这些疾病患者 IL－8 升高水平与局部组织的炎细胞浸润相一致。

(五)白细胞介素－10 检测

白细胞介素－10(IL－10)是一种多功能负性调节因子,主要由 Th2 细胞、活化的 B 细胞、单核细胞和巨噬细胞产生,IL－6 的检测常用 ELISA 方法。

1.原理

为生物素－亲合素系统的双抗体夹心 EUSA 法,参见 IL－2 检测。

2.试剂

试剂组成一般为包被抗人 IL－10 的微孔板、生物素化抗人 IL－10 抗体、酶标记的链霉亲和素、酶底物/色原溶液、IL－10 标准品和浓缩洗涤液等。

3.操作

按试剂盒所附的使用说明书或实验室制定的 SOP 进行操作,主要操作过程如下:设定和加载空白对照、标准品、质控物和待测样品→温育反应→加入生物素化抗体→温育反应→洗涤→加入酶标记链霉亲和素→温育反应→洗涤→加入酶底物/色原溶液→温育反应→终止→比色。

4.结果计算

根据标准品的浓度及对应的吸光度值,绘制出标准曲线,再根据待测样本的吸光度值,在标准曲线上计算出待测样品中 IL－10 的浓度。

5.参考区间

各实验室应建立自己的参考区间。如用文献或说明书提供的参考区间,使用前应加以验证。

6.临床意义

IL－10 参与免疫细胞、炎症细胞和肿瘤细胞等多种细胞的生物调节,在自身免疫性疾病、严重感染性疾病、肿瘤及移植免疫等多种疾病中发挥重要作用;此外,作为一种抗炎性因子,IL－10 还具有下调炎症反应、拮抗炎性介的作用。临床上可通过测定 IL－10 水平来进行相关疾病的诊断、鉴别诊断和预后判断,虽然缺乏疾病特异性,但对于相关疾病的诊断具有重要参考意义:

(1)IL－10 与炎症:在感染流感病毒 A 的过敏性体质患者中,外周血 IL－10 水平明显减少;肾小球疾病、慢性肾衰竭患者 IL－10 明显升高,且透析后较透析前明显增加,可能对尿毒症患者肾功能改善有重要提示意义。

(2)IL－10 与器官移植排斥反应:IL－10 参与调节移植排斥反应,其表达水平与移植物存活时间呈正相关。

(3)IL－10 与肿瘤:在某些肿瘤中应用免疫组化技术也可发现 IL－10 水平升高,如:黑色素瘤、卵巢癌和结肠癌细胞、基底细胞癌、肺癌组织、脑胶质瘤组织、结直肠癌的瘤组织、淋巴结和癌旁组织。

(4)IL－10 与自身免疫病:IL－10 具有很强免疫抑制及免疫调控作用,在类风湿关节炎的发病中 IL－10 水平升高。

(六)白细胞介素－17 检测

白细胞介素－17(IL－17)是近来发现的一种促炎症细胞因子,主要由活化的记忆性 CD4T 淋巴细胞分泌,IL－6 的检测常用 ELISA 方法。

1.原理

为生物素－亲合素系统的双抗体夹心 ELISA 法,参见 IL－2 检测。

2.试剂

试剂组成一般为包被抗人 IL－17 的微孔板、生物素化抗人 IL－17 抗体、酶标记的链霉亲和素、酶底物/色原溶液、IL－17 标准品和浓缩洗涤液等。

3.操作

按试剂盒所附的使用说明书或实验室制定的 SOP 进行操作,主要操作过程如下:设定和加载空白对照、标准品、质控物和待测样品→温育反应→加入生物素化抗体→温育反应→洗涤→加入酶标记链霉亲和素→温育反应→洗涤→加入酶底物/色原溶液→温育反应→终止→比色。

4.结果计算

根据标准品的浓度及对应的吸光度值,绘制出标准曲线,再根据待测样本的吸光度值,在标准曲线上计算出待测样品中 IL－17 的浓度。

5.参考区间

各实验室应建立自己的参考区间。如用文献或说明书提供的参考区间,使用前应加以验证。

6.临床意义

IL－17 具有招募中性粒细胞、促进多种细胞释放炎症因子、促进细胞增殖及肿瘤生长等多种生物学作用,与许多炎症反应和自身免疫性疾病的发生、发展有着重要的联系。IL－17 在类风湿关节炎、多发性硬化、哮喘、系统性红斑狼疮以及移植排斥中 IL－17 的表达均会升高。

二、干扰素－γ检测

干扰素－γ(IFN－γ)是机体一类重要的细胞因子,具有广谱抗病毒、抗肿瘤和免疫调节功能,根据干扰素细胞来源不同、理化性质和生物学活性的差异,可分为 IFN－α、IFN－β、IFN－γ;IFN－γ 也叫Ⅱ型干扰素,主要由活化 T 细胞和 NK 细胞产生,人 IFN－γ 成熟分子以同源二聚体糖蛋白形式存在,当前临床上主要使用 ELISA,放射免疫法(RIA)检测 IFN－γ,本节主要介绍 ELISA 方法。

(一)原理

为生物素－亲合素系统的双抗体夹心 ELISA,参见 IL－2 检测。

(二)试剂

试剂组成一般为包被抗人 IFN－γ 的微孔板、生物素化抗人 IFN－γ 抗体、酶标记的链霉亲和素、酶底物/色原溶液、IFN－γ 标准品和浓缩洗涤液等。

(三)操作

按试剂盒所附的使用说明书或实验室制定的 SOP 进行操作,主要操作过程如下:设定和加载空白对照、标准品、质控物和待测样品→温育反应→加入生物素化抗体→温育反应→洗涤→加入酶标记链霉亲和素→温育反应→洗涤→加入酶底物/色原溶液→温育反应→终止→比色。

(四)结果计算

根据标准品的浓度及对应的吸光度值,绘制出标准曲线,再根据待测样本的吸光度值,在标准曲线上计算出待测样品中 IFN－γ 的浓度。

(五)参考区间

各实验室应建立自己的参考区间。如用文献或说明书提供的参考区间,使用前应加以验证。

(六)临床意义

IFN－γ 有着广泛的生物学活性:①免疫调节功能:诱导单核细胞、巨噬细胞、DC、血管内皮细胞等 MHCⅡ抗原的表达,使其参与抗原递呈和特异性免疫识别的过程,促进巨噬细胞对病原微生物的杀伤作用。②广谱抗病毒功能:诱导病毒感染细胞产生多种抗病毒蛋白,增强免疫活性细胞对病原体的杀伤作用,并协同促进机体对病毒感染细胞的清除。③抑制细胞增殖、诱导细胞凋亡:能够干扰细胞周期,抑制细胞增殖与生长,有着重要的抗肿瘤作用。

1.IFN－γ 与感染

IFN－γ 能诱导细胞对病毒感染产生抗性,它通过干扰病毒基因转录或病毒蛋白组分的翻译,从而阻止或限制病毒感染。

2.IFN－γ 与肿瘤

恶性实体瘤患者外周血淋巴细胞产生干扰素的能力明显降低,细胞免疫缺陷的患者 IFN－γ 产生能力下降,如 AIDS 患者,这也是导致致死性病毒感染的原因之一。

3.IFN－γ 与自身免疫性疾病

自身免疫性疾病患者血清中,IFN－γ 水平明显上升,如类风湿关节炎、硬皮病、活动性红斑狼疮,而非自身免疫患者血清中很少能查到 IFN－γ 改变,因此血清 IFN－γ 水平测定能区分是否患自身免疫性疾病,以及了解疾病的活动期。

三、肿瘤坏死因子－α 检测

肿瘤坏死因子－α(TNF－α)是一种重要的促炎细胞因子。

(一)原理

为生物素－亲合素系统的双抗体夹心 ELISA 法,参见 IL－2 检测。

(二)试剂

试剂组成一般为包被抗人 TNF－α 的微孔板、生物素化抗人 TNF－α 抗体、酶标记的链霉亲和素、酶底物/色原溶液、TNF－α 标准品、待测样品和浓缩洗涤液等。

(三)操作

按试剂盒所附的使用说明书或实验室制定的 SOP 进行操作,主要操作过程如下:设定和加载空白对照、标准品、质控物和待测样品→温育反应→加入生物素化抗体→温育反应→洗涤→加入酶标记链霉亲和素→温育反应→洗涤→加入酶底物/色原溶液→温育反应→终止→比色。

(四)结果计算

根据待测标本的吸光度值从标准曲线中得出相应的 TNF－α 浓度。

(五)参考区间

各实验室应建立自己的参考区间。如用文献或说明书提供的参考区间,使用前应加以验证。

（六）临床意义

TNF－α参与多种免疫性炎症的发生和发展过程，是自身免疫病和全身性炎症反应综合征等主要介质；主要由单核巨噬细胞、中性粒细胞、NK细胞以及活化的T淋巴细胞等产生；TNF－α的生物学活性非常复杂，包括造血、免疫和炎症的调节，对血管和凝血的影响和对多种器官（肝、心脏、骨、软骨、肌肉和其他组织）的作用，能够增强细胞毒性T细胞的作用，增加MHC抗原的表达，引起白细胞增多和内皮细胞黏附性增强；此外，能够抑制多种肿瘤细胞和病毒感染细胞。正常情况下，血浆中有低水平的TNF－α存在，具有增强抗病毒、抗肿瘤、抗感染能力的作用。TNF－α在炎症反应、免疫系统的发展、细胞凋亡及脂质代谢中起着重要的作用，与许多疾病包括哮喘、克罗恩病类风湿关节炎、神经性疼痛、肥胖症、糖尿病、自身免疫性疾病及肿瘤等密切相关。但是TNF－α的异常不具有疾病特异性，对血清或体液中TNF－α浓度的检测不能成为鉴别诊断疾病的特异指标，但可作为疾病病情变化、治疗效果以及预后判断的评价指标。

四、可溶性白细胞介素－2受体检测

可溶性白细胞介素－2受体（sIL－2R）是IL－2R的α链由细胞内脱落释放入体液的可溶形式。血清sIL－2R能与T细胞mIL－2R竞争结合IL－2，阻止IL－2对免疫细胞活化增殖的刺激作用，并能结合活化T细胞周围的IL－2，从而抑制IL－2介导的免疫反应，即具有抑制细胞免疫的作用；同时，血清sIL－2R也是T细胞活化的标志之一。临床对于sIL－2R的检测多采用EUSA，其中夹心法ELISA是一种较简单的检测方法，国外已广泛应用于临床及基础免疫学研究。

（一）原理

为生物素－亲合素系统的双抗体夹心ELISA法，参见IL－2检测。

（二）试剂

试剂组成一般为包被抗人IL－2R的微孔板、生物素化抗人IL－2R抗体、酶标记的链霉亲和素、酶底物/色原溶液JIL－2R标准品和浓缩洗涤液等。

（三）操作

按试剂盒所附的使用说明书或实验室制定的SOP进行操作，主要操作过程如下：设定和加载空白对照、标准品、质控物和待测样品→温育反应→加入生物素化抗体→温育反应→洗涤→加入酶标记链霉亲和素→温育反应→洗涤→加入酶底物/色原溶液→温育反应→终止→比色。

（四）结果计算

根据标准品的浓度及对应的吸光度值，绘制出标准曲线，再根据待测样本的吸光度值，在标准曲线上计算出待测样品中sIL－2R的浓度。

（五）参考区间

各实验室应建立自己的参考区间。如用文献或说明书提供的参考区间，使用前应加以验证。

（六）临床意义

sIL－2R是由细胞表达产生的IL－2游离受体，它与膜受体竞争IL－2，阻止IL－2与膜受体的结合，作为一种免疫抑制因子，广泛存在于人的血清、尿液及脑脊液中，能降低机体的免疫力,它在多种疾病的血清水平上都有明显改变,如:白血病及淋巴系统恶性疾病、肿瘤、AIDS与其相关的免疫缺陷疾病、病毒感染性疾病、器官移植后排斥反应、自身免疫性疾病,如系统性红斑狼疮活动期及麻风等患者的血清、尿液、胸腹腔积液等体液中均可检测到有明显增高,其上升水平与疾病的活动期、肿瘤的发展变化、排斥反应程度以及治疗效果都密切相关,因此,对患者体液中 sIL-2R 水平的动态监测可以反映患者的病情变化。

五、转化生长因子-β检测

转化生长因子-β(TGF-β)是一类高度多效性的多肽因子,当前对于 TGF-β 有许多检测方法,包括生物检测法、免疫检测法如放射免疫分析、免疫放射测量分析(IRMA)、ELISA法等。

(一)原理

为生物素-亲合素系统的双抗体夹心 ELISA 法,参见 IL-2 检测。

(二)试剂

试剂组成一般为包被抗人 TGF-β 的微孔板、生物素化抗人 TGF-β 抗体、酶标记的链霉亲和素、酶底物/色原溶液、TGF-β 标准品和浓缩洗涤液等。

(三)操作

按试剂盒所附的使用说明书或实验室制定的 SOP 进行操作,主要操作过程如下:设定和加载空白对照、标准品、质控物和待测样品→温育反应→加入生物素化抗体→温育反应→洗涤→加入酶标记链霉亲和素→温育反应→洗涤→加入酶底物/色原溶液→温育反应→终止→比色。

(四)结果计算

根据标准品的浓度及对应的吸光度值,绘制出标准曲线,再根据待测样本的吸光度值,在标准曲线上计算出待测样品中 TGF-β 的浓度。

(五)参考区间

各实验室应建立自己的参考区间。如用文献或说明书提供的参考区间,使用前应加以验证。

(六)临床意义

TCF-β 作用几乎涉及医学的各个分支,既可以刺激某些细胞增殖,又同时具有极强的抑制细胞增殖的作用,它参与对骨骼、心脏、肝脏、卵巢、睾丸、肾上腺以及造血系统和免疫系统的调节;几乎所有的细胞均可以合成和分泌 TGF-β,对于 TGF-β 的检测及研究对于了解机体免疫调控状态、造血功能、细胞分化能力及相关疾病发病机制都有着重要的意义,TGF-β 是一种重要的机体调控因子,其在血清或体液中的升高或降低并无疾病特异性,不能成为疾病的诊断与鉴别的特异指标;但其异常水平可以作为临床判断机体代谢、炎症反应纤维化等的非特异性指标之一,对肿瘤、心血管疾病、自身免疫性疾病及移植排斥等相关疾病有重要提示作用。

第十二章　感染免疫血清检验

第一节　病毒性肝炎的血清学检验

一、甲型肝炎(HAV)IgM 测定

(一)原理

在微孔条预包被抗人－IgM 抗体(μ 链),配以纯化的 HAV－Ag 和酶标记 HAV 抗体及其他试剂组成,应用捕获法检验人血清或血浆中的抗－HAV－IgM,然后用 TMB 与之作用显色。

(二)试剂

所用试剂均由英科新创(厦门)科技有限公司研制。

(三)操作

1.稀释

将待测血清(或血浆)样本使用 10mmol/L PBS 或生理盐水 1：1000 稀释。

2.加样

每次实验设空白对照一孔,阴、阳性对照各两孔。分别在相应孔中加入 $100\mu L$ 已稀释的血清样本及阴、阳性对照血清(空白对照孔不加),混匀,贴上不干胶,置 37℃温育 20min。

3.洗板

弃去反应孔内液体,将洗涤液用蒸馏水稀释 20 倍后注满各孔,静置 10～20s,甩掉洗涤液。重复洗板 5 次,最后拍干。

4.加抗原、酶

每孔加入抗原(HAV－Ag)及酶标记抗体各 $50\mu L$,混匀。置 37℃温育 40min。

5.洗板

同步骤 3。

6.显色

每孔加底物 A、B 各 $50\mu L$,轻拍混匀,37℃暗置 15min。

7.终止

依次在每孔加入终止液 $50\mu L$(1 滴),混匀。

8.测定

用酶标仪单波长 450nm 或双波长 450nm/630nm 测定各孔 OD 值(用单波长测定时,需用空白对照孔调零),并记录结果。

(四)结果

(1)临界值(C.OC)=阴性对照孔 OD 平均值×2.1;阴性对照 OD 均值大于 0.1 时,应重新

试验,小于 0.05 时,以 0.05 计算。

(2)样本 OD 值 S/C.0.≥1 者为 HAV－IgM 阳性;样本 OD 值 S/C.0.<1 者为 HAV－IgM 阴性。

(3)失效:如果阳性对照均值小于 0.05,提示不正常操作或试剂盒已变质损坏。此时应重新开启试剂盒按照说明书操作,若问题仍然存在,应停止使用该批号试剂,并与供应商联系。

(五)临床意义

阳性为甲型肝炎病毒(HAV)感染。

二、乙型肝炎病毒表面抗原(HBsAg)测定

(一)原理

本试剂盒在微孔条上预包被纯化的乙肝表面抗体(HBsAb),配以酶标记抗体(HBsAb－HRP)及 TMB 等其他试剂,采用夹心法原理检验人血清(或血浆)中乙肝表面抗原(HBsAg)。

(二)试剂

实验所用试剂均由北京万泰生物药业股份有限公司研制。

(三)操作

1.加样

按待测样品的数量取一定量的预包被酶联板。每次实验设空白对照一孔,阴、阳性对照各两孔。在各孔依次加入 20μL 样品稀释液,分别在相应孔中加入 100μL 阴、阳性对照血清及待测样本(空白对照孔不加),混匀,贴上不干胶,置 37℃温育 60min。

2.加酶

分别在每孔中加入酶标记抗体 50pL。贴上不干胶,置 37℃温育 30min。

3.洗板

弃去反应孔内液体,将洗涤液用蒸馏水稀释 20 倍后注满各孔,静置 10~20s,甩掉洗涤液。重复洗板 5 次,最后拍干。

4.显色

每孔加底物 A、B 各 50μL,轻拍混匀,37℃暗置 30min。

5.终止

依次在每孔加入终止液 50μL(1 滴),混匀。

6.测定

用酶标仪单波长 450nm 或双波长 450nm/630nm 测定各孔 OD 值(用单波长测定时,需用空白对照孔调零),并记录结果。

(四)结果

(1)临界值(C.OC)＝阴性对照孔 OD 平均值×2.1;阴性对照 OD 均值小于 0.05 时以 0.05 计算。

(2)阴性对照 OD 均值>0.1 或阳性对照 OD 均值≤0.4 时,实验无效,应重新试验。

(3)样本 OD 值 S/C.O.≥1 者为 HBsAg 阳性;样本 OD 值 S/C.O.<1 者为 HBsAg 阴性。

(五)临床意义

感染乙肝病毒,为乙肝病毒携带者。

(六)方法的局限性

此方法仅使用于个体的血清或血浆样本检验,不适合于混合血清或血浆样品及其他体液样本。该方法仅作为定性检验乙型肝炎病毒表面抗原。

试剂盒中的阳性对照不能作为灵敏度的考核指标,阳性对照仅用于按照说明书步骤操作时,验证试剂盒中各组分是否有效。

由于方法学的局限性,该实验结果仅作为判断疾病的一项依据,如需对患者进行确诊,建议施于其他检验手段予以确认。

(七)注意事项

(1)使用前请详细阅读本说明书。任何违反本说明书的使用或操作行为,都可能得不到准确的检验结果。

(2)所有样本、试剂和各种废弃物应按传染物处理。严格防止交叉感染,严格健全和执行消毒隔离制度。对于含有传染源和怀疑含有传染源的物质,应有合适的生物安全保证制度,下列为有关注意事项,但不仅限于此:①戴手套处理样本和试剂。②不要用嘴吸样。③不可在处理这些物品时吸烟、进食、喝饮料、美容和处理隐形眼镜等。④用消毒剂对溅出的样本或试剂进行消毒。⑤按当地的有关条例来消毒和处理所有样本、试剂和潜在的污染物。

(3)加试剂前,应先将试剂瓶翻转数次,使液体混匀。建议使用加液器进行加液,并经常对加液器进行校准。加液时注意勿使加液枪头接触孔内液体,避免液体间相互污染。仔细操作,避免加样时在孔中产生气泡。

(4)每板建议设阴、阳性对照各两孔,设空白对照1孔,空白对照不加样本和酶标抗体,其余各步相同。

(5)避免在孵育和保存过程中,试剂被阳光暴晒和接触次氯酸等强氧化性物质。

(6)孵育温度要保持在37℃±1℃,温度过高或者过低可能会影响检验结果的准确性。

(7)封板膜为一次性使用,重复使用可能导致污染。

(8)洗板机在使用结束后要使用新鲜蒸馏水或高品质去离子水冲洗干净,以防止管路阻塞和腐蚀。洗涤时各孔均须加满但不溢出,防止孔口内有残留物未能洗净。

(9)每次洗涤结束请尽早进行后续加液操作,避免长时间暴露而引起错误结果。

(10)使用全自动化仪器时,封板和洗板后拍干步骤可以省略。但需要注意保证洗涤液的加液量,保证洗涤后将微孔板孔中的洗液充分吸干,以免对试验造成错误的结果。

(11)确保反应孔板的底部清洁和干燥,在读板前要确保孔中液体没有气泡。

(12)终止后请尽早用酶标仪读数(建议10min内完成读值),避免放置过长时间而引起的错误结果。

(13)检验结果建议用酶标仪进行读数测量。样本的检验读值与样本中抗原的浓度不一定呈正相关关系。

(14)检验结果呈阴性的样本,不能绝对保证样本中没有低浓度抗原的存在,不能完全排除HBV感染的可能。

(15)该免疫测试不能绝对排除非特异性反应的存在,如对检验结果有疑问,请用相应的确认试剂或方法对检验样本进行结果确认。

(16)试剂盒各组分在正确处理和保存的情况下直至效期都保持稳定,不能使用过效期的试剂盒,以免试验造成错误结果。

(17)封板膜使用说明:①微孔板拆封后,在取出当天所需的微孔条后,其余微孔条可用封板膜封存以避免受潮。在封存时,注意勿把封板膜粘贴到微孔条底部,以免影响其透光性。②微孔板温育时,以封板膜覆盖孔口,可避免其他因素对实验带来的非预期的影响。③封板模不能重复使用。

(18)不同厂商,不同品名,不同批号的试剂不可混用,以免产生错误结果。

三、乙型肝炎病毒表面抗体(HBsAb)测定

(一)试剂

同 HBsAg。

(二)操作

1.加样及酶

按待测样品的数取一定量的预包被酶联板。每次实验设空白对照 1 孔,阴、阳性对照各两孔。在各孔依次加入待检标本及阴、阳对照 $50\mu L$,然后每孔各加酶结合物 $50\mu L$(1 滴)(空白对照孔不加),混匀,贴上不干胶条,置 37℃ 温育 30min。

2.洗板

弃去反应孔内液体,将洗涤液用蒸馏水稀释 20 倍后注满各孔,静置 20s,甩掉洗涤液。重复洗板 4 次,最后拍干。

3.显色

依次在每孔加显色剂 A 液、B 液各 $50\mu L$(1 滴),混匀,置 37℃ 温育 10min。

4.终止

依次在每孔加终止液 $50\mu L$(1 滴),混匀。

(三)结果计算和判断

采用 450nm 波长的酶标仪,先用空白孔调零,然后读取各孔的 OD 值。

标本 OD 值/阴性对照平均 OD 值≥2.1 判断为阳性,反之为阴性。

备注:阴性对照 OD 值低于 0.05,按 0.05 计算,高于 0.05 按实际 OD 值计算。

(四)临床意义

HBsAb 为保护性抗体,感染乙肝病毒康复后或注射疫苗后产生。

四、乙型肝炎病毒核心抗体(HBcAb)测定

(一)原理

ELISA 方法。

(二)试剂

实验所用试剂均由北京万泰生物药业股份有限公司研制。

(三)操作

1.加样及酶

按待测样品的数量取一定量的预包被酶联板。每次实验设空白对照一孔,阴、阳性对照各两孔。在各孔依次加入 $100\mu L$ 1:30 稀释的待测样本及阴、阳性对照(空白对照孔不加),然后

每孔各加酶结合物 $50\mu L$(空白对照孔不加),混匀,贴上不干胶,置 37℃温育 30min。(作为临床诊断依据,必须将原倍血清样本按照 1:30 稀释后再检验,稀释液应采用生理盐水或 10mm PBS;作为流行病学调查依据,使用原倍血清检验)。

2.洗板

弃去反应孔内液体,将洗涤液用蒸馏水稀释 20 倍后注满各孔,静置 10～20s,甩掉洗涤液。重复洗板 5 次,最后拍干。

3.显色

每孔加底物 A、B 各 $50\mu L$,轻拍混匀,37℃暗置 30min。

4.终止

依次在每孔加入终止液 $50\mu L$(1 滴),混匀。

5.测定

用酶标仪单波长 450nm 或双波长 450nm/630nm 测定各孔 OD 值(用单波长测定时,需用空白对照孔调零),并记录结果。

(四)结果

(1)待测样本为原倍血清时,临界值(C.O.)=阴性对照孔 OD 均值 N×0.2;待测样本为非原倍血清时,临界值(C.O.)=阴性对照孔 OD 均值 N×0.5;(非原倍血清是指稀释血清,质控血清等)。

(2)阴性对照 OD 值≤0.4 时,实验无效,应重新试验。

(3)样本 OD 值 S/C.O.≤1 者为 HBcAb 阳性;样本 OD 值 S/C.O.>1 者为 HBsAg 阴性。

(五)临床意义

出现于急性乙肝急性期,恢复后仍可持续阳性数年或更长时间。

(六)注意事项

(1)每板建议设阴、阳性对照血清各两孔,设空白对照时,不加样品及酶标记抗体,其余各步相同。

(2)洗涤时各孔均须加满,防止孔口内有游离酶未能洗净。

(3)加试剂前应将试剂瓶翻转数次,使液体混匀。

(4)所有样品都应按传染源处理。

(5)样本显色深浅与样品中抗体的含量没有一定正相关。任何一种测试都不能绝对保证样品中没有低浓度的抗体存在。

(6)封口膜使用说明。①微孔板拆封后,在取出当天所需的微孔条后,其余微孔条可以封口膜封存以避免受潮。在封存时,注意勿把封口膜粘贴到微孔条底部,以免影响其透光性。②微孔板温育时,以封口膜覆盖孔口,可避免其他因素对实验带来的非预期的影响。

(7)不同品名、不同批号的试剂不可混用,以免产生错误结果。

(8)高血脂、高胆红素及溶血样本可能影响实验结果的准确性,建议不使用。

(9)使用全自动酶联免仪时,建议参考仪器说明书,做适当调整。

五、乙型肝炎病毒e抗原(HBeAg)测定

(一)试剂

同 HBsAg。

(二)操作

1.加样及酶

按待测样品的数取一定量的预包被酶联板。每次实验设空白对照1孔,阴、阳性对照各两孔。在各孔依次加入待检标本及阴、阳对照 50μL,然后每孔各加酶结合物 50μL(1滴)(空白对照孔不加),混匀,贴上不干胶条,置37℃温育30min。

2.洗板

弃去反应孔内液体,将20倍洗涤液用蒸馏水稀释20倍后注满各孔,静置10～20s,甩掉洗涤液。重复洗板5次,最后拍干。

3.显色

依次在每孔加显色剂A液、B液各 50μL(1滴),混匀,置37℃温育10min。

4.终止

依次在每孔加终止液 50μL(1滴),混匀。

5.测定

用酶标仪对空白孔调零,单波长 450nm/620～690nm 读取各孔的 OD 值。

(三)结果判断

(1)阴性对照 OD 平均值≤0.1 且阳性对照 OD 平均值≥0.8 时实验正常,否则实验无效。

(2)临界值(cutoff 值)计算:临界值(cutoff 值)=阴性对照平均 OD 值×2.1。

注:阴性对照平均 OD 值低于 0.05,按 0.05 计算,高于 0.05 按实际计算。

(3)待检样品 OD 值≥临界值(cutoff 值)者,为 HBeAg 阳性;待检样品 OD 值<临界值(cutoff 值)者,为 HBeAg 阴性。

(四)临床意义

反映 HBV 的复制和判断传染性强弱,急性乙肝 HbeAg 短暂阳性,持续阳性提示转为慢性。

六、乙型肝炎病毒e抗体(HBeAb)测定

(一)试剂

同 HBsAg。

(二)操作

1.加样及酶

按待测样品的数取一定量的预包被酶联板。每次实验设空白对照1孔,阴、阳性对照各两孔。在各孔依次加入待检标本及阴、阳对照 50μL,然后每孔各加酶结合物 50μL(1滴)(空白对照孔不加),混匀,贴上不干胶条,置37℃温育30min。

2.洗板

弃去反应孔内液体,将洗涤液用蒸馏水稀释20倍后注满各孔,静置10～20s,甩掉洗涤液。重复洗板5次,最后拍干。

3.显色

依次在每孔加显色剂 A 液、B 液各 $50\mu L$（或 1 滴），混匀，置 37℃温育 10min。

4.终止

依次在每孔加终止液 $50\mu L$（或 1 滴），混匀。

5.测定

用酶标仪对空白孔调零，单波长 450nm/620～690nm 读取各孔的 OD 值。

（三）结果判断

（1）阳性对照 OD 平均值≤0.1 且阴性对照 OD 平均值≥0.8 时实验正常，否则实验无效。

（2）临界值（cutoff 值）计算：临界值（cutoff 值）＝阳性对照平均 OD 值×0.6＋阴性对照平均 OD 值×0.4。

注：阴性对照平均 OD 值大于 1.5，按 1.5 计算；小于 1.5 按实际值计算。

（3）待检样品 OD 值＞临界值（cutoff 值）者，为 HBeAb 阴性。

待检样品 OD 值≤临界值（cutoff 值）者，为 HBeAb 阳性。

（四）临床意义

出现于急性乙肝后期、慢性乙肝感染时。

七、乙型肝炎病毒前 S1 抗原测定

（一）原理及用途

采用双抗体夹心 ELISA 法，分别用抗 PreS1 和抗 HBs 作为固相化抗体和酶标抗体，如果标本中存在乙肝病毒 PreS1 抗原，则形成抗体抗原酶标抗体复合物，加入 TMB 底物产生显色反应，反之则无显色反应。适用于血浆及血清类标本。

（二）试剂

实验所用试剂均由上海华源新新医学生物工程有限公司研制。

（三）检验步骤

（1）每孔加入待测标本 $50\mu L$，设阴、阳对照各 2 孔，每孔加入阴、阳性对照各 $50\mu L$，并设空白对照一孔，然后每孔各加酶结合物 $50\mu L$（1 滴）（空白孔不加），混匀，置 37℃孵育 60min。

（2）手工洗板：弃去孔内液体，洗涤液注满各孔，静置 5s，甩干，重复 5 次后拍干。

洗板机洗板：选择洗涤 5 次程序洗板后拍干。

（3）显色：每孔（包括空白对照孔）先、后加入显色液 A、B 各一滴，充分混匀后，置 37℃孵育 15min（避光）。

（4）终止：每孔加入终止液一滴，混匀。

（5）测定：用酶标仪读数，取波长 450nm（建议使用双波长的酶标仪比色，参考波长 630nm），先用空白孔校零，然后读取各孔 OD 值。

（四）结果判断

（1）所有阴性对照、阳性对照和标本的读数值减去空白对照孔读数即为计算值。

（2）阳性对照读数必须比阴性对照大 0.300，则实验结果成立。

（3）结果判断：临界值（CUTOFF）＝2.1×阴性对照平均 OD 值。

测试标本的计算值大于或等于临界值则为阳性。测试标本的计算值小于临界值为阴性。

注:阴性对照平均 OD 值≤0.05 时,按 0.05 计算;≥0.05 时,按实测值计算。

(五)注意事项

(1)使用前,试剂盒应预先在室温下平衡 30min。

(2)试剂盒在 2~8℃避光保存,开启后尽快用完。

(3)不同批次的试剂组分不能混用。

(4)待测标本不可用 NaN₃防腐,如需稀释请用小牛血清稀释标本。

(5)使用本试剂盒应看作有传染性物质。

(6)用滴瓶滴加时,滴瓶应垂直,用力和速度应均匀,加样后充分混匀。

(7)温育反应板温度和时间必须严格控制。

(8)阳性对照仅用于判断试剂盒内的包被微孔板和酶是否有效,不是临界值的标志。

(9)反应终止后,应在 10min 内判断结果。

(10)封片纸不能重复使用。

八、乙型肝炎病毒前 S2 抗原测定

(一)参考结果

酶联免疫法:阴性。

(二)临床意义

该抗原与传染性密切相关。阳性:提示病毒复制活跃,具有较强的传染性。

(三)标本采集

无抗凝静脉血 2mL。

九、丙型肝炎抗原测定

(一)原理

为双抗体夹心 ELISA 法,检验患者血清中的 HCV 核心抗原,据报告,此法敏感性可达 95%,特异性为 99.5%。可平均缩短 HCV 感染的窗口期 1 个月,达到早期诊断目的。

(二)试剂

购买经国家食品药品监督管理总局批准的专用商品试剂盒,在有效期内使用。

(三)操作

按试剂盒说明书操作。

(四)结果判定

以待测血清吸光度/临界值吸光度(S/CO)比值 0.8~1.0 为可疑;1.0~1.2 为弱阳性;>1.2 为强阳性。临界值吸光度(CO)=0.04+阴性对照 3 个复孔吸光度均值。

(五)参考区间

正常人血清 HCV 抗原阴性。

(六)附注

(1)同 ELISA 法测定抗 HCV-IgG 抗体。

(2)此法尚缺乏广泛的临床应用验证。

(七)临床意义

HCV 感染急性期患者血清 HCV 核心抗原阳性。

十、丙型肝炎病毒抗体测定

(一)试剂

所用试剂均由英科新创(厦门)科技有限公司。

(二)操作

(1)100μL 样品稀释液加入各个反应孔中(预留空白对照 1 孔、阳性对照 2 孔及阴性对照 2 孔)。

(2)将 10μL 待测样品加入有样品稀释液的反应孔中,混匀。

(3)在预留孔中分别加入阳性对照、阴性对照和空白对照,加样量为 100μL,三种对照均不需稀释,空白对照为样品稀释液。

(4)封板,置 37℃孵育 60min。

(5)手工洗板:弃去反应孔内液体,洗涤液注满各孔,静置 5s,甩掉洗涤液。重复洗板 5 次,最后拍干。

(6)每孔加酶结合物 100μL(或 2 滴),混匀,封板,置 37℃孵育 30min。

(7)重复操作步骤(5)。

(8)每孔加显色剂 A 液 50μL(或 1 滴)、显色剂 B 液 50μL(或 1 滴),充分混匀,置 37℃孵育 10min。

(9)每孔加终止液 50μL(或 1 滴),混匀。

(10)用酶标仪读数,取波长 450nm(建议使用双波长的酶标仪比色,参考波长 630nm),先用空白对照孔校零,然后读取各孔 OD 值。

(三)结果判断

(1)临界值(C.O.)=阴性对照 OD 均值×2.8,阴性对照 OD 均值<0.05 时以 0.05 计算。

(2)样本 OD 值 S/C.O.≥1 者为 HCV 抗体反应阳性;样本 OD 值 S/C.O.<1 者为 HCV 抗体反应阴性。

(3)阴性对照 OD 均值>0.08 或阳性对照 OD 均值≤0.5 时实验无效,应重新试验。

(四)临床意义

阳性为丙肝病毒(HCV)感染。抗 HCV 阳性持续 6 个月以上预示转为慢性丙肝的可能性较大。

十一、抗丁型肝炎 IgG 抗体测定

(一)试剂

使用国家有关部门鉴定合格的试剂盒。内含 HDVAg 包被微孔板、酶抗人 IgG、底物液、阳性、阴性对照血清等。

(二)操作

按试剂盒说明书或参考以下方法。

(1)加待测血清 50μL/孔,设阳性及阴性对照,37℃ 1h,洗涤。

(2)加 HRP 羊抗人 IgG,50μL/孔,37℃ 1h,洗涤。

(3)加 TMB−H₂O₂ 底物显色,室温显色 15min。

(三)结果判断

同抗 HCV−IgG 测定。

(四)临床意义

阳性为丁型肝炎病毒(HDV)感染。

十二、抗丁型肝炎 IgM 抗体测定

(一)试剂

使用国家有关部门鉴定合格的商品试剂盒。内含抗人 μ 链包被的微孔板、HDVAg 酶标、HDVAg、底物及对照血清等。

(二)操作

按试剂盒说明书或参考以下方法。

(1)微孔板中加入 1：10 稀释成的待检血清(设阴性,阳性对照)4℃过夜或 37℃ 1h,洗 4 次。

(2)加入 HDVAg,4℃过夜或 37℃ 1h,洗 4 次。

(3)加入酶标抗 HDVAg,37℃ 1h,洗 4 次。

(4)加入底物溶液,显色。

(三)结果判断

常规判定结果测试标本的 OD 值＜COV 则为 HCV 抗体阴性。测试标本的 OD 值≥COV 则为 HCV 抗体阳性。

(四)临床意义

阳性为丁型肝炎病毒(HDV)早期感染。

十三、戊型肝炎(HAV)IgG 测定

(一)原理

本试剂盒采用捕获 ELISA 检验血清或血浆中戊型肝炎病毒(HEV)IgM 抗体。在微孔条预包被抗人 IgM 抗体(μ 链),与血清中 HEV−IgM 抗体反应,再加入 HRP 标记纯化 HEV 基因工程抗原与之结合,然后用 TMB 与之作用显色。

(二)试剂

所用试剂均由英科新创(厦门)科技有限公司研制。

(三)操作

1.稀释、加样

每孔中加入 100μL 样品稀释液,分别在相应孔加入 10μL 样本及阴、阳性对照血清(空白对照孔不加),混匀,贴上不干胶,置 37℃温育 40min。

2.洗板

弃去反应孔内液体,将洗涤液用蒸馏水稀释 20 倍后注满各孔,静置 10～20s,甩掉洗涤液。重复洗板 5 次,最后拍干。

3.加酶

分别在每孔加入 100μL 酶标记抗原,混匀,置 37℃温育 40min。

4.洗板

同步骤 2。

5.显色

每孔加底物 A、B 各 50μL,轻拍混匀,37℃暗置 15min。

6.终止

依次在每孔加入终止液 50μL(1 滴),混匀。

7.测定

用酶标仪单波长 450nm 或双波长 450nm/630nm 测定各孔 OD 值(用单波长测定时,需用空白对照孔调零),并记录结果。

(四)结果

1.阴性对照

正常情况下,阴性对照孔 OD 值<0.10(阴性对照 OD 值大于 0.08 应舍弃,如果所有阴性对照孔 OD 值都大于 0.10,应重复试验)。

2.阳性对照

正常情况下,阳性对照孔 OD≥0.5。

3.临界值(C.O.)的计算

临界值=0.20+阴性对照均值。

4.结果判定

样品 OD 值 S/C.O.>1 者为 HEV-IgM,抗体反应阳性;样品 OD 值 S/C.O.<1 者为 HEV-IgM 抗体反应阴性。

(五)检验结果的解释

(1)感染初期,IgM 未产生或滴度很低会导致阴性结果,应提示患者在 7~14d 内复查,复查时,同时平行检验上次采集的标本,以确认是否出现血清学阳转或明显升高。

(2)免疫功能受损或接受免疫抑制治疗的患者,其血清学抗体检验的参考价值有限。

(3)IgM 抗体阳性不仅发生在原发感染,在继发感染亦可见 IgM 反应。

(4)不合理的样本采集、转运及储存等处理、样本中 IgM 抗体滴度过低均有可能导致假阴性结果。

(5)未经验证的其他干扰因素,如药物滥用等可能导致假阴性结果。

(6)如果第一次实验结果为有反应,而重复检验时结果为无反应,则需要进行确认实验。非重复有活性反应的结果可能属于以下因素所致:①由于仪器或加样器造成的交叉污染。②底物被金属离子污染。③不充分的洗板。

(六)注意事项

(1)本品仅用于体外诊断。

(2)所有的样品和本试剂盒应作为潜在的传染源看待,特别是试剂盒中阴阳性对照中含人源成分,请按传染病实验室检验规程操作:①戴手套处理样本和试剂。②不要用嘴吸样。③不可在处理这些物品时吸烟、进食、喝饮料、美容和处理隐形眼镜。④用消毒剂对溅出的样本和试剂进行消毒。⑤按当地的有关条例来消毒和处理所有样本、试剂和潜在的污染物。

(3)封板膜使用说明:①微孔板拆封后,在取出当天所需的微孔条后,其余微孔条可以封板膜封存避免受潮。②微孔板温育时,以封板膜覆盖孔口,可避免其他因素对实验带来的非预期的影响。

（4）不同品名，不同批号的试剂不可混用，以免产生错误结果。

（5）试剂各组分在正当处理和保存的情况下直至效期都保持稳定，不能使用过效期的试剂盒。

（七）临床意义

阳性为戊型肝炎病毒（HEV）感染。

第二节　优生四项试验

一、风疹病毒抗体测定

（一）原理

采用鼠标记抗人IgM（抗μ链）单克隆抗体包被微孔条，辣根过氧化物酶标记基因工程重组表达的风疹病毒特异性抗原为示踪物，TMB显色系统，ELISA捕获法检验人血清或血浆中的抗风疹病毒IgM抗体。

（二）操作

1.配洗涤液

取浓缩洗涤液50mL（15mL），用蒸馏水稀释至1000mL（300mL）。

2.加样

各加50μL阳性、阴性对照及待测标本于相应反应孔内，预留空白对照孔。

3.温育

将反应板振荡混匀后，置37℃温箱或水浴箱反应30min。

4.洗板

（1）手洗：将反应板孔内容物倾去，用洗涤液注满反应孔，放置30s后用力甩去，如此反复5次后拍干。

（2）机洗：5次，每孔注入洗涤液200μL或注满，停留30s后吸尽拍干。

5.加酶标工作液

每孔加入50μL（或1滴）酶标工作液，置37℃温箱反应30min后，洗板5次，洗板操作同步骤4。

6.显色和终止反应

将底物A、B液各50μL或1滴加到反应孔内，37℃避光显色10min。每孔加入终止液50μL（或1滴）混匀终止反应。

（三）结果判定

（1）酶标仪设定波长450nm，先用空白孔调零，然后测定各孔OD值；如选用双波长测定，不必设置空白对照孔。

（2）临界值（cutoff值）＝0.10＋阴性对照（NC）OD值（当阴性平均值OD值小于0.05时，按0.05计算；当阴性平均OD值大于或等于0.05时按实际值计算）。

(3)标本 OD 值≤临界值为阴性,标本 OD 值＞临界值为阳性。

(四)注意事项

(1)试剂盒置 2～8℃保存,有效期 6 个月,请于有效期内使用。

(2)不同批号试剂请勿混用。

(3)严格按说明书操作。反应温度和时间必须严格控制。

(4)请将拆封后未用完的包被板放入塑料袋内封紧保存。

(五)临床意义

阳性提示有活动性病毒感染,阳性提示既往或已经感染。孕期感染临床表现不明显,30％～50％不出现临床症状,但(1～3 个月)原发感染会严重影响胎儿发育,导致智障者、畸形、死胎、流产等。因此,IgG 阴性与 IgM 阴性的早期孕妇是综合征的重点监护对象,对 IgG 阴性但 IgM 阳性的早期孕妇建议人流。

(六)样本要求

标本应避免溶血或反复冻融,混浊或有沉淀的标本应离心或过滤澄清后再检验。需保存的血清在采集、保存过程中应注意无菌操作。5d 内测定的标本可放置 4℃保存。标本放置在 −20℃至少可保存 3 个月。

二、单纯疱疹病毒抗体

(一)原理

采用鼠标记抗人 IgM(抗 μ 链)单克隆抗体包被微孔条,辣根过氧化物酶标记基因工程表达的单纯疱疹病毒(Ⅱ型)特异性抗原为失踪物,TMB 显色系统,捕获法检验人血清或血浆中的抗单纯疱疹病毒(Ⅱ型)IgM 抗体。用于单纯疱疹病毒(Ⅱ型)感染的辅助诊断。

(二)操作

1.配洗涤液

将浓缩洗涤液 50mL(15mL)用蒸馏水稀释至 1000mL(300mL)。

2.加样

各加 50μL 阳性、阴性对照及待测标本于相应反应孔内,预留空白对照孔。

3.温育

将反应板振荡混匀后,置 37℃温箱或水浴箱反应 30min。

4.洗板

(1)手洗:将反应板孔内容物倾去,用洗涤液注满反应孔,放置 30s 后用力甩去,如此反复 5 次后拍干。

(2)机洗:5 次,每孔注入洗涤液 200μL 或注满,停留 30s 后吸尽拍干。

5.加酶标工作液

每孔加入 50μL(或 1 滴)酶标工作液,置 37℃温箱反应 30min 后,洗板 5 次,洗板操作同步骤 4。

6.显色和终止反应

将底物 A、B 液各 50μL(或 1 滴)加到反应孔内,37℃避光显色 10min。每孔加入终止液 50μL(或 1 滴)混匀终止反应。

(三)结果判定

(1)酶标仪设定波长 450nm,先用空白孔调零,然后测定各孔 OD 值;如选用双波长测定,不必设置空白对照孔。

(2)临界值(cutoff 值)=0.10+阴性对照(NC)OD 值(当阴性平均值 OD 值小于 0.05 时,按 0.05 计算;当阴性平均 OD 值大于或等于 0.05 时按实际值计算)。

(3)标本 OD 值≤临界值为阴性,标本 OD 值>临界值为阳性。

(四)注意事项

(1)试剂盒置 2~8℃保存,有效期 6 个月,请于有效期内使用。

(2)不同批号试剂请勿混用。

(3)严格按说明书操作。反应温度和时间必须严格控制。

(4)请将拆封后未用完的包被板放入塑料袋内封紧保存。

(五)临床意义

阳性提示有活动性病毒感染,阳性提示既往或已经感染。孕期感染临床表现不明显,30%~50%不出现临床症状,但(1~3 个月)原发感染会严重影响胎儿发育,导致智障者、畸形、死胎、流产等。因此,IgG 阴性与 IgM 阴性的早期孕妇是综合征的重点监护对象,对 IgG 阴性但 IgM 阳性的早期孕妇建议人流。

三、巨细胞病毒抗体

(一)原理

采用鼠标记抗人 IgM(抗 μ 链)单克隆抗体包被微孔条,辣根过氧化物酶标记基因工程重组的巨细胞病毒(CNV)为示踪物,TMB 显色系统,ELISA 捕获法检验人血清或血浆中的巨细胞病毒 IgM 抗体。

(二)操作

1.洗涤液

将浓缩洗涤液 50mL(15mL)用蒸馏水稀释至 1000mL(300mL)。

2.加样

各加 50pL 阳性、阴性对照及待测标本于相应反应孔内,预留空白对照孔。

3.温育

将反应板振荡混匀后,置 37℃温箱或水浴箱反应 30min。

4.洗板

(1)手洗:将反应板孔内容物倾去,用洗涤液注满反应孔,放置 30s 后用力甩去,如此反复 5 次后拍干。

(2)机洗:5 次,每孔注入洗涤液 200μL 或注满,停留 30s 后吸尽拍干。

5.加酶标工作液

每孔加入 50μL(或 1 滴)酶标工作液,置 37℃温箱反应 30min 后,洗板 5 次,洗板操作同步骤 4。

6.显色和终止反应

将底物 A、B 液各 50μL(或 1 滴)加到反应孔内,37℃避光显色 10min。每孔加入终止液

50μL(或 1 滴)混匀终止反应。

(三)结果判定

(1)酶标仪设定波长 450nm,先用空白孔调零,然后测定各孔 OD 值;如选用双波长测定,不必设置空白对照孔。

(2)临界值(cutoff 值)=0.10+阴性对照(NC)OD 值(当阴性平均值 OD 值小于 0.05 时,按 0.05 计算;当阴性平均 OD 值大于或等于 0.05 时按实际值计算)。

(3)标本 OD 值≤临界值为阴性,标本 OD 值>临界值为阳性。

(四)注意事项

(1)试剂盒置 2~8℃保存,有效期 6 个月,请于有效期内使用。

(2)不同批号试剂请勿混用。

(3)严格按说明书操作。反应温度和时间必须严格控制。

(4)请将拆封后未用完的包被板放入塑料袋内封紧保存。

(五)临床意义

阳性提示有活动性病毒感染,阳性提示既往或已经感染。孕期感染临床表现不明显,30%~50%不出现临床症状,但(1~3 个月)原发感染会严重影响胎儿发育,导致智障者、畸形、死胎、流产等。因此,IgG 阴性与 IgM 阴性的早期孕妇是综合征的重点监护对象,对 lgG 阴性但 IgM 阳性的早期孕妇建议人流。

四、弓形体抗体

(一)原理

采用鼠标记抗人 IgM(抗 μ 链)单克隆抗体包被微孔条,辣根过氧化物酶标记基因工程重组表达的弓形虫特异性抗原 P22 为示踪物,TMB 显色系统,ELISA 捕获法检验人血清或血浆中的弓形虫 IgM 抗体。用于弓形虫感染的早期诊断。

(二)操作

1.洗涤液

将浓缩洗涤液 50mL(15mL)用蒸馏水稀释至 1000mL(300mL)。

2.加样

各加 50μL 阳性、阴性对照及待测标本于相应反应孔内,预留空白对照孔。

3.温育

将反应板振荡使用混匀后,置 37℃温箱或水浴箱反应 30min。

4.洗板

(1)手洗:将反应板孔内容物倾去,用洗涤液注满反应孔,放置 30s 后用力甩去,如此反复 5 次后拍干。

(2)机洗:5 次,每孔注入洗涤液 200μL 或注满,停留 30s 后吸尽拍干。

5.加酶标工作液

每孔加入 50μL(或 1 滴)酶标工作液,置 37℃温箱反应 30min 后,洗板 5 次,洗板操作同步骤 4。

6.显色和终止反应

将底物 A、B 液各 50μL(或 1 滴)加到反应孔内,37℃避光显色 10min。每孔加入终止液 50μL(或 1 滴)混匀,终止反应。

(三)结果判定

(1)酶标仪设定波长 450nm,先用空白孔调零,然后测定各孔 OD 值;如选用双波长测定,不必设置空白对照孔。

(2)临界值(cutoff 值)=0.10+阴性对照(NC)OD 值(当阴性平均值 OD 值小于 0.05 时,按 0.05 计算;当阴性平均 OD 值大于或等于 0.05 时按实际值计算)。

(3)标本 OD 值≤临界值为阴性,标本 OD 值>临界值为阳性。

(四)注意事项

(1)试剂盒置 2~8℃保存,有效期 6 个月,请于有效期内使用。

(2)不同批号试剂请勿混用。

(3)严格按说明书操作。反应温度和时间必须严格控制。

(4)请将拆封后未用完的包被板放入塑料袋内封紧保存。

(五)临床意义

阳性提示有活动性病毒感染,阳性提示既往或已经感染。孕期感染临床表现不明显,30%~50%不出现临床症状,但(1~3 个月)原发感染会严重影响胎儿发育,导致智障者、畸形、死胎、流产等。因此,IgG 阴性与 IgM 阴性的早期孕妇是综合征的重点监护对象,对 IgG 阴性但 IgM 阳性的早期孕妇建议人流。

第三节　抗人类免疫缺陷病毒抗体检验

一、原理

采用双抗原夹心两步法检验人血清或血浆中的 HIV1/HIV2 型抗体。在微孔板预包被基因重组 HIV(1+2)型抗原,当加入的待测样本中存在 HIV 抗体时,将反应形成抗原抗体复合物,再与加入的待测样本中存在 HIV 抗体时,将反应形成抗原抗体复合物,再与加入的酶标记基因工程 HIV(1+2)型抗原反应,最后形成"固相 HIV 抗原－HIV 抗体酶标记 HIV 抗原"的免疫复合物,加入底物后形成显色反应。

二、操作

(1)每次试验均需设立空白对照孔 2 孔,不加样品和酶结合物,只加底物和终止液;抗－HIV 阳性对照 3 孔,每孔 100μL;抗 HIV 阴性对照 2 孔,每孔 50pL。

(2)剩余各孔加待测标本 50μL。

(3)覆盖黏胶纸,置 37℃孵育 60min。

(4)取出已孵育完毕的反应板,弃去黏胶纸,吸干板内液体,将洗涤液注满每孔(约 300μL),吸干,反复 5 次,在干净纱布上将板拍干。

（5）每孔加酶结合物 $100\mu L$，取新黏胶纸覆盖反应板，置 37℃孵育 30min。

（6）洗涤同操作（4）。

（7）将底物缓冲液各 $50\mu L$，TMB$50\mu L$ 加入反应孔内，混匀，37℃避光显色 10min。

（8）每孔加入终止液 $50\mu L$ 振荡反应板 5min，使之充分混匀。

（9）在酶标读数仪中取波长 450nm（参考波长 630nm）对空白孔调零，在 15min 内读取各孔的 OD 值。

三、结果判断

阳性对照 OD 值>0.8，阴性对照 OD 值<0.08，实验结果成立。

Cutoff Value＝阴性对照平均 OD 值＋0.1

标本 OD 值≤cutoff value 为阴性。标本 OD 值>cutoff value 为阳性。

阳性者须取样双孔复试，复试阳性者应按"全国 HIV 管理规范"送 HIV 确认实验室进行确认实验。

四、注意事项

（1）试剂的使用单位必须是当地卫生行政部门批准的 HIV 初筛实验室。

（2）整个检验工作必须符合 HIV 实验室管理规范和生物安全守则规定，严格防止交叉感染。

（3）操作者必须戴手套，穿工作衣，严格健全和执行消毒隔离制度。

（4）HIV 检验结果的判定必须以酶标仪的读数为准。

（5）标本和酶结合物均应用加样器加注，并经常校对其准确性。

（6）所有样品、洗弃液和各种废弃物都应按传染物处理。

（7）洗涤液若出现结晶，可置 37℃溶解。

（8）黏胶纸不能反复使用。

（9）孔条从冷藏环境中取出时，应在室温平衡至无潮气方可使用，未用完的须放入有干燥剂的密封袋中保存。

五、临床意义

（一）HIV 抗体阴性说明

①未感染 HIV。②可能感染 HIV，但处于窗口期。③疾病晚期，免疫功能缺损的患者。

（二）HIV 抗体阳性说明

感染 HIV。①HIV 感染者，感染（WB＋）无症状，CD4≥200×10^6 cells/L。②AIDS 患者，感染（WB＋）有症状，CD4<200×10^6 cells/L。（有症状的界定，是按照国家 AIDS 病例诊断标准中规定的临床症状者）。HIV 抗体筛查呈阳性反应的标本由于存在假阳性的可能，必须做确认试验。国际上有 3 种确认试验方法，包括免疫印迹试验、条带免疫试验及免疫荧光试验，目前以免疫印迹试验最为常用。确认试剂必须经 SDA 注册批准。免疫印迹试剂有 HIV－1/2 混合型和单一型，按《规范》要求，一般先用 HIV－1/2 混合型试剂进行检验，根据《规范》中判定免疫印迹试验结果的基本原则并参照所用试剂说明书综合判定：无 HIV 抗体特异带出现的报告 HIV 抗体阴性；出现 HIV 抗体特异带，符合 HIV－1 抗体阳性判定标准，则报告 HIV－1抗体阳性。如出现 HIV－2 型的特异性条带，需用 HIV－2 型免疫印迹试剂再做单一

的 HIV－2 型抗体确认试验,呈阴性反应,报告 HIV－2 抗体阴性;呈阳性反应的则报告 HIV－2抗体血清学阳性,如需鉴别应进行核酸序列分析。如果出现 HIV 抗体特异带,但带型不足以判定为阳性,则判为 HIV 抗体不确定。对 HIV 抗体不确定者应按《规范》要求进行随访,必要时可做 HIV－1 P24 抗原或核酸测定,但检验结果只能作为辅助诊断依据,确认报告要依据血清学随访结果。

参考文献

[1]扈新花.新编临床医学检验[M].北京:科学技术文献出版社,2020.

[2]刘轶.医学检验与实验诊断[M].南昌:江西科学技术出版社,2020.

[3]冀旭峰.实用检验诊断与治疗[M].沈阳:沈阳出版社,2020.

[4]蒋小丽,方晓琳,张卫军,等.临床医学检验技术与实践操作[M].郑州:河南大学出版社,2020.

[5]江秀燕,吕燕,公晓燕,等.微生物检验技术与临床应用[M].北京:科学技术文献出版社,2020.

[6]张叶萌.现代检验医学与病理分析[M].长春:吉林科学技术出版社,2020.

[7]邵世和,卢春.临床微生物检验学[M].北京:科学出版社,2020.

[8]李杰.医学检验技术与临床应用研究[M].沈阳:辽宁科学技术出版社,2020.

[9]杨璨,李倩,刘慧英,等.现代检验技术与疾病诊断[M].长春:吉林大学出版社,2021.

[10]刘华杰.现代检验技术诊断学[M].昆明:云南科技出版社,2019.

[11]赵雨.现代检验技术与临床诊断[M].北京:科学技术文献出版社,2019.

[12]潘新宇,孔令娥,易琴,等.临床检验技术与应用[M].北京:科学技术文献出版社,2020.

[13]胡小行.临床检验技术与诊断[M].北京:科学技术文献出版社,2020.

[14]喻茂文,张敏,章小东,等.实用临床检验技术与实践[M].北京:科学技术文献出版社,2021.

[15]苏丹,王希,黄邦锋.实用临床检验技术与临床应用[M].长春:吉林科学技术出版社,2019.